实用中药饮片炮制
技术指南

主 编 王锡国 杨 飞

（供中药饮片生产、销售、检验、医院药房临方
炮制及科研工作人员参考）

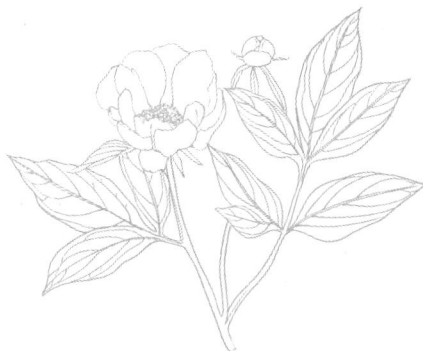

中国健康传媒集团·北京

中国医药科技出版社

内 容 提 要

本书共四章。第一章为概述；第二章为中药炮制方法；第三章为炮制品种详述，并列出了部分品种的品规参考标准，以及工艺流程图。第四章为思考与讨论，对炮制中存在的问题做了探讨，并附上我国中药饮片炮制规范的历史沿革。本书内容翔实，具有很强的针对性、科学性和实用性，可供中药饮片生产、销售、检验、医院药房临方炮制及科研人员参考使用。

图书在版编目（CIP）数据

实用中药饮片炮制技术指南 / 王锡国，杨飞主编 . -- 北京：中国医药科技出版社 , 2025.7. -- ISBN 978-7-5214 -5279-2

Ⅰ . R283.64-62

中国国家版本馆 CIP 数据核字第 20251U2U71 号

美术编辑　陈君杞
版式设计　也　在

出版	**中国健康传媒集团** ｜ 中国医药科技出版社
地址	北京市海淀区文慧园北路甲 22 号
邮编	100082
电话	发行：010-62227427　邮购：010-62236938
网址	www.cmstp.com
规格	710×1000mm $^1/_{16}$
印张	15$^1/_2$
字数	313 千字
版次	2025 年 7 月第 1 版
印次	2025 年 7 月第 1 次印刷
印刷	北京金康利印刷有限公司
经销	全国各地新华书店
书号	ISBN 978-7-5214-5279-2
定价	45.00 元

获取新书信息、投稿、为图书纠错，请扫码联系我们。

编 委 会

序言

　　中药材必须经过炮制之后才能入药，是中医用药的特点之一。中药炮制是根据中医药理论，依照辨证施治用药的需要和药物自身性质，以及调剂、制剂的不同要求所采取的制药技术。

　　中药炮制是中医长期临床用药经验的总结。饮片规格和炮制程度的确定应以临床需求为依据。中药的净制、切制、加热炮制与加辅料制是否适中均可直接影响临床疗效。中药炮制贵在适中，炮制不及则功效难求，太过则性味功效反失。炮制方法是否恰当、工艺是否合理，直接影响着药品质量的优劣，从而影响到临床疗效。因此，中药炮制的火候控制非常重要。

　　随着社会的进步和科技的发展，新设备、新方法不断涌现，传统的手工小作坊的形式已不能适应中药现代化、规模化、规范化、标准化的要求，跟不上现代社会的发展，传统方法的继承与现代设备的结合是发展中医药饮片炮制的一项重要任务。但是目前具有熟练掌握传统中药炮制技术又愿意在一线长期从事中药炮制实际操作，能够针对现代化机械设备制定严谨的工艺参数，并能通过经验与仪器检测相结合严格控制饮片质量等方面的专业技术人才匮乏，特别是传统炮制方法的具体操作与经验质量控制结合的传承缺乏乃至断层，对传统技术与现代化生产结合予以研究、并专注于实际生产的人才也不多，这些对中医药的发展尤其是炮制技术的传承是很不利的。

　　好的中药饮片不仅体现在精湛的炮制技术方面，还体现在严格的质量控制方面。王锡国高级工程师在中药饮片炮制行业执着耕耘数十年，并深入一线，常常自己操刀，积累了第一手资料；杨飞高级工程师长期从事中药饮片质量的检验与研究工作，经验丰富。知悉王锡国和杨飞等合作编写《实用中药饮片炮制技术指南》一书，甚为欣慰。本书汇集了两位学者及其团队的经验积累，历经多年点滴成溪，编纂成册，尊古而不泥古，创新又不失旧法，古法新用，结合传统法则与习惯，并紧跟现代标准要求，融古今技艺与现代设备于一体，并且补充了很多具体参数，实为可嘉。为了将中国传统中医药文化的精华传承和发扬下去，为中医药事业做出些许贡献，余欣然应允为其写序，浅表内心感触，在此不吝推荐给同仁。希望此书对中药炮制的传承与发展有所帮助，为中医药事业做好做精、做大做强，起到推动作用！

2024 年 9 月 16 日

前言

在我国，中药炮制方面的著作有作为教材的《中药炮制学》，有作为地方标准的省级中药饮片炮制规范。《中药炮制学》侧重理论教学，相对缺少实践性，省级中药饮片炮制规范虽然细化到品种，但侧重的是具有通用性和统一性的规范及饮片标准，对于炮制的细节参数、使用加工设备，以及怎样加工效果更好等未予涉及。

中药饮片加工炮制的质量控制，不仅包括含量、浸出物、灰分、水分等数据性的内容，还包含中药饮片的片形（厚薄、段长、碎屑率、平整度、完整度等）、色泽、气味等方面，如果加工出饮片的片形不美观，或者碎屑多，不仅不易鉴别，客户往往也不满意，也就是内在质量和外观质量要达到完美统一。

自古饮片多讲究，曾有飞天片、骨牌片、鸭嘴片、丁子片、马蹄片等，现代饮片划分为调剂用饮片和投料用饮片，投料用饮片在形状上无须讲究，或打碎，或切断，适应生产需要即可，因为还要进行下一步的粉碎或提取，这类饮片无须视其"芳容"，而调剂用饮片则不同，时时刻刻都要接受验看审查，你外观不好能行吗！因此，生产调剂用饮片企业，不仅要控制好饮片的理化指标，还必须把握好饮片的外观形状，达到美观的目的。

中药炮制的难点、要点在炒制、蒸制、复制及润切方面，关键点在火候的掌握，蒸制的温度和时间控制，润制的方法、程度及切制工具。

编者从事中药饮片生产加工和质量控制多年，结合古代中药炮制典籍，指导过多家中药饮片生产企业的生产加工，在饮片形、色、味、质方面做到了完美结合，受到业界的赞许和好评，因此受同仁嘱托和建议，编写了此《实用中药饮片炮制技术指南》，以方便中药饮片炮制生产者参考。强调一点，本书以科学实用为宗旨，重点介绍的是炮制的方法与技巧。

本书在炮制方法及炮制工具上，以规模化的现代机械设备生产的中药饮片生产企业为主，辅以小批量的手工炮制和特殊的加工方法及医院、药店等临方炮制方面加工的选择性介绍，对于组合式生产线一体机不予列入，以便于读者根据自己的生产设备选择加工方法。

中药饮片生产企业的产品，主要用于医院药房及药店的调剂处方使用。这类产品除了要符合《中华人民共和国药典》（以下简称《中国药典》）的理化指标外，还要注重片形、色泽、气味等性状的感官效果；医院药房及药店的临方炮制，由于批量较小，多以传统的工具和方法进行。由于是自用，理化指标及性状要求受限制会少很多；至于中成药生产企业制剂投料所用炮制品，一般是根据制剂的科学性与需求而进行炮制的，其重点是强调理化指标，要尽量避免或者减少炮制中各成分的流失，最大限度地保证其饮片的内在质量，而对其片形、大小、厚薄、色泽等方面不予苛求。

在品种选择上，选取常用和加工相对复杂的品种，或在炮制过程中容易使药品质量发生变化的品种，对加工简单、原药材净选即可入药或冷僻少用的品种一般未列入。对加工方法相近或类似的，合并在一起陈述。

对于饮片的商品规格参数，是参考大多数生产企业的方法而拟定，因各使用单位的要求不同，其标示会有较大的差异，仅供参考。对于规格差别不大的，仅能以"统，选，片及厚片，薄片，段及长段，短段，丝及宽丝，细丝，净选"等标示的，一般不再表述。对于生产工艺流程图比较简单的（仅净制，或再洗、润、切、干燥的），也不再编制。

为便于查找，在排列顺序上，按根及根茎类、果实与种子类、全草类、花叶类、皮类、茎木树脂类、菌藻类、矿物类、动物类、其他类排序，每一类中，按名称笔画由少到多排序。另外，考虑到对中药炮制关键技术保密的要求，本书对部分炮制参数及独特的炮制方法未予列入。

在炮制方法上，以 2025 年版《中国药典》一部的炮制方法和检验内容为主要参照目标，2025 年版《中国药典》一部以外的品种及炮制方法，以 2005 年版和 2022

年版《河南省中药饮片炮制规范》为蓝本，其他地方中药炮制规范选择性录入。

炮制宗旨：最大限度地保有原药材的固有成分；最大限度地发挥其炮制作用（解毒，成分转化，性能改变，安全性）；最大限度地保证饮片片形的完美；最大限度地提高效率和收率。

完美是我们每一位饮片生产工作者永远的追求和目标！无论是理化指标方面还是外观性状方面。

在本指南编制过程中，承蒙河南中医药大学博士生导师、中药炮制学科带头人张振凌教授对本书给予指导并撰写序言，河南中医药大学冯卫生教授、陈随清教授、董诚明教授，辽宁中医药大学贾天柱教授，河南省药品医疗器械检验院雷留成主任药师提出了不少宝贵意见，在此表示衷心感谢。郑州市产品质量检验检测中心的杨飞，河南省药品医疗器械检验院的李珊、孟鑫、张红伟，鹤壁市药品检验检测中心的王繁华等承担了相应的编写任务。河南奥林特药业有限公司的段友朋高级工程师、郑州瑞龙制药股份有限公司的牛金永总工程师、河南德圣堂药业有限公司的王洪涛总工程师等提供了技术支持和实物样品并参与了编辑整理，在此一并表示谢意。

本书编写过程中，全体编者倾注了很多心血，编委会成员对本书进行了反复斟酌和论证，并对文字多次校对，以确保所述内容科学严谨。由于水平有限，书中有不妥之处，欢迎广大读者批评指正。

编　者

2024 年 12 月

目 录

第一章
概述

第一节 中药炮制的基本概念

1. 炮制

炮制是我国的一项传统制药技术，也是我国医药学特有的制药术语。历史上又称（"炮炙""修治""修事""修合""修制"）等。东汉末年张仲景《金匮玉函经》载，药物"有须烧炼炮炙，生熟有定……"，首次提出"炮炙"一词，刘宋时期雷敩的《雷公炮炙论》以"炮炙"这一术语作书名，而在正文中多用"修事"；"修治"一词最早见于宋代庞安时的《伤寒总病论》；《太平惠民和剂局方》则称："凡有修合，依法炮制……"；明代李时珍在《本草纲目·凡例》中说："……修制，谨炮炙也。"而于正文中每药项下列"修治"专项；"修事"最早见于《雷公炮炙论》正文，清代张仲岩的炮制专著《修事指南》，用"修事"作书名，而正文中用"炮制"；《本草衍义》中，则"修制""修治""炮制"均可见到。从历代有关资料来看，虽然名称不同，但记载的内容都是一致的，而且多用"炮炙"。从字义上来看，"炮"和"炙"都离不开火，而这两字仅代表中药整个加工处理技术中的两种火处理方法。随着社会生产力的发展，以及人们对医药知识的积累，人们对药材加工处理方法越来越丰富，已超出了火的范围，使"炮炙"两字已不能确切反映和概括药材加工处理的全貌，为了既保持原意，又能较广泛地包括药物的各种加工技术，现代多用"炮制"一词。"炮"代表各种与火有关的加工处理技术，而"制"字则代表各种更广泛的加工处理方法。

2. 炮制起源

炮制发源于用药实践，其历史可追溯到原始社会。人类为了服用药物，需要对其进行必要的处理，如洗净、劈开、打碎、用牙齿咬成碎粒等，这样就产生了中药炮制的萌芽（净制、切制）。

3. 炮制中火的作用

火是中药炮制的关键，火的发现和利用，使人类逐步从生食过渡到熟食。一些制备熟食的方法被应用于处理药物，使其也有了生、熟之分，如炮、烧等。产生了中药炮制的雏形（火制）。

4. 饮食文化对中药炮制的影响

如酿酒的发明与应用，丰富了用药经验，酒作为辅料被应用于炮制药物，充实了中药炮制内容（辅料制）。

5. 中药炮制

中药炮制是根据中医药理论，依照辨证施治用药的需要和药物自身性质，以及调剂、制剂和临床应用的需要，所采取的一项独特的制药技术。中药炮制是中医临床用药最显著的特色之一。从古至今，我国对于中药饮片的炮制都非常重视。

6. 中药炮制学

中药炮制学是研究中药炮制理论、炮制工艺、规格标准、炮制与临床疗效的关系、历史沿革及其发展方向的一门学科。

7. 中药饮片

从中药炮制学上说，中药饮片有狭义和广义之分。狭义的饮片是指专供制备中药汤剂使用的，切制成不同形状的配方原料；广义的饮片是经过净制、切制或炮制而成的不同形状的，供中医临床应用的所有配方原料。包括植物、动物、矿物。从药品标准上说，2025 年版《中国药典》一部的"凡例"规定：饮片系指药材经过炮制后可直接用于中医临床或制剂生产使用的药品。

第二节 历代中药炮制有关的著作

1.《五十二病方》

这是我国最早有炮制内容记载的医方书，书中包括了净制、切制、水制、火制、水火共制等炮制内容，并有具体的操作方法记载。如"取商牢（陆）渍醯（醋）中"；"陈藿，蒸而取其渍"等。对个别中药的炮制作用也进行了说明，如"止血出者燔发"。

2.《黄帝内经》

《黄帝内经》约为战国至秦汉时期的著作，在《灵枢经·邪客》篇中有用"秫米半夏汤"治疗"邪气客人"的记载。"秫米汤"的"治半夏"即为修治过的半夏。生半夏毒性大，以"炼治"来减低毒性，说明当时的人已注意到对有毒药物的炮制。

3.《神农本草经》

这是我国第一部药学专著，在序录中载有："凡此七情，合和视之……若有毒宜制，可用相畏相杀者，不尔勿合用也。"这是当时对有毒中药炮制方法和机制的解释。"药有酸咸甘苦辛五味……及有毒无毒，阴干，暴干，采造时月，生熟，土地所出，真伪新陈，并各有法。"这里所说"阴干暴干"是指产地加工，而"生熟"则说的是药物炮制，如"露蜂房……熬"，"桑螵蛸……蒸"，"贝子……烧"等。

对矿物药的炮制，提出了丹砂能化汞、朴硝炼饵服之、曾青能化金铜等，说明在《神农本草经》成书之际已经有了初步的炮制技术和炮制原则。

4.《雷公炮炙论》

该书为我国中医药史上的第一部炮制学专著，成书于南北朝刘宋时期，著者雷敩总结以前诸多医药文献中的炮制方法和技术，编撰辑集。全书共分为三卷，既较为全面地总结了前人记载的炮制技术和方法，又将相关的炮制作用辑录于书中指导后世的药物炮制。

5.《备急千金要方》

该书对各类药物炮制的通用法则单列成"合和篇"，提出"诸经方用药，所以熬炼节度，皆脚注之，今方则不然，于此篇具条之，更不烦方下别注"，类似于现今药典的炮制通则："凡用甘草、厚朴、枳实、石楠、茵芋、藜芦、皂荚之类皆炙之"；"凡用麦蘖、曲末、大豆黄卷、泽兰、芜荑皆微炒，干漆炒令烟断"等。

6.《新修本草》

这是现存最早的政府组织编撰的官修本草，也是世界最早的一部药典，其中首次规定了"唯米酒、米醋入药"，对炮制方法的记载除有煨、煅、燔、炒、蒸、煮等外，还有作蘖、作曲、作豉、作大豆黄卷、芒硝提净等复杂工艺的炮制技术。如芒硝提净法："以朴硝作芒硝者，但以暖汤淋朴硝取汁，清澄煮之减半，出着木盆中，经宿即成，状如白石英"。该书对玉石、玉屑、丹砂、云母、石钟乳、矾石、硝石等矿物药的炮制方法均有记载，炮制内容更为丰富和全面。这标志着中药炮制首次具有了权威性。

7.《本草蒙筌》

书中"制造资水火"指出："凡药制造，贵在适中，不及则功效难求，太过则气味反失……匪故巧弄，各有意存。酒制升提，姜制发散，入盐走肾脏，仍使软坚，用醋注肝经且资住痛，童便制除劣性降下，米泔制去燥性和中，乳制滋润回枯助生阴血，蜜制甘缓难化增益元阳，陈壁土制窃真气骤补中焦，麦麸皮制抑酷性勿伤上膈，乌豆汤、甘草汤渍曝并解毒致令平和，羊酥油、猪脂油涂烧，咸渗骨容易脆断，有剜去瓤免胀，有抽去心除烦……"第一次系统概括了炮制程度的要求和辅料炮制的原则，对后续中药炮制的发展产生了较大影响。

8.《本草纲目》

书中对中药炮制有"修治"专项，综述了前代炮制经验。载有李时珍本人炮制经验或见解的有144条，其中很多药物，如木香、高良姜、芜蔚子、枫香脂、樟脑等的炮制方法都是李时珍个人的经验记载，其中多数制法，至今仍为炮制生产所沿用。全书记载的炮制方法有近20大类，有水制、火制、水火共制、加辅料制、制霜、制曲等法，其中多数制法，至今仍为炮制生产所沿用。如半夏、天南星、胆南星等的炮制方法。

9.《炮炙大法》

该书为明代缪希雍撰写,是继《雷公炮炙论》之后第二部炮制专著,收载了439种药物的炮制方法。该书简明扼要地阐述了各中药出处、采集时间、优劣鉴别、炮制方法、炮制辅料、炮制工艺、程序操作、中药贮藏等内容,有很好的参考价值。并将前人的炮制方法归纳为"雷公炮炙十七法"。

10.《修事指南》

该书为清代张仲岩编著,是我国的第三部炮制专著,是在《证类本草》《本草纲目》等收载中药炮制品种和炮制技术及理论的基础上,经过整理归纳,编撰著成。首为炮炙论,总论制药之法,其次分论232种中药具体的炮炙方法。本书在归纳整理炮制的作用、系统阐述炮制技术、总结拓展炮制辅料及理论方面较前两本炮制专著有了更大的进步。

第三节 中药炮制的目的

对不同药物的炮制,有不同的目的;在炮制某一具体药物时,又往往具有几方面的目的,可以归纳为以下六个方面。

(1)降低或消除药物的毒副作用,保证用药安全有效。为便于记忆可用符号↓表示。

用炮制来降低中药毒副作用是中药炮制最具代表性的特色,内服汤剂配方饮片及中成药原料常以炮制后的饮片入药,以确保其临床应用的安全性。对有毒药物须通过炮制以降低其毒性或不良反应的,有川乌、草乌、附子、天南星、半夏、大戟、甘遂、巴豆、马钱子、斑蝥等。其方法有浸渍、漂洗、砂烫、醋炙、蒸、煮、制霜等。

(2)增强药物的作用,提高临床疗效。为便于记忆可用符号↑表示。

中药材在切制成饮片过程中产生细胞破损、表面积增大等效应,可使其药效成分易于溶出。炮制中的蒸、炒、煮、煅等热处理,使中药结构及所含成分发生一系列物理、化学变化,增加中药药效成分的溶出率;通过辅料炮制,借助辅料的助溶等作用,使难溶于水的成分水溶性增加。

(3)改变药物的性能、功效或作用趋向,使之更能适应病情的需要。为便于记忆可用符号↷表示。

通常,炮制的作用一是改变或缓和中药的"四气""五味"的性能,其中缓和药性是指缓和某些中药的过偏之性。二是改变中药的作用趋向。中药经过炮制,可以改变其作用趋向。三是改变或增强中药的归经。许多单味中药作用于多个经络,故通过炮制调整,可使其作用专一。

(4)改变药物的某些性状,便于贮存和调剂、制剂。为便于记忆可用符号↪表示。比如破碎、切制、炒制、煅淬等。

中药植物类根、茎、藤、木、花、果、叶、草等药材，以及质地坚硬的矿物类、甲壳类及动物化石类药材，在临床应用中存在着不方便煎煮，质地坚硬不易粉碎或药效成分不易煎出等现象。但经过加工炮制后，可使整根的植物类药材通过软化处理，切制成一定规格的片、丝、段、块后，便于调剂时分剂量和配药方，同时质地坚硬的药材，也可通过炒、煅等加热处理方式，使之质地酥脆而便于粉碎。

（5）除去杂质和非药用部分，使药材纯净，保证药材品质和用量准确。为便于记忆可用符号✄表示。比如去除芦头、刮去皮屑、抽芯去鳞等。

中药在采收、仓储、运输过程中常混有泥沙杂质，及残留的非药用部位和霉败品，因此必须经过严格的分离和洗净，使其达到所规定的净度要求，保证临床用药的卫生和剂量的准确。

（6）矫臭、矫味，以便于服用。为便于记忆可用符号⊘表示。如某些动物类中药、树脂类中药或其他有特殊不良气味的中药，往往为病人所厌恶，服后易产生恶心、呕吐、心烦等不良反应。为了便于服用，常用酒制、蜜制、水漂、麸炒、炒黄等方法炮制此类药材，以便于病患服用。

第四节　炮制理论与制则

1. 炮制理论

一般指传统炮制理论，中药炮制的理论是根据中医中药的基本理论，在临床实践的基础上逐步形成的。古代发现某一药物的炮制作用后，后世有的直接应用，有的又推广应用于更多的药物，以后逐渐形成一种规律性的认识，即形成了中药炮制的理论。大体包括：择选药用部位，通过调整药性，达到降低毒性、增强或突出药物的某种疗效。炮制理论具体包括：传统炮制理论、炮制升提理论、炮制归经理论、炮制减毒理论、炮制缓性理论、炮制"炒炭止血"理论、炮制生熟理论等。

2. 相反为制

相反为制指用药性相对立的辅料（包括药物）来制约中药的偏性或改变药性。例如：用辛热升提的酒来炮制苦寒沉降的大黄，使药性转降为升。用辛热的吴茱萸炮制黄连，可杀其大寒之性。用咸寒润燥的盐水炮制益智仁，可缓其温燥之性。

3. 相资为制

相资为制指用药性相似的辅料或某种炮制方法来增强药效。资，有资助之意。例如：用咸寒的盐水炮制苦寒的知母、黄柏，可增强滋阴降火作用。酒制仙茅、阳起石，可增强温肾助阳作用。蜜制百合可增强其润肺止咳的功效。蜜炙甘草可以增强补中益气的作用。

4. 相畏为制

相畏为制指用辅料或药物、方法进行炮制以制约毒副作用。例如：生姜能杀半夏、南星毒（即半夏、南星畏生姜），故用生姜来炮制半夏、南星。另外一些辅料，古代医药著作在论述配伍问题时虽未言及，但在炮制有毒中药时常用到它们，因此，也应列为"相畏为制"的内容。如用白矾、石灰、皂荚制半夏、南星；蜂蜜、童便、黑大豆制川乌；豆腐、甘草制马钱子等。

5. 相恶为制

相恶为制指炮制时可利用某种辅料、药物或某种方法来减弱药物的烈性（即某种作用减弱，使之趋于平和），以免损伤正气。如米泔水制苍术缓和其燥烈性。

6. 相喜为制

相喜为制指利用某种辅料、药物或某种方法炮制，改善形色气味，矫味矫臭、利于服用等。如麸炒僵蚕。

7. 制其形

制其形指改变药物的外观形态和分开药用部位。如切成各种饮片。

8. 制其性

制其性指通过炮制纠正或改变药物的性能。如蜜炙麻黄缓和辛散发汗力。

9. 制其味

制其味指通过炮制，调整中药的五味或矫正劣味。生山楂过酸，炒焦后可纠正其过酸之味。

10. 制其质

制其质即通过炮制，改变药物的性质或质地。如砂炒鳖甲使其酥脆。

11. 生熟理论

这是总结中药生熟饮片性能变化，功效异同，并用于指导炮制生产和临床应用的理论。生即生品，是指仅经过净选或切制的中药饮片。除毒剧药物以外，常与药材名相同，如酸枣仁、甘草、生天南星、厚朴等；熟即熟品，是指将生品通过加热、加辅料、制霜、水飞等方法进一步炮制过的中药饮片，常在药材名前冠以炮制方法或以脚注的形式说明，如炒酸枣仁、炙甘草、制天南星、厚朴姜制等。中药生熟概念始见于《神农本草经》，在"序例"中就有"药……有毒无毒，阴干暴干，采造时月，生熟，土地所生，真伪陈新，并各有法"的陈述。汉代名医张仲景在《金匮玉函经》卷一"证治总例"中也明确指出："凡草木有根茎枝叶、皮毛花实，诸石有软硬消走，诸虫有毛羽甲角、头尾骨足之属，有须烧炼炮炙，生熟有定。"总结出中药有生用、熟用之分。唐代药王孙思邈所著《备急千金要方》与《千金翼方》，再次指出"生熟有定，一如后法"。金代张元素在《珍珠囊》中认为药物"大凡生升熟降"。元代王好古在《汤液本草》中引述李东垣的《用药法象》的论述，初步总结了"生泻熟补"的认识。明代傅仁宇在其眼科专著《审视瑶函》中，对药物的生熟异治论述颇详。中药生饮片经加热、加入辅料等炮制成熟饮片后，不但改变药物性能，增强药物疗效，降低药物毒性，消除或减轻不良反应，确保用药安全，而且扩大了中医临床用药范围，增加了临床用药品种，逐步形成了中药炮制的生熟理论。

12. 炒炭存性

这是指药物在炒炭时只能使其部分炭化，更不能灰化，未炭化部分仍应保留药物固有性味性能。

13. 酒制升提

这是酒制作用的理论术语之一。酒味甘、辛，药物经酒制之后，能使作用向上、向外，可治上焦头面病邪及皮肤手梢的疾病。如黄柏原系清下焦湿热之药，经酒制后作用向上，能兼清上焦之热，用于治疗火邪上炎的口舌生疮，目赤肿痛；桑枝经酒炙后，能增强通络止痛作用。该说最早见于元代王好古《汤液本草》中引李东垣"用药心法"："黄芩、黄连、黄柏、知母，病在头面及手梢皮肤者，须用酒炒之，借酒力以上腾也……"明代陈嘉谟在《本草蒙筌》中归纳为"酒制升提"。

14. 醋制入肝

这是醋制作用的理论术语之一。陈嘉谟在《本草蒙筌》中归纳为"用醋注肝经，且资住痛"。醋性味酸苦温，主入肝经血分，具有收敛、散瘀止痛等作用。醋味酸为肝脏所喜。药物经醋制后，能引药入肝经，增强活血止痛作用。如醋制乳香、没药、三棱、莪术等，能增强活血散瘀的作用；醋制柴胡、青皮、延胡索等，能增强疏肝止痛作用。此外，醋制还有降低毒性、缓和药性、矫臭矫味等作用。如醋制大戟、甘遂、芫花、商陆等，能使毒性降低，作用缓和；醋制五灵脂、乳香、没药等，减少了不良气味，且能增强活血散瘀作用。

15. 盐制入肾

盐味咸、性寒。盐走肾，故药物经过盐制之后有助于引药入肾，更有效地治疗肾经疾病。如益智仁入脾、肾经，具有温脾止泻、摄涎唾、固精、缩尿的功效，盐炙主入肾经，专用于涩精、缩尿。

16. 姜制发散

用姜汁炮制可取其温经发散之功，增强中药疗效。如草果经姜炙后，燥烈之性有所缓和，温胃止呕之力增强。多用于寒湿阻滞脾胃，脘腹胀满疼痛、呕吐。

17. 麦麸皮制抑酷性勿伤上膈

用麸皮制药可以缓和中药的燥烈之性，而免伤宗气。例如苍术经麸炒后辛味减弱，缓和燥性，气变芳香，增强了健脾和胃的作用，用于脾胃不和，痰饮停滞，脘腹痞满，青盲，雀目。

18. 引药归经

药物作用的部位常以归经来表示，它是以脏腑经络理论为基础的。所谓归经就是指药物有选择地对某些脏腑或经络表现出的明显的作用，而对其他脏腑或经络的作用不明显或无作用。药物经炮制后，作用的重点可以发生变化，对其中某一脏腑或经络的作用增强，而对其他脏腑或经络的作用相应地减弱，使其功效更加专一。如益智仁入脾、肾经，具有温脾止泻、摄涎唾、固精、缩尿等功效；盐炙后则主入肾经，专用于涩精、缩尿。知母入肺、胃、肾经，具有清肺、凉胃、泻肾火的作用；盐炙后则主要作用于肾经，可增强滋阴降火的功效。青皮入肝、胆、胃经，用醋炒后，可增强对肝经的作用。

第五节　中药炮制的分类

中药炮制一般有：雷公炮炙十七法、三类分类法、五类分类法、《中国药典》分类法等。

1.雷公炮炙十七法

明代缪希雍在《炮炙大法》卷首把当时的炮制方法进行了归纳，载述了按雷公炮炙有十七法，此分类方法因历史变迁，其内涵现已很难准确表达，却反映了明代以前中药炮制概貌。十七种方法为：炮、炙、煨、炒、煅、炼（将药物长时间地用火烧制，如炼丹、炼蜜等）、制、度、飞（指"研飞"或"水飞"）、伏（即药物按一定程序于火中处理，经过一定的时间，在相应温度下达到一定的要求）、煿（bó，爆，落也，灼也）、爁（làn，对药物进行焚烧、烘烤之意）、煞（shā，打击之意，使药物破碎）、锉、曝（在强烈的阳光下曝晒）、露（不加遮盖地日夜间暴露之）、晒（shài，即晒）。

2.三类分类法

三类分类法是明代陈嘉谟提出的，他于《本草蒙筌》中提及："凡药制造，贵在适中……火制四：有煅，有炮，有炙，有炒之不同；水制三：或渍，或泡，或洗之弗等；水火共制者：若蒸，若煮而有二焉，余外制虽多端，总不离此二者。"即以火制、水制、水火共制法对中药炮制进行分类，称三类分类法。以火制、水制、水火共制为纲，统领各种中药的炮制，此法能反映炮制的特色，但不能包括炮制的全部内容。

3.五类分类法

由于火制、水制、水火共制尚不能包括中药炮制的全部方法，后人在三类分类法的基础上，发展为五类分类法，即：修制、火制、水制、水火共制、其他制法。修制包括净制、切制和破碎，其他制法包括水飞、制霜、提净、发芽、发酵等。基本概括了所有的炮制方法，较系统地反映药物的炮制工艺，而且能更有效地指导生产实践。

4.《中国药典》分类法

《中国药典》"炮制通则"依据中药炮制工艺的过程，将其分为净制、切制、炮炙三大类。其中净制（净选加工）包括挑选、筛选、风选、水选、剪、切、刮、削、剔除、酶法、剥离、挤压、焊、刷、擦、火燎、烫、撞、碾串等方法，以达到净度要求；切制除鲜切、干切外，均须进行软化处理，包括喷淋、抢水洗、浸泡、润、漂、蒸、煮等。亦可使用回转式减压浸润罐，气相置换式润药箱等软化设备。软化处理应按药材的大小、粗细、质地等分别处理。分别规定温度、水量、时间等条件，应少泡多润，防止有效成分流失。切后应及时干燥，以保证质量；炮炙包括炒、炙、制炭、煅、蒸、煮、炖、煨等方法；其他方法有焊、制霜、水飞、发芽、发酵等。其内容已经包含了"五类分类法"的炮制方法。

第六节　中药炮制用辅料

中药炮制辅料是指中药炮制过程中，除主药以外所加入的具有辅助作用的附加物料。它对主药可起协调作用，或增强或降低毒性或减轻不良反应，或消减药物的不良气味，或影响主药的理化性质。中药炮制中常用的辅料种类较多，一般可分为固体辅料和液体辅料两大类。

一、固体辅料

1. 麦麸

麦麸为禾本科植物小麦经磨粉过筛后的种皮，呈淡黄色或褐黄色的皮状颗粒。质较轻，味略甜，具特殊麦香气。麦麸味甘、淡，性平，具和中益脾的作用。与药物共制能缓和药物的燥性，增强疗效，除去药物不良气味，增加药物色泽。麦麸还能吸附油质，亦可作为煨制的辅料。

2. 稻米

稻米为禾本科植物稻的种仁。稻米味甘，性平。具补中益气，健脾和胃，除烦止渴，止泻痢的作用。与药物共制，可增强药物疗效，降低药物毒性和刺激性。中药炮制多选用大米或糯米。

3. 蛤粉

蛤粉为帘蛤科动物文蛤、青蛤等的贝壳，经煅制粉碎后的灰白色粉末。蛤粉味咸，性寒，具有清热，利湿，化痰，软坚的作用。由于蛤粉颗粒细小，传热作用较砂炒慢，与药物共炒或烫制，可使药物受热均匀，增强疗效，除去腥味，使药物质地酥脆，利于制剂和服用。

4. 滑石粉

滑石粉为单斜晶系鳞片状或斜方柱状的硅酸盐类矿物滑石经精选净化、粉碎、干燥而制得的细粉。滑石粉为白色或类白色、细腻、无砂性的粉末，手摸有滑腻感。滑石粉味甘，性寒。具利尿通淋，清热利湿，解暑的作用。由于滑石粉质地细腻，传热较缓慢，与药物接触面积大，作中间传热体，可使药物受热均匀，质地酥脆，利于粉碎和有效成分的溶出。与药物共制还可降低药物的毒性，增强疗效及矫正药物的不良气味。

5. 土

中药炮制常用的是灶心土，为久经柴草烧炼的土灶中心的结块部分，又称伏龙肝。也可用黄土、赤石脂等代替灶心土。灶心土味辛，性温。具温中和胃，涩肠止泻，止血止呕的作用。与药物共制后可降低药物的刺激性，增强疗效。

6. 河砂

河砂又称沙子，中药炮制的河砂制备：筛选粒度均匀适中的河砂，淘洗去净泥土、杂质后，晒干备用。一般多用"油砂"，即取干净、粒度均匀的干燥河砂，加热至烫后，再加入1%~2%的植物油，翻炒至油烟散尽，河砂呈油亮光泽时，取出备用。应用河砂作为中药炮制的辅料，主要是作中间传热体，利用其温度高，传热快的特点，使质地坚韧的药物质地酥脆，或使药物膨大鼓起，便于粉碎和利于有效成分的溶出。此外，利用河砂温度高，破坏部分毒性成分而降低药物的毒副作用，去除非药用部位及矫味矫臭等。

7. 白矾

白矾又称明矾，为三方晶系硫酸盐类明矾矿石经提炼而成的不规则的块状结晶体，无色，透明或半透明，有玻璃样色泽，质硬脆易碎，味微酸而涩，易溶于水。白矾味酸、涩，性寒。具消痰杀虫，收敛燥湿，解毒防腐的作用。与药物共制后，可降低毒性，增强疗效。还可防止药物发酵腐烂。

8. 豆腐

豆腐为豆科植物大豆种子粉碎后经特殊加工制成的乳白色块状固体。豆腐味甘，性凉，具益气和中，生津润燥，清热解毒的作用。豆腐具有较强的沉淀与吸附作用，与药物共制后可降低药物毒性，去除杂质。

9. 朱砂

朱砂为三方晶系硫化物类矿物辰砂。中药炮制用的朱砂，系经净制及水飞后的洁净极细粉末。朱砂味甘，性微寒，有毒，具镇惊，安神，解毒等作用。与药物共制，可协同增强疗效。

其他固体辅料还有面粉、米（粳米）、吸油纸等，可根据药物的特殊性质和用药要求而选用。

二、液体辅料

1. 酒

用以制药的酒有黄酒、白酒两大类，古代用于中药炮制的酒为黄酒，黄酒为米、麦、黍等用曲酿制而成，主要含乙醇15%~20%（体积/体积），还含有糖类、有机酸、酯类、醛类、氨基酸、矿物质等。一般为棕黄色透明液体，气味醇香特异。酒性大热，味甘、辛，具活血通络，祛风散寒，行药势，矫味矫臭等作用。药物经酒制后，可达到引药上行、缓和药性、增效和矫味矫臭等目的。

2. 醋

醋有米醋、麦醋、曲醋、化学醋等多种，《本草纲目》指出，制药"惟米醋二三年者入药"。炮制用醋为食用醋（米醋或其他发酵醋），化学合成品（醋精）不应使用。醋长时间存放者，称为"陈醋"，陈醋用于药物炮制较佳。醋味酸、苦，性温。具有引药入肝，散瘀止痛，理气，止血，行水，消肿，解毒，矫味矫臭等作用。药物经醋制后，可达到引药入肝、增效、降毒和矫味矫臭等目的。醋具酸性，能与药物中所含的游离生物碱等成分结合成盐，从而增加其溶解度利于有效成分煎出，提高疗效。

3. 蜂蜜

蜂蜜为蜜蜂科中华蜜蜂等采集花粉酿制而成，品种比较复杂，以枣花蜜、山白蜜、荔枝蜜等质量为佳。蜂蜜生则性凉，故能清热；熟则性温，故能补中；甘而平和，故能解毒；柔而濡泽，故能润燥；缓可去急，故能止痛。气味香甜，故能矫味矫臭；不冷不燥，得中和之气，故十二脏腑之病，无不宜之。因而认为蜂蜜有调和药性的作用。中药炮制常用的是"炼蜜"，即将生蜜加适量水，加热至沸腾后，改为文火保持微沸、滤过，除去上浮泡沫、蜡质、死蜂及杂质，再加热浓缩至起"鱼眼泡"，捻之较黏稠即成。制药时用适量沸水稀释。蜂蜜炮制药物，能与药物起协同作用，增强药物的疗效，或缓和药物的性能，或矫臭矫味及起解毒的作用。

4. 食盐水

食盐水为食盐加适量水溶化，经过滤而得的无色、味咸的澄明液体。食盐味咸，性寒。具强筋健骨，软坚散结，清热凉血，解毒防腐，矫味的作用。药物经食盐水制后，能引药下行入肾，缓和药物的性能，增强药物的疗效，并能矫味、防腐等。

5. 生姜汁

生姜汁为姜科植物姜的新鲜根茎，经捣碎或压榨取的汁；如用干姜，则取干姜片加适量水煎煮去渣合并煎液而得到的黄白色液体。生姜味辛，性温。升腾发散而走表，具解表散寒，温中止呕，化痰止咳，解毒等作用。药物经姜汁制后能抑制药物的寒性，增强疗效，降低毒性和不良反应。

6. 甘草汁

甘草汁为豆科植物甘草饮片加适量水煎煮，滤过去渣而得到的黄棕色至深棕色的液体。味甜而特殊。甘草味甘，性平。具清热解毒，补脾益气，祛痰止咳，缓急止痛等作用。中药炮制用甘草汁应临时制备，不得有酸败、变色等质变现象发生。药物经甘草汁制后能缓和药性，降低毒性。

7. 黑豆汁

黑豆汁为豆科植物大豆的黑色种子，加适量水煎煮、滤过去渣而得到的黑色混浊液体。黑豆味甘，性平，具滋补肝肾，活血利水，祛风解毒等作用。药物经黑豆汁制后能增强药物的疗效，降低药物毒性或不良反应等。

8. 米泔水

米泔水为淘米时第二次滤出的灰白色混浊液体。米泔水味甘，性凉，能益气除烦，止渴，解毒。米泔水对油脂有一定的吸附作用，常用来浸泡含油脂较多及具燥性的药物，以除去部分油脂，降低药物的辛燥之性，增强补脾和中的作用。

9. 胆汁

胆汁为动物牛、猪、羊的新鲜胆汁，以牛胆汁为佳。胆汁味苦，性大寒，具清肝明目，利胆通肠，解毒消肿，润燥等作用。药物经胆汁共制后，能降低药物的毒性或燥性，增强疗效。

10. 麻油

麻油为胡麻科植物脂麻的干燥成熟种子，经冷压或热压法制得的植物油。麻油味甘，性微寒，具润燥通便，解毒生肌的作用。常用于某些动物类药物、质地坚硬药物或有毒药物的炮制。与药物共制后，使其质地酥脆，利于粉碎和成分的溶出，并可降低药物的毒性和矫味矫臭。

中药炮制中还可用到其他液体辅料，主要有吴茱萸汁、白萝卜汁、羊脂油、鳖血、山羊血、石灰水及其他药汁等，可根据中医临床的用药要求而选用。

第七节　中药饮片的质量要求

中药饮片的质量要求，经过规范、稳定、可控的炮制工艺生产出的饮片应符合一定的质量标准规定。中药饮片质量标准的主要内容包括名称、来源、炮制方法、性状、鉴别、检查、辅料测定、浸出物测定、含量测定、性味与归经、功能与主治、用法与用量、注意事项、有效期、包装贮藏等。中药饮片质量优劣直接影响到临床疗效，特别是现在检查抽查力度极严，故炮制过程当格外谨慎，炮制过程中需特别注意以下控制点。

一、性状

性状是指饮片的形状、大小、色泽、表面、质地、断面（包括折断面或切断面）及气味等特征。性状的观察主要通过感官来鉴别，包括用眼看（较细小的可借助于放大镜或解剖镜）、手摸、鼻闻、口尝等方法。

1. 片型

片型是饮片的外观形状。经净选加工处理后的中药材，根据中药特征和炮制要求采用手工或机械方法切制成一定规格的片型，使之便于有效成分煎出、调剂、制剂、炮炙、干燥和贮藏，根据需要可切成薄片、厚片，或为了美观而切成瓜子片、柳叶片和马蹄片。中药饮片片型应符合现行版《中国药典》或炮制规范的有关规定。切制后的饮片应均匀、整齐、色泽鲜明，表面光洁，片面无机油污染，无整体，无长梗，无连刀片、掉刀片、边缘卷曲等不合规格的饮片。不合格饮片要控制在一定限度范围之内；炮制品中不得混有残留的辅料。

2. 粉碎粒度

一些中药不宜切制成饮片，或因临床特殊需要，或为了更好地保留有效成分，经净选加工或水处理后，用手工或机器粉碎成颗粒或粉末。粉碎后的中药应粉粒均匀，无杂质，粉末粒度的分等应符合现行版《中国药典》的相关要求。

3. 色泽

中药炮制对制品的色泽有特殊的要求。生品饮片有其固有的色泽，在炮制操作中，常以饮片表面或断面的色泽变化作为判断炮制程度的标准。中药饮片都具固有的色泽，若加工或贮存不当均可引起色泽的变化，影响药品的质量。饮片色泽因生熟而异，生品有其固有的色泽，如花类药材红花、款冬花、菊花；叶类药材侧柏叶、荷叶、大青叶等。一旦颜色褪去，说明是日晒或暴露过久，或贮存过久，其药效自然也会降低。有些中药材经切制后表面有菊花心、车轮纹等，利于鉴别，如黄芪、清风藤等。熟片中有的比原来颜色加深，有的则改变了原来的颜色，如熟地黄，以乌黑油亮者为佳；甘草生品黄色，蜜炙后变为老黄色。中药材软化切制的过程也会影响饮片的色泽，如黄芩冷浸后变绿，蒸制则保持原色。中药饮片色泽的非正常变化说明其内在质量的变异，如白芍变红，红花变黄等，均说明中药内在成分已发生变化。故色泽的变异，不仅影响其外观，而且是内在质量变化的标志之一，必须注意。

4. 气味

中药饮片均有其固有的气味，并与其内在质量有着密切的关系。有些有异味的中药则须用炮制的方法除去异味。动物类药材多数有腥臭味，需炮制后加以矫正，如僵蚕、蕲蛇、龟甲等。有些中药需加辅料炙，炙后除保留原有中药的气味外，还增加辅料的气味。如酒炙、醋炙、盐炙、蜜炙、姜炙等。炮制品的气味散失与贮存期限有关，故不宜久贮。

二、鉴别

鉴别系指检验中药饮片真伪的方法，包括经验鉴别、显微鉴别、理化鉴别。

1. 经验鉴别

经验鉴别指根据传统实践经验，通过对中药饮片的形状、色泽、纹路、气味等特征的直观观察，从而进行真伪鉴别的方法。

2. 显微鉴别

显微鉴别指利用显微镜，通过对中药饮片的切片、粉末、解离组织或表面制片的显微特征的观察，从而进行真伪鉴别的方法。显微鉴别的方法主要分组织鉴别及粉末鉴别两个方面。

3. 理化鉴别

理化鉴别指用化学与物理的方法对中药饮片中所含某些化学成分进行的鉴别试验。理化鉴别主要包括物理、化学、光谱、色谱等方法。具体方法应根据中药饮片中所含化学成分而定，还应注意所用方法的专属性、重现性。

三、检查

检查系指对中药饮片的含水量、纯净程度、有害或有毒物质等进行的限量检查。包括净度、水分、灰分、毒性成分、重金属及有害元素、农药残留、黄曲霉毒素等。

1. 净度

净度是指中药饮片的纯净程度，可以用中药饮片含杂质及非药用部位的限度来表示。中药饮片应符合一定的净度标准，以保证调配剂量的准确。中药饮片的净度要求是：不应该含有泥沙、灰屑、霉烂品、虫蛀品、杂物及非药用部位等。非药用部位主要是果实种子类药材的皮壳及核，根茎类药材的芦头，皮类药材的栓皮，动物类药材的头、足、翅，矿物类药材的夹杂物等。

2. 水分

水分是反映中药饮片质量的一个基本指标。控制中药饮片的水分，对于保证其质量和贮存保管都有重要的意义。按照炮制方法及中药的具体性状，一般中药饮片的水分含量宜控制在7%~13%（质量/质量）。

3. 灰分

灰分是将药材或饮片在高温下灼烧、灰化，所剩残留物的重量。将干净而又无任何杂质的合格中药饮片高温灼烧，所得之灰分称为"生理灰分"。如果在生理灰分中加入稀盐酸滤过，将残渣再灼烧，所得之灰分为"酸不溶性灰分"。两者都是控制中药材及其炮制品的基本指标。在检测中药饮片的质量，特别是纯净度方面，灰分是极其重要的指标。药材由无机物和有机物组成，因此药材本身是含有无机盐等一系列无机物的，当进行灼烧后，药材的有机成分全部燃烧变成二氧化碳和水，就剩下无机物等，这些剩下的无机物就叫总灰分，即生理灰分。同一药材的生理灰分是保持在一定范围内的，当药材中掺入泥沙等无机物时，燃烧后会导致总灰分偏高。因此测定总灰分可以控制药材中无机杂质的量。需注意洗涤药材表面及夹缝中的尘土夹石。酸不溶性灰分的测定意义大致同上，而对于特定的品种更加准确。因为有些生药本身含有的无机物差异较大，尤其是含多量草酸钙结晶的生药，测定总灰分有时不足以说明外来无机物的存在，还需要测定酸不溶性灰分，即不溶于 10% 盐酸中的灰分。对于灰分的测定，标准方法上虽然没有要求扣除水分问题，但在实际操作中必须考虑水分问题，不然一定会影响对灰分的测定结果，特别是原药材。

4. 有害物质

中药饮片中的有害物质主要是指铅（Pb）、汞（Hg）、镉（Cd）、铜（Cu）等重金属、有害元素砷（As）、农药残留和二氧化硫、黄曲霉素等。这些有害物质直接威胁中药材、中药饮片及中成药的质量和临床用药安全。中药饮片中有害物质的限量应符合国家的相关规定。

5. 酸败度

酸败是指含油脂的种子类饮片，在贮藏过程中发生复杂的化学变化，生成游离脂肪酸、过氧化物和低分子醛类、酮类等产物，出现特异的刺激臭味（俗称哈喇味），影响饮片的感观和质量。

6. 其他检查

其他检查指除现行标准所规定的各项检查外，其他有针对性的检查规定，如伪品、混淆品、色度、吸水性、发芽率等。

四、浸出物

浸出物系指用水、乙醇或其他适宜溶剂对中药饮片进行浸提，并测定浸提所得的干浸膏的重量。根据采用溶剂的不同分为：水溶性浸出物、醇溶性浸出物及挥发性醚浸出物等，一般最常用的溶剂是水和乙醇。对有效成分、有效部位或主成分群尚无可靠测定方法，或所测成分含量低于万分之一的中药饮片，应根据饮片的实际情况，采用水溶性浸出物或有机溶媒浸出物作为饮片质量控制指标。浸泡浸润时需注意时间，浸液尽量回润，尽量避免浸出物流失。炮制辅料的加入，可以对饮片浸出物量产生影响。如醋制延胡索的水溶性浸出物的量，远比生品高。此外，炒、烫、煅、煅淬等加热处理，可使质地坚硬的中药因受热膨胀而导致组织疏松，从而提高浸出率。所以，浸出物的测定对炮制工艺、炮制方法及中药饮片质量的检验具有重要的意义。

五、含量测定

中药饮片含量测定成分的选定应包括：与功能主治有直接关系、专属性强的有效成分和（或）指标性成分以及能够反映中药饮片毒性大小的毒性成分。

1. 有效成分

中药饮片有效成分的含量直接关系到饮片的临床疗效。同时，也是评判炮制方法与工艺是否规范、科学、合理的重要依据与指标。测定中药饮片中有效成分的含量，是评价中药饮片质量最可靠、最准确的方法。对有效成分基本清楚的中药饮片应建立含量测定方法，并规定含量限度。有效成分不甚清楚的亦可测指标成分；一般饮片应规定含量下限。对有多种有效成分的中药饮片亦应建立多个指标，并制定相应的检测方法以便全面反映其内在质量。

2. 毒性成分

很多中药都有一定的毒性，往往是毒性越强，其药理活性也越强。但有毒饮片的直接应用通常易出现毒副反应，往往是由于其中所含的毒性成分引起的。通过采用适当的炮制方法，一方面可降低毒性成分的含量，另一方面也可将其转化为小毒或无毒的有效成分，从而能够安全有效地应用于临床。对于有毒的中药饮片，建立毒性成分含量测定方法，并规定其含量限度，对保证临床用药安全有效具有十分重要的意义。

第八节　中药饮片炮制规范与饮片标准

目前，我国对中药饮片的监管是以《中华人民共和国药品管理法》和《中华人民共和国中医药法》为核心法律依据。《中华人民共和国中医药法》（2017 年 7 月 1 日施行）第二十七条规定："国家保护中药饮片传统炮制技术和工艺，支持应用传统工艺炮制中药饮片，鼓励运用现代科学技术开展中药饮片炮制技术研究。"第五十六条规定了医疗机构使用中药饮片的法律责任。《中华人民共和国药品管理法》（2019 年 12 月 1 日施行）第四十四条规定："中药饮片应当按照国家药品标准炮制；国家药品标准没有规定的，应当按照省、自治区、直辖市人民政府药品监督管理部门制定的炮制规范炮制。省、自治区、直辖市人民政府药品监督管理部门制定的炮制规范应当报国务院药品监督管理部门备案。不符合国家药品标准或者不按照省、自治区、直辖市人民政府药品监督管理部门制定的炮制规范炮制的，不得出厂、销售。"由此可以看出，我国的药品管理法对中药饮片给予了充分的重视，体现了"四个最严"，说明了中药饮片的法律地位。

炮制规范是通过对中药饮片的炮制工艺进行规范，来达到控制中药饮片质量的目的。饮片标准则是通过制定质量指标、检验方法以及炮制工艺等技术要求保证饮片的质量，是对饮片的真伪优劣所做的技术规定。饮片标准对中药饮片质量控制至关重要，是检验中药饮片品质的重要依据。饮片炮制规范与饮片标准既有区别又有联系，二者都是中药饮片生产、经营、使用、检验和管理部门共同遵循的法定依据，区别是饮片炮制规范侧重于对炮制过程的控制，饮片标准侧重于对饮片成品的控制。在饮片生产过程中不能完全依赖饮片标准，生产过程的规范性也很重要，符合标准的饮片未必能保证其安全有效性，二者结合起来可以更全面地控制中药饮片的质量，促进中药饮片生产的规范化和标准化。

目前，我国的中药饮片标准分为国家标准和地方标准，国家标准有《中国药典》，国家炮制规范，部颁、局颁标准以及进口药材标准、中药饮片补充检验方法和检验项目等；地方标准主要指省级中药饮片炮制规范。国家药品标准的核心是《中国药典》，省级中药饮片炮制规范是对国家药品标准的补充，也是地方中药饮片生产、经营、使用、检验、监督管理的法定依据。

在中药饮片监管方面，为了保证饮片的质量，既要有炮制规范又要有完善的饮片标准。由于中药材及饮片的基础研究较弱，影响其质量的因素较多，所以质量控制研究难度相对较大。目前中药饮片质量标准仍然存在一些需要解决的问题。中药饮片是我们的传统药品，其质量标准要尊重传统要求及实际。比如党参加工传统是切段，如果切厚片则尾部细根都无法用了；川牛膝传统切厚片，如果切薄片则尾部根、细根都要浪费了；大黄传统多切极厚片（8mm 左右），因为大黄的直径就达"10cm"，且大黄质地较松脆，如果切成厚片，则几乎没有几个成完整片形的。再如地骨皮总灰分、决明子的含量等都值得商榷。所以要遵循中药材的特性，进而去完善饮片质量标准，制定专属性强、有效、实用性强的标准，保证中药饮片的安全性、有效性、稳定性和一致性。

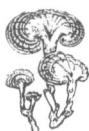

第二章
中药炮制方法

一、修治（净制、切制、破碎）

（一）纯净处理

采用挑、拣、簸、筛、刮、刷等方法，去掉灰屑、杂质及非药用部分，使药物清洁纯净。比如柴胡、丹参的芦头，巴戟天、牡丹皮、地骨皮、远志的木心，肉桂、厚朴、杜仲、黄柏的粗栓皮，枇杷叶的毛绒，莲子的心、金樱子的核，乌梢蛇去鳞、头等。

1. 手选

手选指用手工的方法清除杂质及非药用部位，包括挑、拣、刮、刷、抽、剔等。加工的内容有：①挑出非药用部位；②拣出肉眼可见的杂质，如木屑、砂石、地膜、杂草、枝梗、虫卵、鼠粪等；③挑出霉烂虫蛀等变质的药材；④大小分档，按大小粗细，手工挑拣分档；⑤利用菜刀、刮刀、专用剔刀、刷子等除去药材上的芦头、心核、皮毛、果瓤、残肉、鳞足等。

2. 机选

机选指根据物料的不同，杂质大小、密度、长度、质地、色泽的不同，选择不同的净制方法和设备。如风选、筛选、水选、色选等设备加工，有的需要 2~3 次甚至更多次地反复处理。

（1）筛：根据药物与杂质的体积大小不同，选用不同规格的筛和箩，用过筛的方法清除杂质。筛选的对象是：①与药物的体积大小相差悬殊的杂质；②药渣和残留的辅料；③用不同规格的筛箩对药物进行大小分档。

企业及中药材专业市场上常用的筛网号规格：$0.5^{\#}$、$1^{\#}$、$1.5^{\#}$、$2^{\#}$、$3^{\#}$、$4^{\#}$、$6^{\#}$、$8^{\#}$、$10^{\#}$、$12^{\#}$、$14^{\#}$、$16^{\#}$、$18^{\#}$、$20^{\#}$、$24^{\#}$、$28^{\#}$ 筛，最常用是 $2^{\#}$、$4^{\#}$、$6^{\#}$ 筛。这里的数值单位是毫米，如 $2^{\#}$ 筛，是指孔径为 2mm 的筛网。

在筛选的时候，要在筛选机的入料口的出口端安装一排强磁铁，以除去铁质杂质。

（2）风选：利用药物与杂质的质量不同，借助风力清除杂质，其对象是与药物的密度相差较大的杂质。比如纸屑、塑料布、地膜、土屑、糠皮、须毛须根、皮屑、芦头、烟蒂等。风选时，也要在风选机的入料口的出口端安装一排强磁铁。

（3）水选

1）静水漂洗法：利用药物与杂质的比重不同，借助水的浮力清除杂质和分离非药用部位，漂去不够饱满的、空糠的、虫蛀的部分。其对象是：①药物表面或内部附着的泥土盐分，如蝉蜕、海藻；②浮选药物与非药用部位，如酸枣仁与核的分离，女贞子的梗棒、芦茎等，水选时注意不可在水中浸泡过长，防止溶失药效；③漂浮的杂质，如纸屑、芦头、烟头、泡沫、木片、木棍等；④沉去土块、土屑、石子、砖块等质重的杂质。如糯稻根、浮小麦、紫菀等。水沉法器具最好选用上大下小的锥形容器。另外在分离时，需要用笊篱旋转水液，在旋转时捞取分离。

2）流水冲漂法：利用流水的冲击力和药物石子的密度差，以冲漂的方法除去石块等。此法适用于数量较少的，含碎石较多的细短药材的后尾料的处理。如细辛、威灵仙、白薇、徐长卿等后期不好分离处理的后尾料部分。

其方法为：选择一盆状容器，倾斜放置于适当高度的台子上，盆状容器的低端下面放置一筛子，在盆状容器的高处部分固定一水管，斜切于盆状容器壁。将待处理物料徐徐加入盆状容器中，开启阀门，调整水流速度，使水流的冲击力达到既可以冲漂走可用的药材，又冲不走碎石等杂质的效果。待筛子内的物料较多时，及时收起干燥，而盆状容器内碎石等较多时，及时清除。

修治（净制）是炮制中最为简单的炮制方法，技术含量最低，不需要较高的学历和专业知识，眼睛好，能够区分杂质和非药用部位，手头快即可。

其控制要点：分清药用部位和非药用部位，科学利用机械设备，以达纯净、洁净的目的。

主要工具与设备：磁铁、菜刀、刮刀、剪刀、专用剔刀、刷子、簸箕、筛子、振动筛、筛吹一体机、风选机（单级、二级、三级、四级不等）、去梗机、去石机、滚筒喷淋式洗药机、多棍毛刷洗药机、滚筒式撞毛机、滚筒流沙干洗机、色选机等。

磁铁：主要去除铁质类杂质。比如铁钉、螺丝钉、螺丝帽、刀片等。一般在挑拣时要用磁铁挨着过一遍；在切制时，宜在传送带的中前部放置一条磁性较强的磁铁；筛分、风机吹和包装（全自动的）时，应在入料斗口部固定一磁铁。

（二）粉碎处理

饮片上的粉碎处理实际是一种破碎处理，即由大变小，由整变零的过程。多采用捣、碾、镑、锉等方法，使药物粉碎，以符合制剂和其他炮制法的要求。

粉碎也非常简单，主要看工具和利用工具的技巧。

其控制要点：掌握好待碎物料的干湿度及粉碎要求的粒度。

主要工具：颚式破碎机、榔头式粉碎机、齿式啃碎机、专用锉粉机（羚羊角、水牛角）、辊筒式轧扁机、镑刀等。另需注意在入料口的出口端安装一排强磁铁。

（三）切制处理

采用切、铡的方法，把药材切制成一定的规格，便于进行其他炮制，也利于干燥、贮藏和调剂时称量。根据药材的性质和医疗需要，切片有很多规格。

切制品有片、段、块、丝等。其规格通常如下。

（1）片：片厚有：极薄片0.5mm以下，如槟榔、半夏、白芍的手工片；薄片1~2mm，如前胡、射干、枳实；厚片2~4mm，如山药、川芎、木香、泽泻。片形有：圆片、斜片、马蹄片、柳叶片、顺刀片、骨牌片、异形片等；切法有：顶刀切、斜切、顺切、片切等。

（2）段：短段5~10mm，长段10~15mm，切段以草类为主，另包括部分直径较细且较顺直的根类药材。如益母草、泽兰、麻黄、半枝莲、细辛、牛膝、白薇、白茅根等。

（3）块：8~12mm的方块。适宜于体形较大的中药材，如葛根、茯苓、何首乌等。目前多手工切制。

（4）丝：细丝2~3mm，宽丝5~10mm，切丝以较薄的药材为主，如部分叶类（枇杷叶）、皮类（黄柏、桑白皮、秦皮）、果皮类（陈皮、瓜蒌皮、枳壳）。

其他不宜切制者，一般做粉碎处理。

切制是中药炮制里的重要环节，大多数药材几乎都需切制，切制效果的好坏，直接影响饮片的外观性状和价格。

其控制要点：利（刀要锋利）、密（刀口要严密）、齐（摆放要顺齐）、匀（厚薄虚实要均匀，个体之间错开，不出现断层）。

主要工具与设备：链条（履带）往复式切药机、皮带往复式切药机、转盘式切药机、链条斜入式切药机（斜片）、手持斜入式切药机（斜片）、加压（往复或旋转）式刨片机、离心式旋切机、V形口切片机、片块一体切制机、多孔式切片机、切肉机式剪切机、中破式切片机、手工切药刀、铡刀、刨刀等。

切药机的选择：应根据本企业所生产的物料及产量选购，一般情况下，以条状圆片、丁块状或切丝（纤维性小的）为主要对象的，宜用皮带往复式切药机（切块的常需要切2~3次，或先切成片，续切成丝，再切成丁块）；草类或切丝（纤维性大的）的宜选用链条（履带）往复式切药机；类球状、块状的宜选用加压（往复或旋转）式刨片机或转盘式切药机；顺片的宜用V形口切片机或离心式旋切机；较柔软的物料宜选用切肉机式剪切机；切马蹄片（小斜片）宜选用链条斜入式切药机；皮类切块的宜选用片块一体切制机；切柳叶片（长斜片）的宜选用多孔式切片机；如果是全品种生产的话，这些设备就都应该备齐。另外属于切制范畴的还有轧扁用的压扁机，主要是针对麦冬。

二、水制

水制指用水或其他液体辅料处理药物的方法。水制的目的主要是清洁药材，软化药材以便于切制和调整药性。常用的有洗、淋、泡、漂、浸、润、水飞等。

主要内容如下。

（1）洗：即淘洗。将药材放入清水中，快速洗涤，除去上浮杂物及下沉脏物，及时捞出干燥备用。需要切制的，需继续采取适当的润制方法润至无干心。少数易溶，或不易干燥的花、叶、果及肉类药材应避免淘洗。

注意点：快。

（2）淋：将不宜浸泡的药材，用少量清水浇洒喷淋，使其清洁和软化。

注意点：少、勤。

（3）泡：将质地坚硬的药材，在保证其药效的原则下，放入水中浸泡一段时间，使其变软。适宜坚硬的物料。

注意点：净，即尽量将浸泡的水吃尽。

（4）漂：将药物置宽水或长流水中浸渍一段时间，并反复换水，以去掉腥味、盐分及毒性成分的方法。适宜于成分不易溶于水的药材。

注意点：水量、水温。

（5）润

1）传统方法：又称闷或伏。根据药材质地的软硬，加工时的气温、工具，用淋润、洗润、泡润、晾润、浸润、盖润、伏润、露润、包润、复润、双润等多种方法，使清水或其他液体辅料徐徐入内，在不损失或少损失药效的前提下，使药材软化，便于切制饮片。

润制，是切制前的一个重要环节，润的好坏，直接影响下一步的切制，润的好，切制的效果就好，且易干燥，润的伤水，除含量或浸出物受影响外，其片形收缩比例偏大，易皱缩翘片，且不易干燥；润的不足，则切片易碎裂，影响片形完整度与美观度甚至药物的疗效。所以前人讲"七分润工，三分切工"。

控制要点：吃水量，环境温度。掌握要点：覆盖（露润除外），翻动。

目的：外表无明水，指甲可掐入，内部无干心、硬心，内外一致，不得挤出水分。另外当注意，部分品种不宜水洗润制，如蒲公英、茵陈、车前草、半边莲、地锦草、紫花地丁、淫羊藿、垂盆草、积雪草、马鞭草等，可能造成含量不达标。

2）机械润制：适宜于自然状态下不易润制的中药材。将洗净或稍浸泡的中药材，置润药机中减压（或加压）淋水（或蒸汽）润透，质地坚实或体形较大的药材需反复润制2~3次。

控制要点：根据不同的药材，确定不同的真空度及时间，不同的加水（喷水）量。

主要工具与设备：滚筒式洗药机、流动式洗药机、隧道淋水式真空润药机、淋水箱式润药机、蒸汽箱式润药机、洗润池等。

（6）水飞：系借药物在水中的沉降性质分取药材极细粉末的方法。水飞的目的在于此法所制粉末既细，又减少了研磨中粉末的飞扬损失。水飞法常用于矿物类、贝甲类药物的制粉。如水飞朱砂、水飞炉甘石、水飞雄黄、水飞珍珠等。

注意要点：水、物比例，粗细混悬分离，干燥温度，包装材料。

主要工具与设备：球磨机、胶体磨、研钵（手工）、搅拌机、离心机或板框压滤机、真空干燥机、破碎机等。

三、火制

火制指用火加热处理药物的方法，其使用最为广泛。炒制是中药饮片加工中最为讲究，技术含量最高，熟练程度要求最严，最能影响饮片质量的环节。

关于文火、中火、武火所对应的温度，根据现代的炒制设备总结，一般文火约在 120~250℃，中火约在 250~350℃（锅底会见到火星），武火约在 350~500℃（出锅时见到明显火星），不同的炒制设备和温度探头及探点会有较大的偏差，比如燃油加热的炒药机和电磁加热的炒药机，达到相同的炒药温度，其仪表显示数值相差近 100℃，炒制设备的仪表盘上显示的温度和红外线温度探测仪所测试的温度差别为 350~550℃，即使同时使用红外线温度探测仪在锅体的不同部位测试，其温度差别也常在 50℃左右。

另外，每锅中添加待炒制物料的多少，对温度的影响也是很大的，设定显示同样的温度，但添加物料越少，其对锅体内温度的影响就越小，炒制时间就越短；反之，其对锅体内温度的影响就越大，炒制时间就越长。因此，文中的温度及时间参数仅作参考参数，实际操作时宜先了解设备特性，开始要做必要的验证。

常用的火制法有炒、炙、煅、煨、烘焙等，其主要内容如下。

（一）炒

分为清炒和加固体辅料炒。

1. 清炒

清炒也称单炒，即单味药品直接炒制。

方法：取待炮炙品，置炒制容器内，用对应之火候加热炒至规定程度时，取出，放凉。

清炒分炒黄、炒焦、炒炭等程度不同的炒法。炒制过程要注意火候，一般炒黄用文火、炒焦用中火、炒炭用武火。

需炒黄者，常以文火炒至有爆鸣声及香气逸出，出锅放凉则可。比如：炒莱菔子、炒菟丝子。需炒焦者，一般用中火炒至表面焦褐色，断面焦黄色为度，取出放凉则可，如出现火星，可喷淋少许清水，稍炒即可。比如：焦山楂、焦麦芽。需炒炭者，以武火炒至表面焦黑色、内部焦褐色或至规定程度时，喷淋清水少许，熄灭火星，取出，晾干。比如：地黄炭、地榆炭、蒲黄炭、棕榈炭等。

关键控制点：待炒制物料的干度，投入量占锅体比例，锅体温度、炒制时间、翻动频率、炮制品色泽、出锅速度。对于炒炭，出锅后的炮制品极易复燃，要不断翻动查看，发现火星要及时浇灭。宗旨：宁欠勿过！

主要工具与设备：滚筒式（电磁、燃气、燃油、电炉丝，烧煤的已禁用）炒药机、连续电磁炒药机、手工炒药锅。

滚筒式炒药机的选择：①燃料上，依次为电磁、燃气、燃油的。②锅壁厚度，宜在4~5mm，若锅壁太薄，锅体降温快，温度变化大，易产生糊片，且炒制不均匀，锅壁太厚加热又太慢。③开关的选择以用倒正开关为佳，切不可用触摸屏控制的，因为触摸屏控制太繁琐，且反应迟钝，影响成品的快速出锅。因为有的药物炒制仅需炒制旋转半周就须立即出锅，否则就炒坏了（如炒鸡内金）。④锅体大小需根据自己的产量确定，一般滚筒直径在90~120cm为宜。⑤出入料口门选择，一般以进出料分开的中转轴上下开门为佳，侧面全开门为次。因为中转轴上下开门对炒制的物料便于观察，操作方便，侧面全开门在开门时散热快，操作不便利。

2. 加固体辅料炒

这种方法指用固体辅料和药材共同炒制的工艺。

方法：先取规定量的辅料投入炒锅中炒到一定程度，然后再加净药材共同炒制，待达到规定程度时，取出，放凉，筛去辅料。

（1）麸炒：先将炒制容器加热，至撒入麸皮即刻烟起，随即投入待炮炙品，迅速翻动（转动），炒至表面呈黄色或深黄色时，取出，筛去麸皮，放凉，或先摊开放凉，然后筛去麸皮。

麸炒是炮制中的重中之重，也是最易出现色泽偏差的，对火候的要求极为严格，火力不及则色暗。

关键控制点：待麸炒物料的干度，火力及锅体温度，出锅速度。火候宜在中火与大火间。宗旨：准（火候要准，宁大勿小）、快（进出锅要迅速快捷）、灵（转速或翻动速度要灵活，该快则快，该慢则慢，火色宁欠勿过。因为有的炒制品经过捂闷或时间稍长，颜色会自然加深）。

（2）土炒：先将炒制容器加热，然后加热灶心土（伏龙肝）炒至轻松滑利，随即投入待炮炙品，迅速翻动（转动），炒至表面呈土黄色时，取出，筛去灶心土（伏龙肝），摊凉。

关键控制点：待炒物料的干度。

（3）米炒：先将炒制容器加热，取规定量的粳米置锅中翻动，待其热气上冒，投入净药材，炒至色变深或米呈焦黄色时，取出，筛去米粒，摊凉。

关键控制点：观察粳米的颜色变化及出锅时间。

（4）砂炒：先将炒制容器加热，取洁净河砂置炒制容器内，用武火加热至滑利状态时，投入待炮炙品，快速地不断翻动（炒药机的转速宜在30~40转/分），炒至药材表面鼓起、酥脆或至规定的程度时，取出，立即筛去河砂，放凉。如需醋淬时，筛去辅料后，趁热投入醋液中淬酥，捞出。

关键控制点：砂粒的大小，河砂比例，翻动速度，砂体温度，及时筛去热砂。

（5）蛤粉炒：先将炒制容器加热，用能通过 4# 筛的净蛤粉，置锅内，用中火加热至翻动较滑利时，投入待炮炙品，翻炒至鼓起或成珠、内部疏松、外表呈黄色时，迅速取出，筛去蛤粉，放凉。

关键控制点：蛤粉细度，待炒品块体的大小；蛤粉使用比例；蛤粉温度；翻动速度。

（6）滑石粉炒：取滑石粉置炒制容器内，用中火加热至灵活状态时，投入待炮炙品，翻炒至鼓起、酥脆、表面黄色或至规定程度时，迅速取出，筛去滑石粉，放凉。

关键控制点：温度与使用比例。

目的：减少药物的刺激性，增强疗效，如土炒白术、麸炒枳壳、米炒斑蝥等。与砂或滑石粉、蛤粉同炒的方法习称烫，使待炮制品受热均匀、酥脆，易于煎出有效成分或便于服用，如砂炒穿山甲、蛤粉炒阿胶等。

固体辅料使用比例：

麸炒：一般 100kg 待炮炙品用麸皮 10~15kg。

砂炒：一般以河砂掩埋待炮炙品为度，一般为药材体积的 1/3~1/2。

蛤粉炒：每 100kg 待炮炙品用蛤粉 30~50kg。

滑石粉炒：每 100kg 待炮炙品用滑石粉 40~50kg。

主要工具与设备：滚筒式炒药机、手工炒药锅。

（二）炙

炙是将待炮炙品与液体辅料共同拌润，并炒至一定程度的方法，通常有酒炙、醋炙、盐水炙、姜汁炙、蜜炙、油炙等。

方法：将待炮炙品与液体辅料共同拌润，使液体辅料被主料充分吸尽，稍晾，用文火或小中火炒至规定的干度。

关键控制点：选对设备、药材干湿度、锅体温度、炒制时间。酒炙、醋炙、盐水炙、姜汁炙达颜色变深或偶见焦斑；蜜炙需达握之成团，弹之即散的效果；油炙达手抓手无油迹的状态。

目的：改变药性，增强疗效或减少不良反应。如：蜜炙黄芪、蜜炙甘草、蜜炙枇杷叶、盐炙巴戟天、姜厚朴等。

液体辅料使用比例：

（1）酒炙：每 100kg 待炮炙品用黄酒 10~20kg。

（2）醋炙：每 100kg 待炮炙品用米醋 20kg。

（3）盐水炙：每 100kg 待炮炙品用食盐 2kg。

（4）姜汁炙：每 100kg 待炮炙品用生姜 10kg。制姜汁与生姜比例为 1∶1。

（5）蜜炙：每 100kg 待炮炙品用炼蜜 25kg。

附注：炼蜜的方法与应用。炼蜜前应选取无浮沫、死蜂等杂质的优质蜂蜜，若蜂蜜中含有这类杂质，就须将蜂蜜置锅内，加少量清水（蜜水总量不超过锅的 1/3，以防加热时外溢）加热煮沸，再用 4# 筛滤过，除去浮沫、死蜂等杂质，再入锅内加热，炼至需要的程度即可。优质蜂蜜就无须滤过这一环节。

炼蜜程度分嫩、中、老三种。

嫩蜜：系指蜂蜜加热至 105~115℃而得的制品。嫩蜜含水量在 20% 以上，色泽无明显变化，稍有黏性。

中蜜：系指蜂蜜加热至 116~118℃，满锅内出现均匀淡黄色细气泡的制品。中蜜含水量约为 10%~13%，用手指捻之多有黏性，但两手指分开时无长白丝出现。

老蜜：系指蜂蜜加热至 119~122℃，出现有较大的红棕色气泡时的制品。老蜜含水量仅为 4% 以下，黏性强，两手指捻之出现白丝，滴入冷水中成边缘清楚的团状。在中药饮片的炮制上，多用嫩蜜，偶用中蜜，老蜜不用。

（6）油炙：一般是用于淫羊藿，每 100kg 淫羊藿用羊脂油（炼油）20kg。

主要工具与设备：滚筒式炒药机、连续电磁炒药机、平底式炒药机（蜜炙专用，平底加旋转刮板）、半圆形炒（拌）药机、手工炒药锅。

（三）煅

这是将药材用猛火直接或间接煅烧的方法。

方法：有明煅（直接煅）与密闭煅或焖煅（扣锅煅）。

（1）明煅：取待炮炙品，砸成小块，置坩埚或煅锅内，以高温煅烧，煅至酥脆或红透时，取出，放凉，碾碎。需要淬制的，要在红透时，立即投入规定的液体辅料中，淬酥（若不酥，可反复煅淬至酥），然后取出干燥，打碎或研粉。至于像白矾等含有结晶水的盐类药材，不可煅红，但需使结晶水蒸发至尽，或全部形成蜂窝状的块状固体。明煅多用于矿石类。

（2）焖煅：取待炮炙品放入煅制容器内，加盖（盖子厚与锅体厚度一致）密封，不得进入空气，高温煅烧，至物料完全炭化。为避免一次煅制不透，可在盖子上放大米少许，观察大米的颜色变化，待其呈焦黄色时，基本达到要求，便可熄火冷却，出锅。

关键控制点：明煅：块尽量小，均匀平摊置热源中心，红透至发白；焖煅：密封，时间，冷后出锅，避免灰化。应达到酥松，手捻易碎的状态。

说明：市场上的很多煅制品一般较坚硬，或为炒制品，或未煅透，或掺假。

目的：使质地松脆，易于粉碎，充分发挥疗效。

主要工具与设备：煅药机、煅烧炉、铁锅等。

（四）煨

（1）将药材包裹于湿面粉、湿纸中，放入热火灰中加热，或用草纸与饮片隔层分放加热的方法。

（2）将其与麸皮或滑石粉同置炒制容器内，用文火炒至规定程度取出，放凉的方法。

关键控制点：煨制时的温度，不宜过高，不宜过低。出油控制。

目的：去除药材中可能出现对机体不适的油脂性成分，降低其不良反应。

主要工具与设备：滚筒式炒药机、热风循环式烘箱。

（五）烘焙

将药材用微火加热，使之干燥的方法叫烘焙。

此法现今在饮片生产企业中很少使用，多在采收初加工时应用。

四、水火共制

水火共制是由水制与火制结合而制的一种炮制方法。常见的水火共制包括煮、蒸、燀、淬等。

（1）煮：用清水或液体辅料与药物共同加热的方法。如醋煮芫花、酒煮黄芩。

（2）蒸：利用水蒸气或隔水加热药物的方法。不加辅料者，称为清蒸；加辅料者，称为辅料蒸。加热的时间，视炮制的目的而定。如酒黄精、熟地黄、酒五味子、酒萸肉。

（3）燀：将药物快速放入沸水中短暂潦过，立即取出的方法。常用于种子类药物的去皮和肉质多汁药物的干燥处理。如燀杏仁、桃仁以去皮；燀马齿苋、天门冬以便于干燥贮存。

蒸、煮、炖用辅料应用比例：

蒸、煮、炖时，除另有规定外，一般每100kg待炮炙品用水或规定的辅料20~30kg。

（4）淬：将药物煅烧红后，迅速投入冷水或液体辅料中，使其酥脆的方法。淬后不仅易于粉碎，且辅料被其吸收，可发挥预期疗效。如醋淬自然铜、鳖甲、黄连煮汁淬炉甘石等。

关键控制点：煮要掌握好时间与水量，减少浸出物的减少和含量的降低；蒸要控制好时间与温度，减少含量损失；燀要掌握捞出时间和及时蜕皮，表面内仁膨胀或表皮干缩不易脱皮。

主要工具与设备：可倾式蒸煮锅、隧道式润药机、箱式润药机、对辊式脱皮机（桃仁、杏仁等）、咬齿式脱皮分离一体机（桃仁、杏仁等）。

五、其他制法

除修治、水制、火制、水火共制以外的一些特殊制法，均概括于此类。常用的有制霜、发酵、发芽等。

（1）制霜：种子类药材压榨去油或矿物药材重结晶后的制品，称为霜。其相应的炮制方法称为制霜。前者如巴豆霜、柏子仁霜，后者如西瓜霜。

（2）发酵：将药材与辅料拌和，置一定的湿度和温度下，利用真菌使其发泡、生霉，并改变原药的药性，以生产新药的方法，称为发酵法。如神曲、淡豆豉。

（3）发芽：将具有发芽能力的种子药材用水浸泡后，经常保持一定的湿度和温度，使其萌发幼芽，称为发芽。如谷芽、麦芽、大豆黄卷等。

（4）制绒：将某些纤维性较强药材经过碾压、捶打、过筛等而制成须绒状的方法。主要起缓和药性作用或者便于应用。比如麻黄绒、艾绒。

（5）拌衣：将某一种药材表面喷洒少量清水使其表面湿润，然后拌入另一种药材细粉的方法。有类似于辅料的作用，以增强或者增加药材拌入细粉药材的功能，比如朱茯苓、朱远志、青黛拌灯心草等。

关键控制点：出油制霜应控制好出油量，重结晶一般饮片企业不生产，多由专业企业加工；发酵要掌握好环境温度、湿度、卫生、发酵体大小，通风度；发芽要注意须是当年新种、种子湿润情况、环境温度湿度、通风度、发芽的长度。

说明：市场上的发酵制品或配料不全（贵料不加），或发酵不到，或掺杂使假；发芽制品多有根无芽或出芽率低，质重。因此，建议发酵和发芽产品由企业自己加工。

主要工具与设备：轧汁机（制霜）、制块机（曲类）、破碎制绒机、恒温发芽机、毡布（发芽）等。

六、复制法

其包含水制、水火共制等重复交叉的较复杂的制法，如姜半夏、制川乌等，在具体品种阐述。

七、干燥

干燥是利用热能，将饮片物料去除多余水分，达到一定安全要求的过程。

干燥方法：晒干、阴干、晾干、风干、烘干、焙干等。晒干、阴干、晾干、风干为绿色自然干燥，烘干、焙干为消耗能源干燥。自然干燥成本较低且对物料内在质量影响小，并便于控制，其缺点是卫生条件相对欠佳；消耗能源干燥成本较高且对物料内在质量影响相对大，其优点是卫生条件要好一些。

关键控制点：温度，一般药材不高于80℃，含挥发油类药材不高于60℃；厚度，一般不超过 2.5cm，勿堆堆，常翻动（盘盘翻动和上下翻动或调整）；自然干燥时注意卫生，避免在风沙天气晾晒，以避免二次污染或者灰分超标。

主要工具与设备：热风循环烘箱、电热干燥箱、真空干燥箱、网带式干燥机、敞口式烘箱、沸腾式干燥器、多层翻板式干燥机、网带式多层自然干燥机，干燥房、阳光干燥房、新能源（或加热泵）干燥房等。传统的晾晒工具为竹浅子、凉席、网筛等。

八、包装

包装是所有加工的最后一道程序，虽不属炮制范畴，但对成品上市及规范要求都体现在上面，故而也进行简单介绍。

内包装材料：小包装（1~50g）与中包装（0.1~1kg）多用聚乙烯（PE）塑料袋或复合袋，对易破碎饮片宜以食品塑料盒（聚丙烯 PP）或加托，易变品种要以真空包装。特殊及礼品级品种根据各自喜好而定。

包装袋的尺寸：各企业需根据自己生产品种的质量轻重酌情设计。但建议：成袋竖横比例 5∶3，压边 0.5cm。

小包装色标：色标根据国家中医药管理局印发的色标管理规定，即 1g/ 红桦色（8062C），3g/ 青色（312C），5g/ 薄绿色（355C），6g/ 淡钢蓝色（8201C），9g/ 利休鼠色（8321C），10g/ 蓝色（299C），12g/ 晒黑色（8021C），15g/ 薄花色（7474C），30g/ 银鼠色（8100C）。

对于色标是印在袋子上还是另外贴色标，需根据自己的品种产量，如果品种产量足够大，可以选择在印制包装时直接分色，缺点是品规太多，成本大，优点是可减少一道工序；如果在产量不够大的情况下，宜选择贴标，虽多增加了一道工序，但印刷成本会大大降低，包材利用率会较大提高。

包装方法：小包装、中包装多以全自动包装机包装，流动性差、量偏少的则手工或半自动包装，贵细品则手工包装。包装量宜为袋子的 3/4，一般封口处留 3cm 左右空隙。手工包装宜在包装台上操作，操作台高度以操作人员坐下腰不弯，臂不抬为宜。称量好待封的袋子离封口机要近，应顺势。封口工具多为传送带连续式封口机或压（手压或脚踏）式封口机。封口时尽量将袋子内空气排空。

包装规格：目前的中药饮片的普通包装规格大都是 1kg 和 0.5kg，质量较轻的、冷僻的一般为 0.25kg、0.2kg、0.1kg，贵细的在 1g、5g、10g 等。小包装根据单剂调剂量而定。供制剂药厂投料多以 25kg、50kg 包装。机械包装中封、三边封均可。

标签内容：内包装标签须填写：品名、规格、产地、生产企业、产品批号、生产日期、属性、保质期等。实施批准文号管理的中药饮片还必须注明批准文号。外包装标签至少应当标注有：产品属性、品名、产地、规格或者装量、产品批号（生产）日期、调出（生产）单位、保质期等，并附有质量合格的标志，通常合格标志印刷在标签上。

保质期：可根据各中药饮片的特性和历史储存经验设定。一般根及根茎类、果实种子类、皮类、叶类、藤茎类、树脂类的可设定为3~5年；花类、全草类、动物类、芳香类及易霉变生虫的为2~3年；宜陈久为佳的5~6年；矿石类、贝壳类、角甲类为8年或更久。特殊品种应根据情况酌情设定。

标签粘贴位置：内包装标签不宜太大，也不宜太小，以内容符合要求，字迹清晰则可。其粘贴位置宜在内包装袋的预留空白处，以右下角部分为佳。

外包装容器：一般饮片用编织袋即可，易破碎饮片宜用纸箱包装。每袋包装宜定量，以25kg以下为宜。

主要工具与设备：全自动包装机（kg包和g包）、半自动包装机（kg包和g包）、量杯式包装机、涡轮式灌装机、真空包装机等。

九、中药饮片炮制加工工艺流程总图

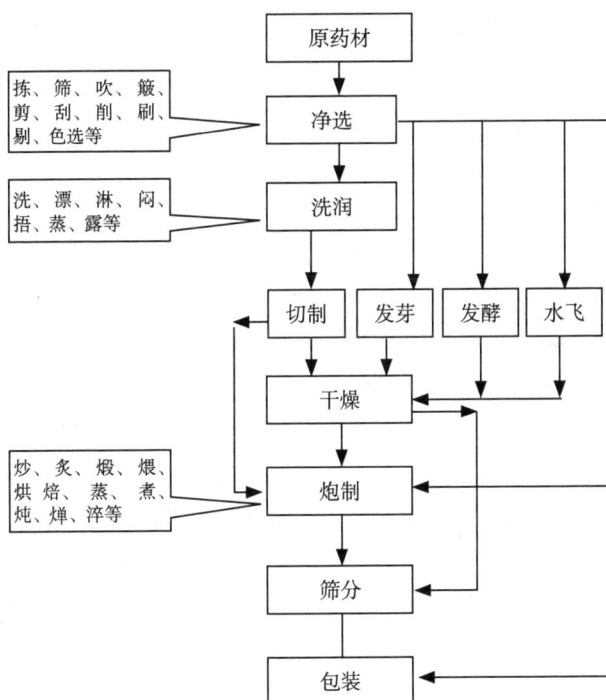

```
                                    ┌─────────┐
                                    │ 原药材  │
                                    └────┬────┘
┌──────────────┐                        ↓
│ 拣、筛、吹、簸、│                 ┌─────────┐
│ 剪、刮、削、刷、│ ──────────────→ │  净选   │ ─────┬──────┬──────┐
│ 剔、色选等     │                 └────┬────┘      │      │      │
└──────────────┘                        ↓           │      │      │
┌──────────────┐                 ┌─────────┐        │      │      │
│ 洗、漂、淋、闷、│                 │  洗润   │        │      │      │
│ 揸、蒸、露等   │ ──────────────→ └────┬────┘        │      │      │
└──────────────┘                        ↓             ↓      ↓      ↓
                            ┌──────┐ ┌──────┐ ┌──────┐ ┌──────┐
                            │ 切制 │ │ 发芽 │ │ 发酵 │ │ 水飞 │
                            └───┬──┘ └───┬──┘ └───┬──┘ └───┬──┘
                                ↓        ↓        ↓        ↓
                            ┌──────────────────┐
                            │       干燥        │
                            └────────┬─────────┘
┌──────────────┐                    ↓
│ 炒、炙、煅、煨、│            ┌──────────────┐
│ 烘焙、蒸、煮、 │ ─────────→ │    炮制       │
│ 炖、燀、淬等   │            └──────┬───────┘
└──────────────┘                   ↓
                            ┌──────────────┐
                            │    筛分       │
                            └──────┬───────┘
                                   ↓
                            ┌──────────────┐
                            │    包装       │
                            └──────────────┘
```

十、中药饮片的商品品级规格

（1）不经过切制的饮片根据其挑拣或过筛的程度，一般分为统或选。

（2）经过切制成片状的饮片根据其片形的大小或过筛的程度，一般分为统片或选片。

（3）经过切制成段状的饮片根据其段形的完整度或过筛的程度，一般分为统

段或选段。

（4）经过切制成丁状的饮片根据其丁形的规整度、色泽或过筛的程度，一般分为统丁（块）或选丁（块）。

（5）部分经过精细加工或特殊切制的饮片，一般称为精片或精品，以及××片等。如"飞天片"。

（6）部分饮片划分较细，品级较多，一般以一级（等）、二级（等）、三级（等）等，或 n 头、n 支、n 粒等。

（7）也有的将商品规格定为"厚片""段"等，这仅是加工标准的要求，其并不能区分商品的等级规格，不符合中药的特性特点。

十一、火候与温度的对应关系

个人认为，取探测点以锅壁 95% 以上的面积温度为标准点，且温度相对稳定时。文火温度宜为 120~250℃，中火温度宜为 250~350℃（锅底会见到火星），武火温度宜为 350~500℃（出锅时见到明显火星）。对于文火、中火及武火的对应温度是否科学，后面第四章有讨论。

十二、关于片与段的关系

片与段二者只是相对的关系，主要看其直径与长度的比例，如果直径大于长度，就可以认为是"片"，如果直径小于长度，就可以认为是"段"。比如头发丝，即使切 1mm 长，那也都是"段"，如果是白萝卜，即使切 4cm 厚，它也都是"片"。这就是说与切的厚度关系不大！然后再从中药饮片的切制上来讲，比如大黄、白术、何首乌等，即使切 1cm 厚，也基本都是"片"，比如柴胡、当归、黄芪等，标准规定切"片"，它们的上部切成片一般没有问题，而下部就不是那样了，它们的支根的尾部很多还不足 1mm，自然切不成片；再如牛膝、威灵仙等，标准规定切"段"，可是粗的牛膝的上部按切短段的 5~10mm，也基本上成片了（直径 0.4~1cm），威灵仙的根茎部分（根茎直径 0.3~1.5cm），即使切 2cm 厚，那也一样成片子了！所以说片与段的关系是相对的，而笼统地将某一品种规定为切薄片、厚片、段的说法不够科学。

第三章
炮制品种详述

第一节　根及根茎类

根及根茎类药材是中药中使用量最大的一类，也是中药中最重要的一类，加工时最多"讲究"的一类。根类多坚实，大都需洗润切、炒制及蒸制。关键点在润、切、炒。其中对麸炒山药、半夏制品应特别关注。

三棱

【来源】为黑三棱科植物黑三棱 *Sparganium stoloniferum* Buch.–Ham. 的干燥块茎。冬季至次年春采挖，洗净，削去外皮，晒干。

【重点工艺】

（1）削去残皮残毛，拣去杂质，大小分档。大个：直径 3cm 以上；小个：直径 3cm 以下。

（2）洗润：三棱基本上是中药材中质地最为坚实的一种，润制最为困难，时间也最长。

①自然润：将分档后的三棱分别在洗药池（洗药机）内用清水淘洗干净，按大小分别置洗（润）药池中，加水至超出药面 5~10cm，浸泡 3~5 天，待至六七成透时，将水放掉，闷润，间隔 4 小时翻动一次。3 天后用刀劈开，查看中心部情况，中间无干心，指甲可掐去即为已透。浸泡时间，大个：约 96 小时（夏、秋），120小时（冬、春）；小个：约 72 小时（夏、秋），96 小时（冬、春）。浸泡时夏、秋季每天换两次水，冬、春季每两天换一次水。

②润药机润：将上述洗净浸泡后（六七成透）的三棱置于润药机中，设定压力或负压值（一般负压在 –0.07MPa，正压在 0.18 MPa 左右，也可根据不同设备调整），抽真空时间 20~50 分钟，加湿热蒸汽或淋水时间 10~20 分钟，开始启动完成。待完成后切开检查心部是否润透，如有干心硬心，可适当减时复润一次。

（3）切制：将润透的三棱趁热用加压往复式刨片机或链式转盘机切约 2mm薄片。

（4）醋三棱：取三棱片，加醋15%拌匀，稍闷，置锅内用文火（有温度显示的可设定120~250℃）炒至黄色，取出，晒干。

（5）醋煮三棱：取净三棱，加醋与适量的水，煮至药透汁尽，取出，晒晾至外皮无水分时，切薄片，干燥。每100kg三棱，用醋30kg。注意：传统润切要尽量避免在夏天加工，以防腐霉。润药机润需先浸泡至六七成透。

【规格参数】

表3-1-1　三棱饮片规格参数

规格	过筛（cm）	片厚（mm）	碎屑（%）
选片	1.8	2	< 0.2
统片	0.6	2	< 0.5
醋三棱	0.6	2	< 0.5
醋煮三棱	0.6	2	< 0.5

【工艺流程图】

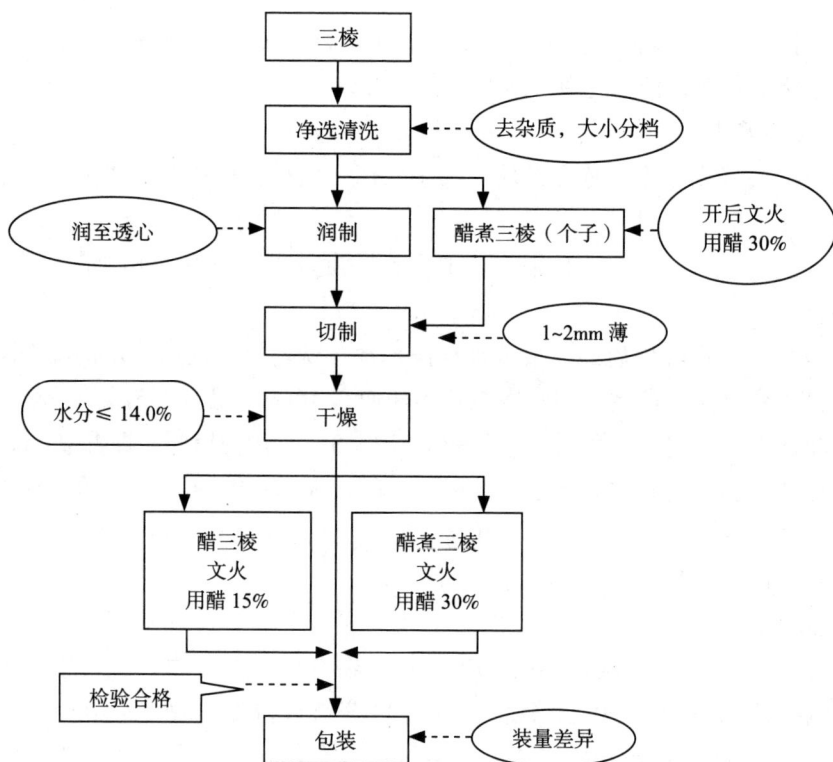

干姜

【来源】为姜科植物 *Zingiber officinale* Rosc. 的干燥根茎。冬季采挖，除去须根和泥沙，晒干或低温干燥。趁鲜切片晒干或低温干燥者称为"干姜片"。

【重点工艺】

（1）净制：拣去腐坏及杂质。制炮姜或姜炭需大小分级。

（2）洗润：取干姜个子置于洗药池中用流动的饮用水洗去表面的灰屑，然后加水至超出药面5cm左右，浸泡3~4小时，放出水液，覆盖，闷润12小时左右，至软。

（3）切制：用往复式（转盘式）刨片机切（4mm）厚片。

（4）干燥：以自然干燥为宜。或45℃低温干燥4~6小时。

（5）炮姜：取洁净的河砂，置热锅中，翻动，待其滑利（电磁炒药机温度设置250℃，显示达250℃左右），投入与砂子等体积的干姜（个子），先低速后中速滚动，炒至表面棕褐色并鼓起时（时间约5~8分钟），取出，立即筛去砂子，摊凉。注意：砂烫前最好过筛，大小分档，分别烫炒，烫炒时注意观察断面色泽（中心达棕黄色），以保证断面及浸出物符合标准。

（6）姜炭：取干姜，置滚筒式炒药机内，炒至浓烟上冒，表面焦黑色，内部棕褐色时，微喷水，灭尽火星，取出，晾干。（电磁炒药机温度设置300℃，炒制时间10分钟左右。）

【工艺流程图】

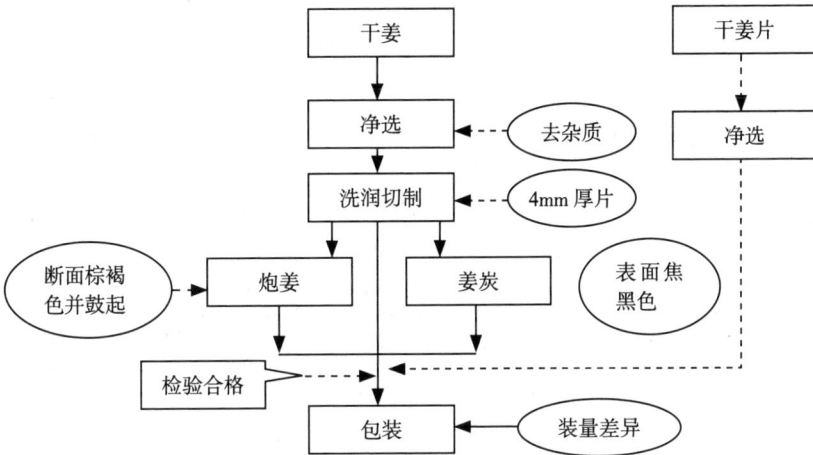

大黄

【来源】为蓼科植物掌叶大黄 *Rheum palmatum* L.、唐古特大黄 *Rheum tanguticum* Maxim.ex Balf. 或药用大黄 *Rheum officinale* Baill. 的干燥根和根茎。秋末茎叶枯萎或次春发芽前采挖，除去细根，刮去外皮，切瓣或段，绳穿成串干燥或直接干燥。

目前市场上的大黄，其植物来源多为掌叶大黄。

【重点工艺】

（1）净制：拣去糠心、枯心、黑心。

（2）洗润：将拣过的大黄用清水快速冲洗干净，按大小分别置洗（润）药池中，加1/4高度水，时常翻动，使水吸尽，闷润（夏天48小时，冬天72小时）至透心（用刀切开，查看中心部情况，如果心部较硬，可再喷淋少量清水，继续闷润，直至中间无干心或微有干心），取出再晾4~6小时。如果用润药机润，将上述洗净浸泡后（六七成透）的大黄置润药机中，设定压力或负压值（一般负压在-0.07MPa，正压在0.10MPa左右，也可根据不同设备调整），抽真空时间20~50分钟，加湿热蒸汽5~10分钟，开始启动完成。

关键点：忌伤水，如果伤水，需适当晾晒，再回闷至适宜水分。

（3）切制：目前多手工切4~5mm的厚片，或自己设计，将转盘机改造，在刀刃面一侧设置直径近似于大黄的，粗细不等的圆筒数个，切制时选择与大黄最接近的圆筒注药，然后压入切片。如需用块，将切好的片在皮带式直线切药机单层平摆切成1cm左右的条，然后将切好的条，再顶刀切成1cm左右的方块。如果是产地趁鲜切块，净选后直接包装。

（4）干燥：以自然干燥为宜，或45℃低温干燥6~8小时。

（5）酒大黄：取净大黄片，加黄酒10%，翻动，闷至吸尽，以文火炒干。

（6）熟大黄：取净大黄块，加黄酒20%，翻动，闷至吸尽，然后置蒸煮锅内蒸制4~5小时；或在蒸煮锅内加适量的清水，添加黄酒20%，搅拌均匀，然后加入大黄，使液面高于大黄10cm左右为宜，炖至内外均呈黑色。出锅干燥。

（7）醋大黄：取大黄片与其18%的醋拌匀，闷润至透，用文火加热，炒干，取出，放出放凉。

【规格参数】

表3-1-2　大黄饮片规格参数

规格	片型	直径（cm）	片厚（cm）	色泽	异形片（%）	糠心（%）	碎屑（%）
精片	圆片	4.5~5.5	0.45	黄色	0	0	＜0.2
选片	圆、半圆或块	4~5	0.45或小块	黄色	0	＜1	＜0.4
统片	圆、半圆或块	2~4	0.45或小块	黄色、黄褐	＜5	＜4	＜0.5
熟大黄	圆、半圆或块	2~4	0.45或小块	黑	＜5	＜4	＜0.5
酒大黄	圆、半圆或块	2~4	0.45或小块	黑	＜5	＜4	＜0.5
醋大黄	圆、半圆或块	2~4	0.45或小块	黑	＜5	＜4	＜0.5
大黄炭	圆、半圆或块	2~4	0.45或不规则块	焦黑	＜5	＜4	—

【工艺流程图】

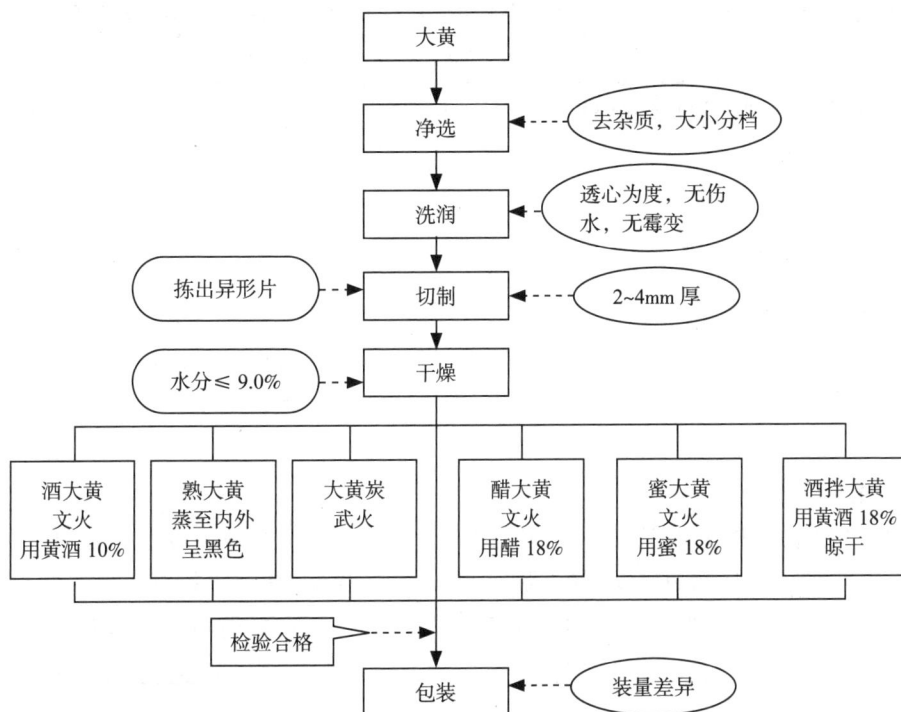

山豆根

【来源】 为豆科植物越南槐 *Sophora tonkinensis* Gagnep. 的干燥根和根茎。秋季采挖，除去杂质，洗净，干燥。

【重点工艺】

（1）净制：拣去芦头杂质。

（2）洗润：将山豆根用枪水快速冲洗，然后以塑料布覆盖，待表面无明水，再喷淋至表面湿润，如此反复至无干心，手折易弯曲，表面无明水即可（通常冲洗后的洒水量为药材重量的 16%）。

（3）切制：用链条往复式切药机切 2~4mm 的厚片。关键点：理顺，压实。

（4）干燥：在洁净的地面上晒干或 80℃ 以下烘干。

【规格参数】

表 3-1-3 山豆根饮片规格参数

规格	片型	直径（cm）	片厚（cm）	异形片（%）
精片	圆及类圆	0.7~1.5	0.2~0.5	＜5
选片	圆及类圆	0.4~1.5	0.2~0.6	＜10

规格	片型	直径（cm）	片厚（cm）	异形片（%）
统片	圆及不规则	0.2~1.5	0.2~0.6	—

【工艺流程图】除炮制品外，其他同川牛膝。

山药

【来源】为薯蓣科植物薯蓣 *Dioscorea opposita* Thunb. 的干燥根茎。冬季茎叶枯萎后采挖，切去根头，洗净，除去外皮和须根，干燥，习称"毛山药"；或除去外皮，趁鲜切厚片，干燥，称为"山药片"；也有选择肥大顺直的干燥山药，置清水中，浸至无干心，闷透，切齐两端，用木板搓成圆柱状，晒干，打光，习称"光山药"。

【重点工艺】

（1）洗润：将待切制山药置塑料筐内，然后放入清水池中浸泡，必须淹住药材。视粗细，冬天 24 小时左右，夏天 12 小时左右至 2/3 透，抬出，再闷润 12 小时左右，选择较粗大的，用专用探针或者用回形针掰直半圈刺探，用阻力变化感觉润透与否，刺入至心部无明显阻力变化，说明已润透，达到表里均一，稍有弹性。

（2）切制：选粗细一致的用皮带式直线切药机单层平摆，每条间最好勿留间隙，中低速运行，切 0.3cm 厚圆片。如果切斜片或者直片，目前多手工用薄而轻的专用刀具切制。

（3）干燥：晾干或 60℃干燥 6 小时。避免直晒，否则颜色易发红。

（4）筛选：筛去碎屑，拣去跳刀和连刀。如需分档，按直径与筛网号过筛分档级规格。

（5）麸炒山药：选取直径小于 2.5cm（否则易出现阴阳面，特别是手工炒制）的麸炒。用小武火加热（电磁加热炒药机参考温度 340℃左右），待锅将红，快速投入 20% 左右的麸皮（或蜜炙麸皮），待冒黄烟，迅速投入生山药片，盖住入口。装量以不自然转出为宜（转锅直径 90cm 的炒药机一般装 50kg）。中速旋转（33转/分）约 30 秒，立即出锅，筛去麸皮，摊开晾凉。如果是电磁加热锅，仪表设定显示温度宜在 340℃，燃油加热锅，仪表设定显示温度宜在 400℃，中速旋转 25秒左右。要用纯净的麸皮，不得掺杂稻糠，麸皮中不宜残存面粉，如有，需过 60目筛网。如果设定温度 330℃，炒制时间应在 6 分钟左右（视装量多少可适当调整时间）。另外，麸皮用量不低于 15%（20% 更佳），否则易出现焦斑，并且山药表面容易出现黑灰。

一般炮制技术比武，在麸炒上，多以麸炒山药为炮制品，因其生片雪白，炒后焦黄，反差明显，最能体现炒制者的水平。关键点：锅体温度较高，大黄烟入锅，快速出锅。

注：现在的产地鲜切片的"山药片"不建议麸炒（虽然有客户希望用此山药片麸炒），因为易碎烂，损耗大，且没有执行标准依据。

【规格参数】

表 3-1-4　山药饮片规格参数

级别	规格	直径（cm）	筛网	异形片	碎屑率	其他
1级	毛圆毛斜	≥ 2.0	12#	< 1%	—	异形片：裂片、烂片、空心片、边片等
2级		1.4~2.0	8#	—	—	
3级		0.8~1.7	4#	—	—	
1级	光圆光斜	≥ 2.0	12#	< 1%	—	
2级		1.5~2.0	8#	< 5%	—	
3级		0.8~1.7	4#	< 10%	—	

【工艺流程图】

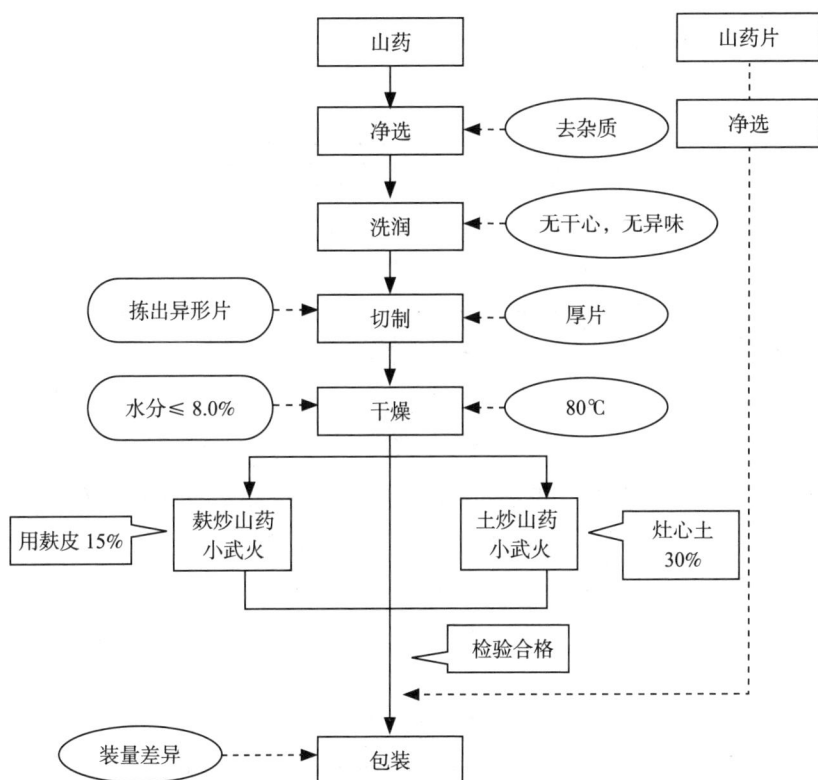

山慈菇

【来源】为兰科植物杜鹃兰 *Cremastra appendiculata*（D.Don）Makino、独蒜兰 *Pleione bulbocodioides*（Franch.）Rolfe 或云南独蒜兰 *Pleione yunnanensis* Rolfe 的干燥假鳞茎。前者习称"毛慈菇"，后二者习称"冰球子"。夏、秋二季采挖，除去地上部分及泥沙，分开大小置沸水锅中蒸煮至透心，干燥。

【重点工艺】

（1）净制：拣去杂质、油粒等。

（2）洗润：将净制后的药材分别置洗药池中，用清水冲洗干净，然后添加清水至高出药材 20cm 余，浸泡 30 分钟左右，然后放出水液的 4/5（保留 1/5 的水液）左右，每间隔 30 分钟翻动一次，约 5 小时，至水液被吸尽。注意：不宜用润药机润制，如果用润药机润制，需凉透后切制。

（3）切制：用加压往复式（或旋转式）刨片机切成 2mm 左右薄片。需注意，凉药切制。

（4）干燥：晒干或 60℃烘 4 小时左右干燥。

【规格参数】

表 3-1-5　山慈菇饮片规格参数

规格	片型	筛网	片厚（cm）
选片	自然	5#	0.2
统片	自然	8#	0.2

【工艺流程图】除炮制品外，其他同延胡索。

川牛膝

【来源】为苋科植物川牛膝 *Cyathula officinalis* Kuan 的干燥根。秋、冬二季采挖，除去芦头、须根及泥沙，烘或晒至半干，堆放回润，再烘干或晒干。

【重点工艺】

（1）净制：拣去杂质、油条、糠条及芦头。将粗条、中条、断尾分成三档润切。

（2）洗润：清水洗净，用塑料布覆盖，间隔 2 小时喷水一次，喷淋 2~3 次即可，闷润至易弯曲无干心。粗条提前 4~6 小时洗润，断尾在切制前 2~3 小时洗润。

（3）切制：用链条直线往复式切药机切 0.2cm 薄片。需注意，先入大头，尾根朝后，弯条理直，错落压实。断尾最后切制。

（4）干燥：晒干或 60℃烘 6 小时干燥。

（5）筛分：按品规确定筛网号。习惯上，特级直径1.5cm以上，1等直径1.0cm以上，2等直径0.5cm以上，3等直径0.2cm以上，统片直径在0.2~1.2cm间。另外对于芦头下面的膨大部分，筛出后需再切一次。

（6）处理：对油片比例较大的，最好用色选机挑拣出来。

【规格参数】

表3-1-6　川牛膝饮片规格参数

规格	片型	直径（cm）	片厚（cm）	异形片（%）	油片（%）
精片	类圆	1.7~1.9	0.2	< 2	< 2
选片	类圆	0.8~1.7	0.2	< 4	< 3
统片	类圆	0.3~1	0.2	< 6	< 4

【工艺流程图】

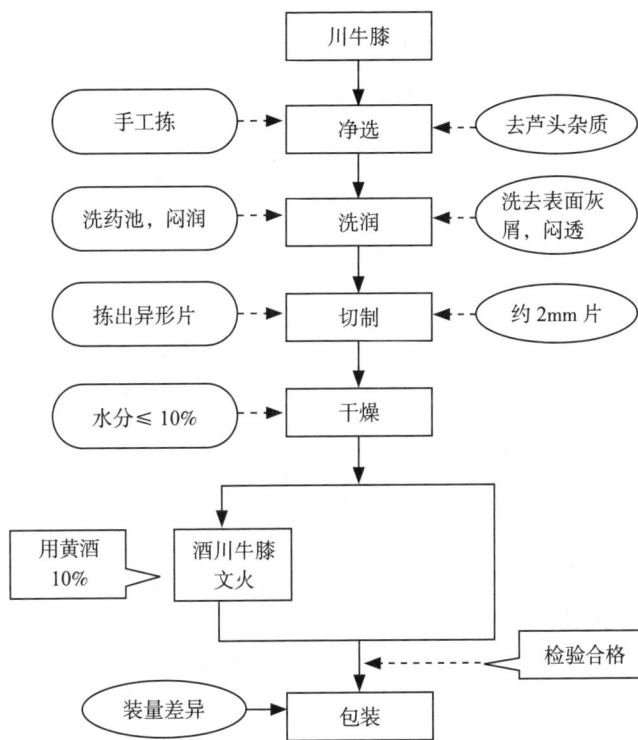

川乌／草乌

【来源】

（1）川乌：毛茛科植物乌头 *Aconitum carmichaelii* Debx. 的干燥母根。6月下旬至8月上旬采挖，除去子根、须根及泥沙，晒干。

（2）草乌：毛茛科植物北乌头 *Aconitum kusnezoffii* Reichb. 的干燥块根。秋季

茎叶枯萎时采挖，除去须根和泥沙，干燥。

应注意区别川乌与附子，北方大多地区习惯以小附子做川乌，包括山西、陕西、安徽、河南、山东、河北等地，而其母根川乌则往往当作草乌用，与现今《中国药典》不符。

【重点工艺】

（1）净制：取川乌（草乌），拣去杂质，去净残留芦头，大小个分开。

（2）浸泡：将净制分档后的药材分别置洗药池中，用清水冲洗干净，然后添加清水至高出药材20cm余，浸泡至内无干心（室温25℃以上浸泡3天左右，25℃以下浸泡5天左右，注意换水，防止腐烂。或加2%的白矾，但泡透后需冲洗干净），取出。

（3）蒸煮：将上面浸泡好的药材置蒸煮锅内，加水至高出药材表面约10cm，常压下煮制约数小时，关闭热源，自然冷却数小时出锅。或者不加水，直接蒸制数小时，取大个切开检查，达内无白心、口尝微有麻舌感时，取出。如果水淹不住药材，需添加适量清水，保证药在水中。

（4）切制、干燥：将炮制好的川乌（草乌）捞出，置筐内沥净水分，摊晾在洁净的地面上或上托盘置烘车上，晾至六成干后顺切4mm（干燥后约2mm）左右厚片，干燥。

注：因保密原因，部分数据以"数"代替。其他品种也有同样情况，不再说明。

附：口尝微有麻舌感的处理方法。

①炮制过程检查麻舌感时，在炮制容器的不同部位取10粒左右大粒者冲洗干净。

②将冲洗干净的待检查川乌（草乌）制品中分切开，随机取其中的一份用小刀剜取中心部分如绿豆大小（0.05~0.1g）。

③将剜取的待检查品先放入口中，以舌尖顶至上下门牙间，用门牙咀嚼成碎末，置于舌前约1/3处仔细感受。

④如果在舌前约1/3处停留2分钟许开始出现麻舌感，吐出碎渣后，待20~30分钟麻舌感完全消失，则为适中。每口尝一次，待麻舌感完全消失后再尝第二次。一般需口尝5~10枚。如果在口尝过程中出现呕吐不适现象，立即吐出，并用甘草水漱口。

⑤"微有麻舌感"应为：仔细品味舌前部分可感受到刺激，而稍不经意则无不适感的现象。

表 3-1-7　川乌／草乌饮片规格参数

规格	品名	片厚（cm）	碎屑（%）	芦头（%）	筛网
精片	川乌	0.2	＜ 0.5	＜ 1	12#
	草乌	0.2	＜ 0.5	＜ 1	10#
选片	川乌	0.2	＜ 0.8	＜ 3	10#
	草乌	0.2	＜ 0.8	＜ 3	8#
统片	川乌	0.2	＜ 1.5	＜ 6	5#
	草乌	0.2	＜ 1.5	＜ 6	3#

【工艺流程图】

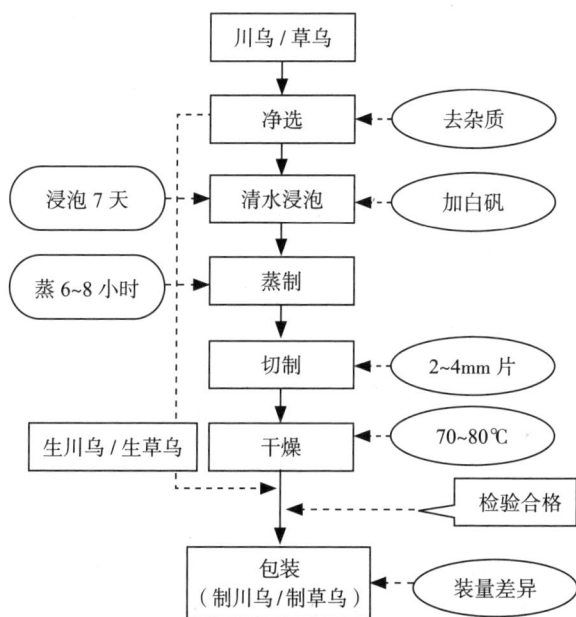

川芎

【来源】为伞形科植物川芎 *Ligusticum chuanxiong* Hort. 的干燥根茎。夏季当茎上的节盘显著突出，并略带紫色时采挖，除去泥沙，晒后烘干，再去须根。

【重点工艺】

（1）净制：拣去杂质及变质部分，大小分 2 档。大个：直径 5cm 以上；小个：直径 5cm 以下。大小均匀优质货可省略此项。

（2）清洗：在洗药池分别用流动的清水淘洗，洗去表面灰屑、泥土。

（3）润制：①将洗净的川芎按大小个分别在洗药池内，加清水至川芎的 1/3 高度部分（也就是净药材重量的 30%），每间隔 2 小时翻动一次。大个：夏、秋约 12 小时，冬、春约 24 小时；小个：夏、秋约 10 小时，冬、春约 20 小时。至水被吸尽，选个大的切开或以针刺检查心部，如心部较硬，喷洒适量清水继续闷润，达无干心或微有干心后，取出，晾 2~3 小时，至表面稍硬，便可切制。关键点：不宜久泡，浸润用水宁少勿多，忌伤水，保成分。②将洗净的川芎按大小个分别置蒸煮锅中，盖盖，开蒸汽，常压下，大个蒸 12 分钟左右，小个蒸 10 分钟左右，出锅，趁热切制，边出边切；压力为 0.15MPa 时加热蒸润约 10 分钟，然后趁热边出边切。③将洗净的川芎分别置润药机中，设定压力值在 –0.07MPa，抽真空时间 10~20 分钟，加湿热蒸汽 8 分钟左右，开始启动完成，取出趁热切制。

（4）切制：将上述润制好的川芎，用加压往复式刨片机或推压式转盘机或 V 型口切药机，切成 4mm 左右厚片。关键点：紧贴刀门间隙达到似挨非挨，刀刃要锋利，勤换刀片。

（5）干燥：晒干或低温干燥。烘干：启动网带式干燥机，设定区域温度，前区最高温度不超过 60℃，末区最低温度不低于 40℃。将切制后的川芎加入干燥机的进料斗内，调整布料轴高度，使药材散布厚度在 3cm 左右，均匀分布在网带上。运行并调整运行速度，到出料口应达到控制水分要求。

（6）炮制

①炒川芎：取净川芎片，以中低火温度照清炒法炒至表面颜色加深，并偶见焦斑。

②麸炒川芎：用武火，待锅将红，撒 18% 麸皮，待冒黄烟，迅速投入生川芎片，中速旋转约 25 秒，立即出锅，筛去麸皮。温度不可太低，时间不可过长。

③酒川芎：取净川芎片，用黄酒 12% 拌匀，使黄酒溶液被吸尽，晾晒 1~2 小时，以中低火温度炒至表面呈黄褐色或灰褐色。《广东省中药饮片炮制规范》：取净川芎个子，加水浸润至内无干心，捞出沥干，加 10% 的黄酒拌匀，闷润至黄酒被吸尽，置蒸锅内，常压蒸制 3 小时，取出，趁热切 1~2cm 厚片，干燥。

【规格参数】

表 3-1-8　川芎饮片规格参数

规格	直径（cm）	片厚（cm）	碎屑（%）	筛网
精片	3.5~4	0.4	< 0.5	24#
选片	2.5~3.5	0.4	< 0.8	20#
统片	1.2~3	0.4	< 1.5	12#

【工艺流程图】

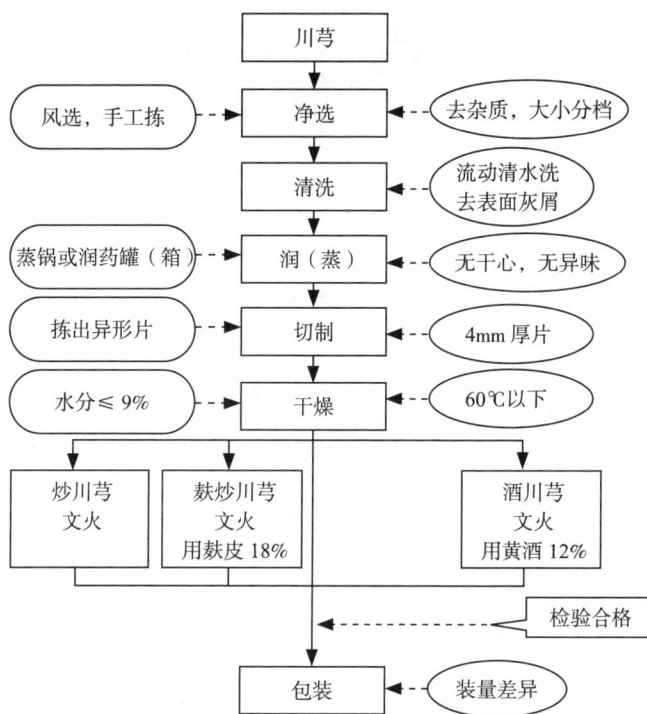

天冬

【来源】为百合科植物天冬 *Asparagus cochinchinensis*（Lour.）Merr. 的干燥块根。秋、冬二季采挖，洗净，除去茎基和须根，置沸水中煮或蒸至透心，趁热除去外皮，洗净，干燥。

【重点工艺】

（1）处理：带包装置热风循环烘箱内，以 45℃ 左右加热 30~60 分钟，或倒出，置较强的太阳下晒 2~3 个小时，使天冬松散易开（因天冬黏性较大，时间稍长往往黏接成块，不便加工），然后，手工掰开掰散，对部分不易散开的，掰成小块后继续吹晒，直至散开，继续晾晒至表面不粘手，拣去碎尾细毛。

（2）切制：在天冬表面撒少量清水（起润滑不粘刀作用），用皮带往复式切药机切 3~5mm 的片或段，随切随淋水。备注：皮带往复式切药机的送料槽需加隔板，天冬理顺摆放于隔槽内，使天冬顶刀而入。

（3）干燥：晒干或置托盘内烘干。注意：烘干时不可摊放过厚，叠压 3 层以下为宜。干燥后立即包装，或密封，以免吸潮。

【规格参数】

表 3-1-9　天冬饮片规格参数

规格	直径（cm）	片厚（cm）	异形片（%）	油片（%）
精片	1.2~2.2	0.3	< 2	0
选片	0.8~2	0.3~0.5	< 5	< 1.5
统片	0.2~2	0.3~0.5	< 8	< 5

天南星

【来源】 为天南星科植物天南星 *Arisaema erubescens*（Wall.）Schott、异叶天南星 *Arisaema heterophyllum* Bl. 或东北天南星 *Arisaema amurense* Maxim. 的干燥块茎。秋、冬二季茎叶枯萎时采挖，除去须根及外皮，干燥。

【重点工艺】

（1）净制：拣去糠空腐朽之品，过筛，大小分档，分为直径 3cm 以下和以上 2 档。

（2）浸泡：按大小分别置浸泡池中冲洗，密封，加清水至高出药材 20cm 左右浸泡"数"天，每日换水 2~3 次，第三天换水后加白矾（每 100kg 天南星，加白矾 3kg），搅拌均匀，浸泡 2 日后，再变换清水，继续浸泡数天，至切开口尝微有麻舌感时取出。

（3）煮制：取天南星 12.5% 的生姜切片、天南星 9.5% 的白矾破碎，共投入蒸煮锅内，加适量清水（一般 100kg 天南星加清水 80kg），加热至沸腾，然后倒入上述天南星用夹层汽加热共煮，待沸腾后，改文火加热，以微沸煮 1~3 小时，使姜矾水尽量被吸收。取大个的检查，切开看内心全角质化时取出，除去姜片。注意：武火猛煮，易导致浸出物不合格、里外色泽反差大。另外，对个头较大的（直径 3cm 以上），宜先切 5mm 厚片，后在姜矾水内煮制 60 分钟左右，捞出干燥。

（4）切制：趁热切片，或者晾至四至六成干时切片。用加压式刨片机切 5mm 左右厚片。说明：《中国药典》规定切"薄片"，也就是 1~2mm 厚，这样极易碎烂，实际商品中也几乎没有 1~2mm 厚的片，因此，这里仍按厚片加工。

（5）干燥：薄摊晾晒干燥，或者用网带式干燥机 80℃干燥。

【工艺流程图】

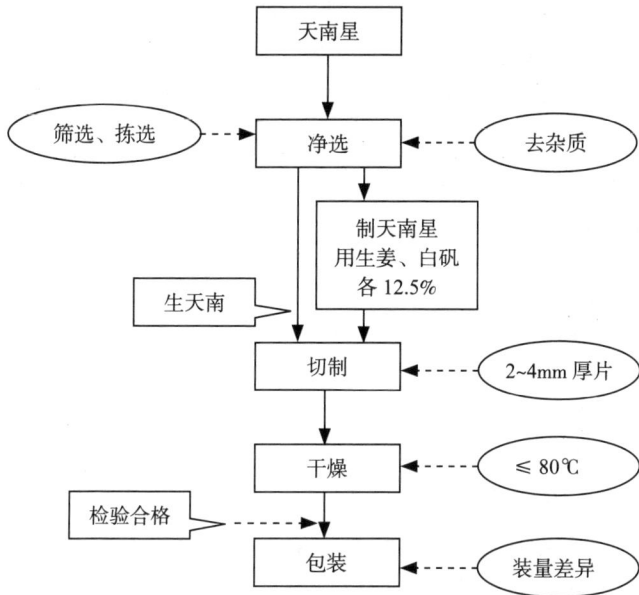

天麻

【来源】为兰科植物天麻 *Gastrodia elata* Bl. 的干燥块茎。立冬后至次年清明前采挖，立即洗净，蒸透，敞开低温干燥。

【重点工艺】目前多产地趁鲜切片，如果是个子，按下述方法。

（1）净制：粗细大小分级。

（2）洗润：①置适宜的容器中，冲洗干净，然后加其重量 20% 左右的温水掴闷至吸尽，达质润，无干心硬心，掀去覆布，晾置 2 小时左右；②将天麻冲洗干净，按大小分别装入润药机中（设置温度 80℃），润制约 1 小时，或置蒸锅（笼、箱）中蒸润 1.5 小时，取出趁热切片。

（3）切制：①普通片：用链条式转盘机切制，先切 2cm 以下的。大小头交叉错开，均匀摆放，切 3~4mm 厚片；②刨切片：先将润好的天麻单层平放，压平展，然后纵向置于自制的刨板上，用上板压紧来回进行刨片（上板的下面有橡胶面）。

（4）干燥：薄摊晾晒，间隔 2 小时翻动一次，或者用网带式干燥机 60℃ 以下干燥。

木香

【来源】为菊科植物木香 *Aucklandia lappa* Decne. 的干燥根。秋、冬二季采挖，除去泥沙和须根，切段，大的再纵剖成瓣，干燥后撞去粗皮。

【重点工艺】

（1）净制：扳去残芦，拣去糠秕，削去油头，抖去土屑，粗细分级。中部直径 2cm 以下的一级，以上的一级。

（2）洗润：直径 2cm 以上的提前 1 小时浸泡，直径 2cm 以下的后浸泡，各置洗药池中，洗去浮土，密封，加清水至淹住药材，2cm 以上的浸泡 3 小时左右，2cm 以下的浸泡 1 小时左右，放出水液，塑料布覆盖，间隔 2 小时喷洒清水并翻动一次，夏秋闷润 10~12 小时，冬春闷润 12~16 小时，折断或针刺检查心部，达无干心、硬心或微有硬心，掀去塑料布，晾置 2 小时左右，达里外水分一致。

（3）切制：用链条式转盘机切制，先切 2cm 以下的。大小头交叉错开，均匀摆放，切 3~4mm 厚片。

（4）干燥：薄摊晾晒，间隔 2 小时翻动一次，或者用网带式干燥机 60℃ 以下干燥。

（5）炮制：煨木香。

①现代法：取不锈钢托盘，在托盘上铺 2 层草纸，在草纸上均匀摆放一层木香，木香上再铺草纸，如此放 3~4 层，最上层放草纸，上压控盘，在热风循环烘箱中，设置 85℃，烘烤 3~4 小时，达草纸 70% 浸油则可。取出，去除草纸。

②传统法：取净木香片约 60% 的面粉，加水搅拌糅合如饺子皮面软硬，再碾压成饺子皮状，大小是木香片的 2 倍。用面片逐个包裹木香片。然后放在火炕周边烘焙至面皮干，或将包裹面皮的木香放在热砂中炒干。翻动时要轻，勿破坏面皮，特别是初期。

【规格参数】

表 3-1-10　木香饮片规格参数

规格	片型	直径（cm）	片厚（cm）	水分（%）	异形片（%）	油片（%）
精片	圆、斜片	>4	0.3	11~13.5	<2	0
选片	圆、斜片	2~5	0.3	11~13.5	<4	<3
统片	圆、斜片	0.5~5	0.3	11~13.5	<6	<5

牛膝

【来源】为苋科植物牛膝 *Achyranthes bidentata* Bl. 的干燥根。冬季茎叶枯萎时采挖，除去须根和泥沙，捆成小把，晒至干皱后，将顶端切齐，晒干。

【重点工艺】

（1）净制：拣去油条，除去残余芦头。

（2）洗润：用清水冲洗干净，堆置润至心软。或置烘箱内 50℃ 温润 1 小时效果更好。夏天或 28℃ 以上气温可直接切制。

（3）切制：用直线往复式切药机或链条式转盘机理顺切 0.6cm 段。注意：切制时须在刀面上间歇性喷洒少量清水。

（4）干燥：晒干或 50℃ 低温干燥 4 小时左右。当然，晒干效果更好。

（5）筛分：将上述牛膝段用专用筛分处理机筛去碎须、分离残芦及异形片。如果分等，过孔径为 0.3、0.4、0.6cm 筛，直径 0.3~0.4cm 为平条，0.4~0.6cm 为二肥，0.6cm 以上为头肥。

（6）处理：对油片、黑片比例较大的，最好用色选机挑拣出来。

（7）酒牛膝：取上述的净牛膝段，拌入 15% 的黄酒，拌匀，闷透，摊开通风 1 小时左右，然后置炒制容器（滚筒式炒药机）内，用大文火（显示温度在 210℃ 左右）炒至干燥，微见焦斑时，取出，放凉。

（7）盐牛膝：取净牛膝段，加 2% 的盐水拌匀（食盐与水的比例为 1∶3.5），闷透，置炒制容器内，中速翻动（炒药机转速 25~30 转），用文火（温度 150~220℃），炒制时间约 12~15 分钟加热炒干，达深棕色具焦斑时取出，放凉（《河南省中药饮片炮制规范》）。取 2% 的食盐，置热锅中（温度 150~220℃），翻动（炒药机转速 30~35 转），待其滑利，投入牛膝饮片，时间约 8~10 分钟，炒至表面微具焦斑，稍鼓起，取出，立即筛去食盐，摊凉（《浙江省中药炮制规范》）。

（8）炒牛膝：取净牛膝段，置炒制容器内，用文火（温度 150~220℃）加热，中速翻动（炒药机转速 25~30 转）8~10 分钟，取出，放凉。

【规格参数】

表 3-1-11　牛膝饮片规格参数

规格	直径（cm）	片厚（cm）	水分（%）	异形片（%）	油片（%）
精片	0.8~1	0.6	13~15	< 1	< 0.5
选片	0.6~0.8	0.6	13~15	< 1.5	< 2
统片	0.4~0.7	0.6	13~15	< 1.5	< 2

升麻

【来源】为毛茛科植物大三叶升麻 *Cimicifuga heracleifolia* Kom.、兴安升麻 *Cimicifuga dahurica*（Turcz.）Maxim. 或升麻 *Cimicifuga foetida* L. 的干燥根茎。秋季采挖，除去泥沙，晒至须根干时，燎去或除去须根，晒干。

【重点工艺】

（1）净制：拣去杂质，除去残余长芦。

（2）洗润：在洗药池加适量清水，倒入升麻药材，用叉子来回捣，至洁净，捞出，置漏水的容器中，停置 3~4 小时，使变软。

（3）切制：用加压式刨片机刨切 4mm 左右厚片。

（4）干燥及处理：干燥后筛去须根和碎屑。最小过孔径 6mm 筛。

丹参

【来源】为唇形科植物丹参 *Salvia miltiorrhiza* Bge. 的干燥根和根茎。春、秋二季采挖，除去泥沙，干燥。

【重点工艺】

（1）净制：选条子货，大小分档。成棵散货，需拣去地膜、树叶等杂质，抖去泥土，剪去残余芦头。

（2）清洗：快速用水冲洗干净，淋净水液。

（3）润制：置漏水透气的池槽内闷润，冬天闷润 10~14 小时，夏天闷润 4~6 小时。堆润需用塑料布覆盖。注意：洗后一般不再淋水。另外，尽量避免用润药机润，如此碴口易黑。

（4）切制：条子货用皮带式直线切药机切 3~4mm 厚片，入料槽加隔板，均匀放入。成棵散货的，选入料槽宽在 10cm 左右的链条式直线往复式切药机切 4~5mm 厚片，入料时理顺压实。切制时尽量选晴朗有风天气。另需注意：切前忌淋水，保持丹参表面无明水。

（5）干燥：切后立即在洁净的水泥地上摊开，要薄，厚度不超过 2.0cm，并间隔 1 小时翻动一次，不可堆堆。或在网带式干燥机上薄摊，设定 80℃干燥（忌厚、忌捂，否则碴口发黑）。

（6）处理：干燥后筛去碎屑，拣去异形片。条子货切片为选片，成棵散货的切片为统片。

【规格参数】

表 3-1-12　丹参饮片规格参数

产地	选					统				
	直径（cm）	片厚（cm）	异形片（%）	碎屑（%）	筛网	直径（cm）	片厚（cm）	异形片（%）	碎屑（%）	筛网
河南、四川、山西等	0.8~1.2	0.3	< 2	0.5	> 8#	0.5~0.8	0.3	< 3	0.5	4#~8#
山东	0.7~1.1	0.4	< 3	0.5	> 6#	0.4~0.7	0.4	< 5	0.5	3#~8#

【工艺流程图】

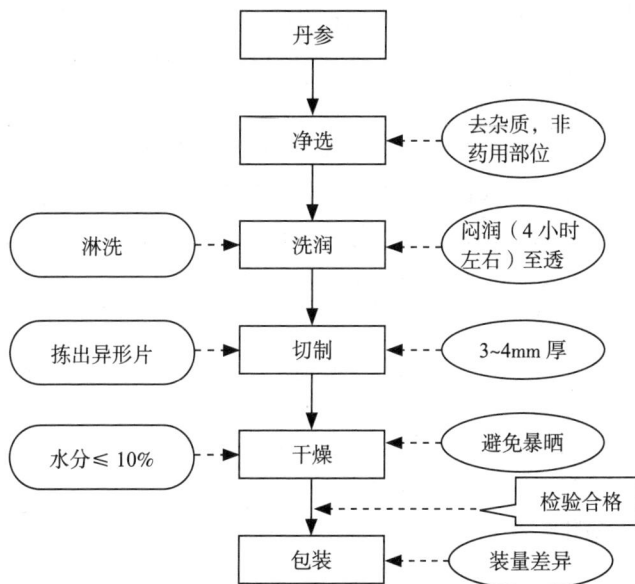

延伸话题：

关于丹参产地趁鲜切片的讨论

现在多地出台了部分中药材产地趁鲜切片的品种，笔者认为，一般品种是可以的，但用于丹参就不恰当了。因为丹参鲜切皱缩特别严重，根本不成片形，甚至皱缩成根本看不出是什么东西的状态，并且颜色极黑，一般切片后几分钟就可能发黑了。即使待干燥至八九成干再切片，其性状变化也是很大的，难以和丹参联系到一起。如果想在产地趁鲜切片，必须要将其生理结构水分全部破除，然后再自然回闷至适宜的水分及软硬度方可切片。

巴戟天

【来源】 为茜草科植物巴戟天 *Morinda officinalis* How 的干燥根。全年均可采挖，洗净，除去须根，晒至六七成干，轻轻捶扁，晒干。

【重点工艺】

（1）净制：拣去杂质及脱离的木心。

（2）巴戟肉：传统带木心的巴戟天，清洗后置蒸锅内蒸制 10 分钟左右，取出，趁热抽去木心；如为产地抽芯的巴筒，则置蒸锅内蒸制 6 分钟左右，取出，用皮带式直线切药机切 4mm 左右厚片，入料槽加隔板，减少异形片。

（3）制巴戟天：传统带木心的巴戟天，取甘草片 6%，加适量清水煎煮 2~3 小时，捞出甘草渣，甘草液重量约等于巴戟天重量，然后将巴戟天加入净甘草液内，并拌匀，文火煮制约 1 小时，趁热抽除去木心。如果是巴筒，直接煮制 1 小时，取出，切 4mm 厚片，干燥。

（4）盐巴戟天：取净巴戟天重量 2% 的食盐，兑入食盐量 3 倍的清水，令充分溶解，制成食盐水。将食盐水拌入上述巴戟肉中，翻动至吸尽，晾晒 1 小时左右，以文火炒干，颜色变深。

延伸话题：巴戟天产地初加工多为晒至六七成干时直接抽去木心，即为"巴筒"。此种加工方法现行版药典尚未收载。由于此巴筒性状呈圆柱形，具密集的横皱环纹，与药典描述的"纵纹和横裂纹"迥异。所以用此商品需谨慎，或多与药检部门沟通，否则会被判定为"性状不符"。

玉竹

【来源】为百合科植物玉竹 *Polygonatum odoratum*（Mill.）Druce 的干燥根茎。秋季采挖，除去须根，洗净，晒至柔软后，反复揉搓、晾晒至无硬心，晒干；或蒸透后，揉至半透明，晒干。

【重点工艺】

（1）净制：拣去杂质，黑条、死条及霉变的。

（2）洗润与切制：①玉竹商品往往分直径 0.8cm 以下的小玉竹和 0.8cm 以上的大玉竹。大玉竹洗净后置热风循环烘箱内 50℃加热 40~60 分钟，趁热用皮带往复式切药机理顺摆直切 4mm 厚顶刀片或斜片；也可以用刨片机刨切 2mm 厚的顺片。小玉竹洗净后置热风循环烘箱内 50℃加热 20~30 分钟，趁热用宽度 8cm 的小入料口的链条往复式切药机理顺摆直切 6mm 左右段。②直径 0.8cm 以上的，常压蒸制6 分钟，直径 0.8cm 以下的，常压蒸制 4 分钟，便可按上法切制。

（3）切制与处理：拣出连刀和跳片再切，晒干或设备干燥。

说明：对于产地趁鲜或半干刨切的长顺片，经净选后一般可直接包装。但药典无此片型标准。

【规格参数】

表 3-1-13　玉竹饮片规格参数

规格	直径（cm）	片厚（cm）	异形片（%）	油片（%）
精片	> 1	0.3	< 0.5	0
选片	0.8~1.5	0.3~0.6	< 2	< 1
统片	≥ 0.3	0.3~0.6	< 5	< 2

【工艺流程图】

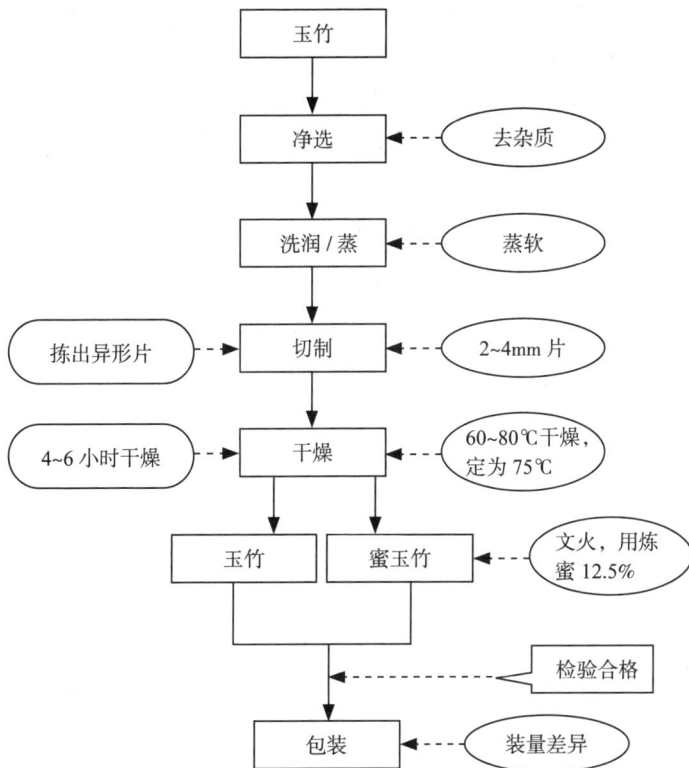

甘草

【来源】为豆科植物甘草 *Glycyrrhiza uralensis* Fisch.、胀果甘草 *Glycyrrhiza inflata* Bat. 或光果甘草 *Glycyrrhiza glabra* L. 的干燥根和根茎。春、秋二季采挖，除去须根，晒干。

目前市场上的主流商品来源为甘草，偶有胀果甘草和光果甘草。

【重点工艺】

（1）净制：拣去杂质及虫蛀变质部分，剪去木质残茎。粗细分 3 档（视原料情况可酌情分级），一档：上部直径 0.6~1.5cm，二档：上部直径 1.5~2.5cm，三档：上部直径 2.5cm 以上的，此类不宜切制饮片，宜另用。

（2）洗润：将挑拣过的甘草分别置洗药池内用流动的清水快速喷淋至净。

方法一：取 1m×0.6m×0.6m 左右的可移动池（容器），底部放 2cm 左右高的网板，然后将净制或冲洗后的甘草置于池内（容器），上面覆盖保温物（棉被、油毡、多层蛇皮袋等均可），通入热蒸汽，蒸润 5~8 分钟，趁热切制。切制时，随取随盖，保持温度。（此法简单快捷，效率高，为首选。注意点，随取随盖，如果变硬，重新加热蒸润。）

方法二：将洗净的甘草置漏水垫板上，用塑料布覆盖，每间隔 2~3 小时喷淋清水一次，夏、秋约 12 小时，冬、春约 24 小时；选个大的粗端弯折或切开检查心部，如心部较硬，延长淋水次数和闷润时间，达无干心或微有干心后，取出，晾 2~3 小时，至里外一致。

方法三：将洗净的甘草置漏水垫板上，用塑料布覆盖，放入烘房内，控制温度在 60℃左右，每间隔 1 小时左右喷淋清水一次，约 5 小时，切开检查心部，如心部较硬，适当延长淋水次数和闷润时间，达柔软后，趁热切制。

方法四：小批量的话，将洗净的甘草置润药机中，设定压力值在 −0.07MPa，抽真空时间 10~20 分钟，加湿热蒸汽，粗条 30 分钟左右，中条 20 分钟左右，小条 10 分钟左右，开始启动完成，取出趁热切制。

方法五：将洗净的甘草加清水至药材的 1/5 高度部分，每间隔 2 小时翻动一次，二档：夏、秋约 12 小时，冬、春约 24 小时；一档：夏、秋约 10 小时，冬、春约 20 小时。选个大的粗端弯折或切开检查心部，如心部较硬，延长闷润时间，达无干心或微有干心后，取出，晾 2~3 小时，至里外一致。关键点：浸润用水宁少勿多，避免成分流失。

（3）切制：将润透的甘草用直线往复式切药机（或转盘式斜片机）理顺切成 4mm 厚片，或一档的切 3mm 厚片。至于柳叶片，饮片生产不建议加工。

（4）干燥：拣出连刀和异形片再切，晒干或用设备干燥。

（5）过筛：根据规格需求过筛分级，或筛去直径在 0.4cm 以下的和 2.5cm 以上的。

（6）蜜炙甘草：一般取直径 1.5cm 以下的甘草片蜜炙。

方法一：将甘草片置适宜的容器内，加 25% 新炼制的炼蜜，搅拌均匀，闷置 2~4 小时，置半圆形炒（拌）药机或滚筒式炒药机，以文火（电磁加热温度显示 180~220℃）炒至黄色至深黄色，手握不粘手，紧握成团，放开轻弹即散时取出，晾凉。

方法二：将平底圆形翻板式炒（拌）药机加热至约 225~235℃，加甘草片炒制量 26%~28% 的蜂蜜，加热至沸腾，然后加热生甘草片，翻动搅拌，继续炒制约 20 分钟，至不粘手为度，出锅晾凉。

方法三：将滚筒式药机加热至 225~235℃（电磁加热温度显示），先加入定量的甘草片，然后在甘草片上加入炒制量 26%~28% 的蜂蜜，中速旋转，炒制约 20 分钟，至不粘手为度，出锅晾凉。注意：晾凉后须及时包装或密封。

【工艺流程图】

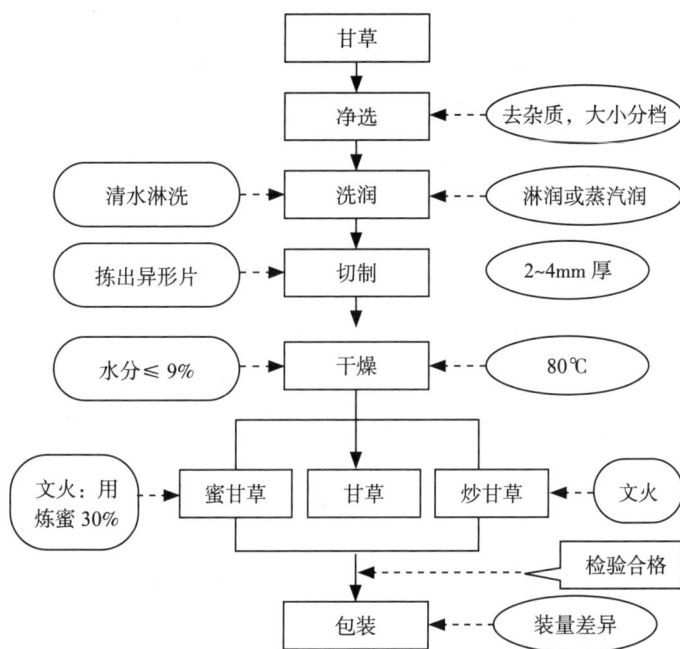

甘遂

【来源】为大戟科植物甘遂 *Euphorbia kansui* T.N. Liou ex T.P. Wang 的干燥块根。春季开花前或秋末茎叶枯萎后采挖，撞去外皮，晒干。

【重点工艺】

（1）生甘遂：除去须尾及杂质。量大的话，先置滚筒式筛药机滚撞，撞掉须尾，然后用风机吹去须尾及皮屑，即为生甘遂。

（2）醋甘遂：将生甘遂添加30%的米醋，拌匀，闷置约5~7小时（冬天可适当延长时间，热天注意发霉，勤翻动），间隔2小时翻动一次，至醋液被完全吸尽，取出，晾置2小时左右，置滚筒式炒药机内，低速运转，用文火（电磁加热温度显示160~190℃）炒干，至表面黄色至棕黄色，有的可见焦斑时出锅（时间一般18分钟左右），放凉。过3#筛即可。

石菖蒲

【来源】为天南星科植物石菖蒲 *Acorus tatarinowii* Schott 的干燥根茎。秋、冬二季采挖，除去须根和泥沙，晒干。

【重点工艺】

（1）净制：置滚筒机内，撞去叶基鞘毛，用风气吹去鞘毛，拣去杂质。如果是大别山商品，鞘毛较少，可简单吹筛即可，如果是湖南或江西货，切片后可再置滚筒机内，撞去残留叶基鞘毛，再用风机吹去脱落的碎屑毛鞘。

（2）洗润：置洗药池内，用清水冲洗干净，封闭出水口，添加清水至药材的1/5 高度部分（约为药材质量的 12%），每间隔 2 小时翻动一次，用塑料布覆盖，约 6 小时。冬天可延长 4~5 小时，或过夜。至内外干度一致，无硬心。注意：不可用润药机蒸润。

（3）切制：用链条直线往复式切药机，顺直切 3~4mm 厚片（顶刀片）。切制时注意理顺压实。

（4）干燥：晒干或 60℃低温干燥 6 小时左右。晒干效果更好。

（5）处理：用风选机（最好用三级风选机）吹去残存脱落的叶鞘、叶毛，过筛，筛去碎屑。如需分级，一般过孔径 0.6cm 以上的为选装。

龙胆

【来源】为龙胆科植物条叶龙胆 *Gentiana manshurica* Kitag.、龙胆 *Gentiana scabra* Bge.、三花龙胆 *Gentiana triflora* Pall. 或坚龙胆 *Gentiana rigescens* Franch. 的干燥根和根茎。前三种习称"龙胆"，后一种习称"坚龙胆"。春、秋二季采挖，洗净，干燥。

龙胆（北龙胆）一般产于东北，坚龙胆多产于云南。

一般情况下，龙胆（北龙胆）上端残留的茎基较少，市场价相对较高；坚龙胆上端残留的茎基较长且多（当然也有比较短的，茎基短或无的也可以不去），市场价相对便宜。

另外，人们又习惯将龙胆叫作"龙胆草"，要注意，龙胆药用部位"是根不是草"。

【重点工艺】
（1）净制：拣去地膜、纸屑等杂质，剔除根内夹杂的石头、土块，坚龙胆要剪去芦头、茎基。

（2）洗润：置洗药池内，添加清水至刚淹没药材，快速用多齿叉或旧扫帚头来回捣药材，使残余土块、石子脱离，立即捞出，置漏水的大筐内，再用清水冲洗一下，然后自然淋净水液，待表面稍干即可。

（3）切制：用链条直线往复式切药机切 0.8cm 长段。切制时注意理顺压实。

（4）干燥：晒干或 80℃低温干燥 4 小时左右。风机吹去须毛根。

北沙参

【来源】为伞形科植物珊瑚菜 *Glehnia littoralis* Fr. Schmidt ex Miq. 的干燥根。夏、

秋二季采挖，除去须根，洗净，稍晾，置沸水中烫后，除去外皮，干燥。或洗净直接干燥。

【重点工艺】

（1）净制：拣去杂质，黑条，刮去残皮。

（2）洗润：用清水冲洗干净，置漏水的容器中，上面覆盖，闷润 8~12 小时，达无干心。

（3）切制：用直线切药机理顺切 0.6cm 左右的顶刀片。

（4）干燥：晒干或 80℃低温干燥 6~8 小时。筛去碎屑。也可根据客户需求过筛，分直径 0.8cm 以上的选片或 0.3cm 以上的统片。

（5）处理：筛去碎屑，拣去芦头及黑头。

【规格参数】

表 3-1-14　北沙参饮片规格参数

规格	片型	直径（cm）	异形片（%）	碎屑（%）
选片	类圆、斜片	0.8 以上	< 0.2	< 0.8
统片	类圆、斜片	0.3~0.8	< 0.5	< 1.5

仙茅

【来源】为石蒜科植物仙茅 *Curculigo orchioides* Gaertn. 的干燥根茎。秋、冬二季采挖，除去根头和须根，洗净，干燥。

注意，按目前药典标准，含仙茅苷（$C_{22}H_{26}O_{11}$）不得少于 0.10%，这个标准多不易达到，含量检测合格后方可加工。

【重点工艺】

（1）净制：拣去杂质。

（2）润制：将净选后的仙茅置洗药池中，添加药材重量约 15% 的清水，翻闷，至水液被吸尽，闷置 12 小时左右。

（3）用链条往复式切药机，加隔槽，切 8mm 左右段。

（4）晒干或 80℃低温干燥 4~6 小时。

白及

【来源】为兰科植物白及 *Bletilla striata*（Thunb.）Reichb.f. 的干燥块茎。夏、秋二季采挖，除去须根，洗净，置沸水中煮或蒸至无白心，晒至半干，除去外皮，晒干。

【重点工艺】

（1）净制：拣去杂质。大小分档。

（2）洗润：净选后的白及按大小分别置洗药池中，用流动水洗去表面灰屑。

①添加药材高度约 1/4 的清水，头 2 小时每小时翻动一次，以后 2 小时翻动一次，冬天约 12 小时，夏天约 8 小时，挑选个头大的，切开检查心部硬度，如微有干心，覆盖继续闷润 2 小时左右，达里外一致。大的通常比小的多润 2 小时左右。

②将洗净的白及按大小个分别置蒸煮锅中，盖盖，开蒸汽，常压下，大个蒸12 分钟左右，小个蒸 10 分钟左右，出锅，趁热切制，边出边切；压力为 0.15MPa，加热蒸润约 12 分钟，然后趁热边出边切。

③将洗净的白及分别置润药机中，设定压力值在 –0.07MPa，抽真空时间10~20 分钟，加湿热蒸汽 10 分钟左右，开始启动完成，取出趁热切制。

（3）切制：用加压式刨片机刨切或 V 形口切片机削切约 2mm 薄片。上面的②③需随出随切。注意：由于白及黏性很大，切制时要不断地点加清水。

（4）干燥：晒干或 80℃低温干燥 6~8 小时。上面的②③的切片晾晒 2~3 小时即可。

（5）筛分：筛去碎屑。

白术

【来源】 为菊科植物白术 *Atractylodes macrocephala* Koidz. 的干燥根茎。冬季下部叶枯黄、上部叶变脆时采挖，除去泥沙，烘干或晒干，再除去须根。

烘干的常带蜂窝孔，晒干的一般较实。

原料选择：以中等大小，凸起的疙瘩较少，内部无大的孔洞（细小的网纹）为佳，否则切片易破裂，或者小片占比大，色白，无焦枯，芦头低于 1cm 者为佳。

【重点工艺】

（1）净制：拣去杂质、焦枯空泡、油术，剪去芦头（最好先用水漂洗，在池中漂去芦头糠泡及其他杂质，然后再挑拣）。大小个分档，大个：直径为 5cm 以上；中个：直径为 3~5cm；小个：直径为 3cm 以下。

（2）洗润：将挑选分档后的白术在洗药池内用流动的清水淘洗 2~3 遍，洗去表面土屑。

①自然润法：将白术药材按大、中、小个分别在洗药池或不锈钢桶中，添加清水至淹没白术为宜，分别浸泡 3、2、1 小时，放出水液，上面覆盖塑料布，闷润，间隔 1~2 小时淋水并翻动一次，淋润时间分别为 16、12、10 小时左右。夏天可缩短 2 小时左右，冬天可延长 2 小时左右。选各池中相对大的用刀劈开，检查中间有无干心。注意：a. 按大小，提前浸泡 4~6 小时；b. 由于白术润制时间较长，此法尽量避免在夏天使用，以防霉变。

②真空润药机法：将洗净的白术清水浸泡 40~60 分钟，然后置润药机中，设定压力值在 -0.07MPa，抽真空时间 10~20 分钟，加湿热蒸汽，大个 12 分钟左右，中个 10 分钟左右，小个 8 分钟左右，开始启动完成，取出趁热切制。

③蒸润法：将洗净浸泡 40~60 分钟的白术按大小分别置润药机中，设定温度 60℃，蒸润 100 分钟左右。取出趁热切制。

（3）切制：将润透的白术用加压式刨片机，切成 4mm 厚片。上述②真空润药机法和③蒸润法处理的药材需趁热切制，随出随切。注意：切制时，适当喷淋少许清水，可使切面光滑平整。

（4）干燥：晒干或 80℃以下低温干燥 6~8 小时。上面的②法的切片晾晒 3~4 小时即可。

（5）麸炒白术：以小武火（参考温度 320℃左右）将滚筒式炒药机加热，初，撒入少量麸皮，观察麸皮冒烟情况，到撒入即冒黄烟或见火星时，加入 14% 左右的麸皮（或蜜炙麸皮），立即加入定量的白术片，以中速（32 转 / 分）运转 4 分钟左右，注意观察锅内白术的色泽变化，待白术表面呈浅焦黄色时立即出锅，迅速筛去麸皮或摊开。

提示：炒后麸皮的筛法：在振动筛上装 2 层筛网，上层放孔径 6mm 筛，下层放 2mm 筛，将麸炒的物料过筛，底层为碎麸皮及碎屑，上层为洁净的饮片，中层的是麸皮和小的物料，需再用风机吹分。用风机调整风力，吹去残留的麸皮（现代加工的麸皮片子较大，4mm 筛筛不净）。

延伸话题：《中国药典》规定用蜜炙麸皮，北方地区习惯用麸皮，如《河南省中药饮片炮制规范》。蜜炙麸皮常用量 10%，且蜜炙麸皮的炒制颜色要好于纯麸皮。

（6）土白术：将滚筒式炒药机加热，加入 20% 的灶心土，炒至灶心土流利，然后加入白术片，以小中火并低速运转，炒至表面挂有土色，呈土黄色，及时筛去灶心土。

如果没有灶心土，可选干净的黄土自备。

方法一：取适量干净黄土，置煅焙炉中，400℃煅焙 2 小时，出炉晾凉，待用。

方法二：取定量的干净黄土，直接置炒药锅中，武火炒至杏黄色，然后降低温度，投入待炒白术。

（7）焦白术：将滚筒式炒药机以中火加热至约 280℃时，加入白术片，低速运转，炒至表面焦黄色，出锅。

【规格参数】

表 3-1-15　白术饮片规格参数

支数	40 以内中心片	40~100	80~200	80~200	80~200	80~200
规格	精片	选片	统片	麸炒统片	土炒统片	炒焦统片
片型	顺片	顺片	顺片	顺片	顺片	顺片

面积（cm）	3×5	2.5×5 或 2×9	1.5×3	1.5×3	1.5×3	1.5×3
单片重（g）	5.6	3.17	2.28	3.28	4.28	5.28
片厚（cm）	0.4	0.4	0.4	0.4	0.4	0.4
油片（%）	<0.5	<1	<1.5	<1.5	<1.5	<1.5
碎屑（%）	<0.2	<0.5	<0.8	<0.8	<1	<1.5
糊片、阴阳片（%）	0	0	0	<1	<1	<1
色泽	黄白	黄白	黄白	黄	土黄	焦黄

【工艺流程图】

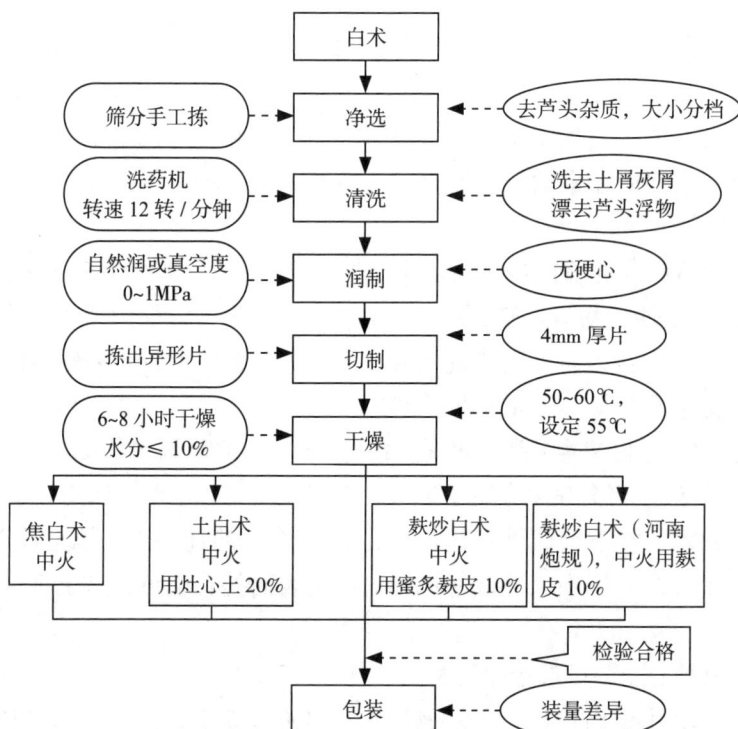

延伸话题：

关于膨大剂、壮根灵

伴随着科学技术的发展，新型农药不断涌现，膨大剂、壮根灵的使用就是其中之一。这些药物使一部分中药的内在质量下降，性状质量变样。比如该生长 3 年的药材用过膨大剂、壮根灵以后 2 年就采收了，该直径是 1cm 的药材，使用膨大剂、壮根灵后能够达到 1.5cm。这些药材最为典型的变化就是变粗、变大、变形了，心部常成孔洞状或皮部多裂隙，有的质地变糠松等。白术就是使用膨大剂的重灾品种，其心部往往裂隙很大，皮部有崩裂炸开的现象，切出来的片子容易断开，其内在质量也与正常白术不可同日而语。使用膨大剂、壮根灵的品种还有麦冬、延胡索、白芷、半夏、人参、川芎、白芍、地黄、牛膝、桔梗等。

白头翁

【来源】为毛茛科植物白头翁 *Pulsatilla chinensis*（Bge.）Regel 的干燥根。春、秋二季采挖，除去泥沙，干燥。

【重点工艺】

（1）净制：拣去杂质，抖去泥土。

（2）洗润：清水冲洗，边冲洗边翻动，洗净后置润药池或漏水框中，闷润，1小时喷淋清水一次，冬天约6小时，夏天约4小时。用折弯法检查，当手握易弯时即可。

（3）切制：用直线切药机理顺切 0.2~0.3cm 顶刀片。

（4）干燥及处理：晒干或 80℃低温干燥 6~8小时。筛去碎屑、须毛。

白芍

【来源】为毛茛科植物芍药 *Paeonia lactiflora* Pall. 的干燥根。夏、秋二季采挖，洗净，除去头尾和细根，置沸水中煮后除去外皮或去皮后再煮，晒干。当今也有不刮皮不煮烫直接晒干的，常在化妆品中使用，有的伪充赤芍用。

【重点工艺】

（1）净制：拣去杂质，粗细分档。根据原料的粗细均匀度分可为 2~4 档。

（2）洗润：将上面净制分档后的白芍分别置洗润药池中，用清水冲洗干净。

①添加药材高度约 1/3 的清水，头两小时每小时翻动一次，以后2小时翻动一次，冬天约12小时，夏天约8小时，挑选个头大的，切开检查心部硬度，如微有干心，覆盖继续闷润2小时左右，达里外一致。大的通常比小的多润4小时左右。

②将洗净的白芍按大小个分别置蒸煮锅中，盖盖，开蒸汽，常压下，大个蒸15分钟左右，小个蒸12分钟左右，出锅，趁热切制，边出边切；压力为 0.15MPa，加热蒸润约12分钟，然后趁热边出边切。

③将洗净的白芍分别置润药机中，设定压力值在 -0.07MPa，抽真空时间 10~20分钟，加湿热蒸汽10分钟左右，开始启动完成，取出趁热切制。

④如手工切制飞天片（极薄片）的润制，需将上述白芍置于潮湿的毡布上，上面再覆盖潮湿的毡布，间隔 2~3 小时翻动并在毡布上喷洒清水一次。视粗细情况，一般春冬需7天左右，夏秋需5天左右，达到里外一致，硬而润的程度。

（3）切制：用带式直线切药机或链条窄槽转盘机理顺切 0.2~0.3cm 顶刀片。如手工切制飞天片（极薄片），需老刀工方可切好，切 0.015cm 的顶刀片，达到新切片轻吹可飞扬的程度。

（4）干燥：晒干或80℃低温干燥6~8小时。飞天片置竹浅子内晾干，翻动时抖动浅子，避免伤片。

（5）炒白芍：取净白芍片，置加热的滚筒式炒药机内，以小中火（参考温度260℃左右）炒至表面微黄色或淡棕黄色，略显焦斑时出锅。

（6）麸炒白芍：以小武火（参考温度320℃左右）将滚筒式炒药机加热，初，撒入少量麸皮，观察麸皮冒烟情况，达到撒入即冒黄烟或见火星时，加入10%的麸皮，立即加入定量的白芍片，以中速运转4分钟左右，注意观察锅内白芍的色泽变化，待白芍表面呈浅焦黄色时立即出锅，迅速筛去麸皮或摊开。

（7）酒白芍：取净白芍片置于不锈钢池或塑料盆等适宜的容器内，喷洒白芍重量10%的黄酒，搅拌翻匀，闷置，每间隔30分钟翻动一次，2~3次酒液被吸尽，摊开稍晾，然后置加热的滚筒式炒药机内，以大文火炒至表面微黄色或淡棕黄色，略显焦斑时出锅。

【规格参数】

表 3-1-16　白芍饮片规格参数

品名	规格	性状描述	异形片	色泽
白芍	统圆片	直径1.0以上条子专人切制，过4#筛	≤ 5%	类白色或微带棕红
白芍	选圆片	直径1.5以上条子专人切制，过8#筛	≤ 3%	类白色或微带棕红
白芍	柳叶片	直径1.5以上条子专人切片，过8#筛	≤ 2%	类白色或微带棕红
炒白芍	统圆片	白芍二级条子专人切制，过4#筛后麸炒	≤ 5%	微黄色或淡棕黄
酒白芍	统圆片	白芍二级条子专人切制，过4#筛后酒炙	≤ 5%	微黄色或淡棕黄色

【工艺流程图】

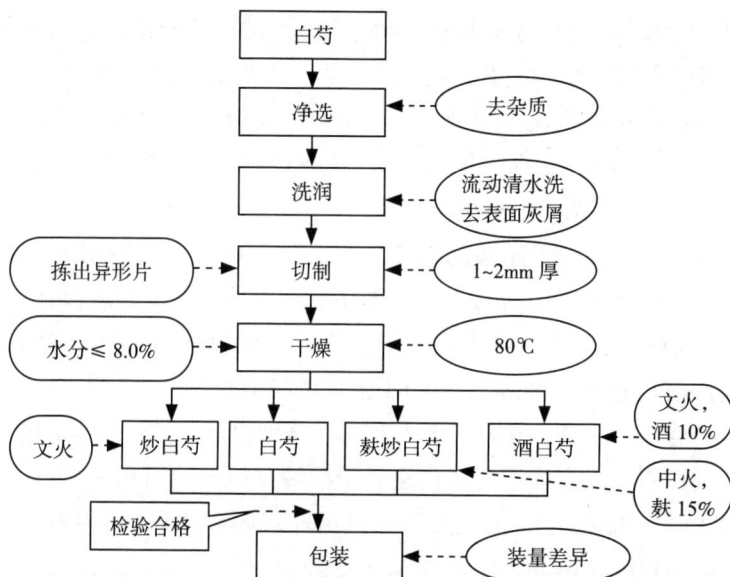

白芷

【来源】为伞形科植物白芷 *Angelica dahurica*（Fisch.ex Hoffm.）Benth.et Hook.
f. 或杭白芷 *Angelica dahurica*（Fisch.ex Hoffm.）Benth.et Hook.f.var.*formosana*（Boiss.）
Shan et Yuan 的干燥根。夏、秋间叶黄时采挖，除去须根和泥沙，晒干或低温干燥。

禹白芷、祁白芷、亳白芷系白芷系列；杭白芷、川白芷系杭白芷系列。商品
中多数植物来源为白芷，少量为杭白芷。

【重点工艺】（由于二氧化硫控制使用，白芷个子干燥后色泽多不佳，目前多
产地趁半干时切片）

（1）净制：拣去杂质及糠秕、柴性（起薹打籽的）药材，大小粗细分档。

（2）洗润

方法一：将白芷按大中小粗细分别置洗润药池内，先用清水冲洗，封闭，然
后添加清水达药材重量的 1/4，每间隔 2 小时翻动一次，夏、秋季节（25℃以上）
26 小时左右，冬、春季节（25℃以下）20 小时左右；至水被吸尽，选个大的切开
或以针刺检查心部，如心部较硬，喷洒适量清水继续闷润，达无干心或微有干心
后，取出，晾 2~3 小时，至表面稍硬，便可切制。关键点：浸润用水宁少勿多，
忌伤水和成分流失。

说明：上面是以普通中个白芷的闷润时间为例，如大的应提前 4~5 小时浸泡，
如小的可缩短 4~5 小时。

方法二：将白芷按大小分别装入洗润药池或不锈钢容器内，用清水以浸没白
芷面为度，夏季每天换水一次，浸泡至白芷六七成透，把水放出，闷润至透。闷
润过程可喷淋适量清水。注意：夏秋季节（25℃以上）应间隔 2 小时翻动一次。
大的应提前 4~5 小时浸泡，小的可缩短 3~4 小时。

方法三：取适当大小的可移动容器，底部放 2cm 左右高的网板，然后将净白
芷置于池内（容器），加入清水，浸泡 18~36 小时，放出水液。然后上面覆盖保温
物（棉被、油毡、多层蛇皮袋等均可），通入热蒸汽，蒸润 30~60 分钟，趁热切制。
切制时，随取随盖，保持温度。

（3）切制：将润透的白芷粗细大小混合，选用送料槽宽 15cm 的链条式转盘
机或直线往复式切药机切，入料摆放时要大小粗细相间，大小头互错，交叉平整，
顺直均匀送料。切 3mm 厚片。

（4）晒干或 80℃以下低温干燥 6~8 小时。

【规格参数】

表 3-1-17　白芷饮片规格参数

规格	片型	直径（cm）	片厚（cm）	异形片（%）	碎屑（%）
精片	圆片	3.3~3.8	0.3	0	0
选片	圆片	2~3.5	0.3	< 0.5	< 0.5
统片	圆片	0.5~2	0.3	< 1	< 1

白附子

【来源】 为天南星科植物独角莲 *Typhonium giganteum* Engl. 的干燥块茎。秋季采挖，除去须根和外皮，晒干。

【重点工艺】

（1）净制：拣去杂质、残皮及糠枇，大小分档。

（2）浸泡：将白附子按大小分别装入不锈钢容器，添加清水浸泡，第一次添加清水至药材深度的一倍。以后换水至高出药材 15cm 左右，每日换水 2~3 次。直径 2cm 以上的应提前浸泡 1~2 天。

①冬春季节：即室温在 25℃以下时，每日换水 1~2 次，连续浸泡 14 天左右。

②夏秋季节：即室温在 25℃以上时，每日换水 2~3 次，连续浸泡 3 天，第四天换水时，添加 2% 的白矾粉末，添加清水至高出药材表面 5~10cm，搅拌均匀，每天翻动搅拌 2 次。以白矾水浸泡 1~2 天，然后放出白矾水，换清水继续浸泡 1~2 天，至口尝微有麻舌感为度。

（3）姜汁制备及蒸煮：取白附子重量 12.5% 的洁净生姜，用刨片机刨切 2mm 厚片（如果有榨汁机的话，以榨汁更好），分装于数袋网袋（软不锈钢或棉线网）内，连同白附子重量 12.5%（如果是在夏秋季节浸泡过程中使用了 2% 的白矾，则用 10.5%）的白矾先后投入蒸煮锅内，共煮 2 小时，然后倒入白附子，使姜矾水刚没住白附子，如果水液不足可添加清水，先武火加热至沸腾，然后以文火煮制 1~2 小时，停汽热闷 6~10 小时，其间，间隔 1 小时翻动一次。选大个从中间切开，检查至无白心则可。捞出，除去生姜片。

（4）切制：将上述白附子晾晒 3~5 小时，收起再闷置 3~5 小时，达六七成干，里外一致时，用压力式刨片机或刨切机刨切 5mm 左右厚片。

（5）晒干或 80℃低温干燥 6~8 小时。

（6）筛去碎屑。

【工艺流程图】

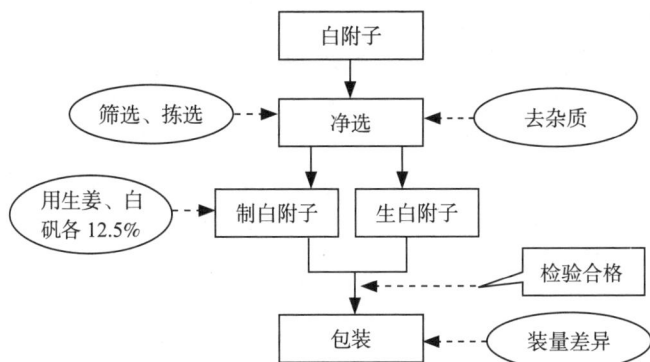

白茅根

【来源】为禾本科植物白茅 *Imperata cylindrica* Beauv.var.*major*（Nees）C.E. Hubb. 的干燥根茎。春、秋二季采挖，洗净，晒干，除去须根和膜质叶鞘，捆成小把。

【重点工艺】

（1）净制：拣去杂质，捋去残留膜质叶鞘。

（2）切制：理顺，用直线往复式切药机切 10~15mm 段。晒干。

（3）处理：过宽 0.5cm、长 16cm 的长孔筛，将不符合长度要求的再切。干燥后，置滚筒内，另放鸡蛋大小鹅卵石数块，旋转冲撞。然后用风机吹去碎屑和膜鞘及细毛根。

（4）茅根炭：取净白茅根，用小武火（温度 320℃左右），低速旋转，至表面棕黑色时立即出锅，如有火星，喷洒少量清水，翻动至无烟。

白前

【来源】为萝藦科植物柳叶白前 *Cynanchum stauntonii*（Decne.）Schltr.ex Lévl. 或芫花叶白前 *Cynanchum glaucescens*（Decne.）Hand.-Mazz. 的干燥根茎和根。秋季采挖，洗净，晒干。

【重点工艺】

（1）净制：拣去杂质，抖去夹石。

（2）洗润：清水冲洗干净，淋净表面浮水（约 60 分钟）。

（3）切制：理顺，用直线往复式切药机切 10~15mm 段。理顺方法：抓取一把，用手前后搓揉两次，抽去前后端乱料。

（4）干燥：自然干燥或机械干燥。

（5）处理：过 0.5mm 筛，筛去绒根碎屑。对收集的底部较碎小的尾料，可采取"流水冲漂法"冲漂去碎石。

如果有石子杂质，可用风选机将石头、碎屑分离。对夹于细根中的地膜，就只有用手工方法拣去了。

白薇

【来源】为萝摩科植物白薇 *Cynanchum atratum* Bge. 或蔓生白薇 *Cynanchum versicolor* Bge. 的干燥根和根茎。春、秋二季采挖，洗净，干燥。

【重点工艺】

（2）净制：拣去杂质，剪去残芦，抖去夹石。

（2）洗润：清水冲洗，淋净浮水。

（3）切制：理顺，用直线往复式切药机切 10~15mm 段。对有根头较大（根茎部分）的，随即再过直径 2cm 筛网，将大的团状根再切一次。

（4）干燥：自然干燥或机械干燥。

（5）处理：过孔径 1mm 筛网，筛去碎屑。或用风选机将石头、碎屑、地膜分离。对收集的底部的较碎小的尾料，可采取"流水冲漂法"冲漂去碎石。

玄参

【来源】为玄参科植物玄参 *Scrophularia ningpoensis* Hemsl. 的干燥根。冬季茎叶枯萎时采挖，除去根茎、幼芽、须根及泥沙，晒或烘至半干，堆放 3~6 天，反复数次至干燥。（产地选择：虽然玄参为传统的浙八味之一，但目前少见。时下以湖北产者佳，色黑、芦小、油润度大。）

【重点工艺】

（1）净制：拣去杂质及木化部分，剪去残留根茎。

（2）洗润：先用清水冲洗，然后根据玄参原料情况，选择下面的润制方法。如果在产地初加工时发汗较透，断面均呈黑色，用①法或②法，如果有黄白心，不可用①法。

①将净玄参（已发汗，断面呈黑色的）倒入洗药池内，用高压水枪冲洗，边冲洗边翻动，然后装入带网孔的容器内，覆盖，闷蒸 5 小时左右即可。关键点：勿用水泡，忌伤水。

②将洗净的药材置蒸煮锅中，盖盖，开蒸汽，常压蒸 10 分钟左右，再闷 1~2 小时，出锅趁热切制。如果是润药机，常压即可，方法同蒸煮锅。注意：闷的时间越长色越黑。

③将洗净的玄参置不锈钢推车中，覆盖，导入热蒸汽闷 1 小时左右便可切制。

④在夏天装入容器内，用塑料布覆盖，置阳光下，闷蒸 2 小时左右也行。

（3）切制：选履带式转盘机或者皮带式剁刀机切 2mm 左右厚的片。备注：以小斜片为佳。顶刀也可，顺刀不好看，且如有柴头不便处理。

（4）自然干燥或机械干燥。筛去碎屑，拣去柴片。

半夏

【来源】为天南星科植物半夏 *Pinellia ternata*（Thunb.）Breit. 的干燥块茎。夏、秋二季采挖，洗净，除去外皮和须根，晒干。

【重点工艺】

1. 姜半夏

（1）姜汁制备：姜汁的制备非常重要，如果生姜的使用量不够、质量不好，或者煎煮提取不完全，都会直接影响姜半夏中姜辣素薄层斑点的显现。故，在制备姜汁的时候一定要谨慎。因市场上的商品生姜多带泥土，且特潮湿，经过试验，100kg 商品生姜，洗净晒干后重量 76.5kg，折合需 130% 的原生姜。禁止使用水泡姜、菜姜、提过姜。最好用河南老姜或云南小姜。嫩姜、水姜容易导致薄层检查不合格。所以建议选用的生姜标准：当以 11 月前后采收的老姜（姜母），外表面干燥，表皮粗糙，掰开后，水分比较少，肉厚实，纤维丝很多，辛辣味浓者为佳。

①煮制姜汁：称取半夏量 25% 的生姜（嫩姜、水姜，按 130% 算），冲洗干净，将生姜切 2~3mm 厚片，加生姜 3 倍量的清水，煎煮 4 小时，滤取汁液待用；再加入生姜 2 倍量的清水煎煮 2 小时，滤去生姜片，然后再加入生姜 1 倍量的清水煎煮 2 小时，滤去生姜片，将姜渣片压榨残余姜汁待用。将三次滤液和压榨出的姜水合并。需加水勾兑至净半夏药材量的 86% 备用。如果用干姜，则按生姜使用量的 30%。干姜要先浸泡透后再切薄片，连同浸泡液共煮，收汁备用。

②轧制姜汁：称取半夏量 25% 的生姜（嫩姜、水姜，按 130% 算），冲洗干净，将生姜切 2~3mm 厚片，置轧汁机内轧汁，收取姜汁，姜渣加原生姜量 50% 的清水，搅拌，轧第二遍，收取姜汁，姜渣再加原生姜量 30% 的清水，搅拌，轧第三遍，收取姜汁，将三次姜汁合并，姜汁量应约为药材量的 86%，不足可添加清水，并搅拌均匀备用。

如果用于粉质（《浙江省中药炮制规范》）姜半夏，需静置 24 小时，使用时取上清液。

（2）加工方法

1）药典标准法（角质）

①取净半夏（首选甘肃、贵州产），大小分开。（分 3 级，即 0.8~1.0cm、1.0~1.5cm、1.5~1.8cm。）

②按前面的"姜汁制备"方法按比例制备姜汁，但需浓缩，浓缩至半夏量的28%，待用。

③取分级的大小均匀的净半夏置浸泡池（罐）内，加水至高出半夏15cm，浸泡一天，放出余水。然后另取12.5%白矾，兑入清水使充分溶解，倒入浸泡池（罐）内，然后再加入清水至高出半夏表面10cm（即续加半夏量的80%的水），待水分吸收后，应补充清水至高出加工品10cm。

④注意四周、角边的翻动，搅拌（转动）均匀，然后每天翻动2次，至无干心。放出残水，再加适量清水冲洗。然后加入适量清水，煮制至透心，检查大的无白心。

⑤出锅（浸泡池），或用刨片机刨切3mm厚片（个子不切），干燥至8成干，待处理。

⑥将上面加工好的生姜汁均匀地淋洒在半夏片（个）上，并不断翻动，来回2~3次，使生姜汁分布均匀，闷润，使生姜汁被充分吸收，干燥。

2）浙江炮制规范法（粉质）

①取净半夏（首选甘肃、贵州产），大小分开。（分3级，即0.8~1.0cm、1.0~1.5cm、1.5~1.8cm。）

②按前面的"姜汁制备"方法按比例制备姜汁，但需浓缩，浓缩至半夏量的28%，待用。

③取分级的、大小均匀的净半夏置浸泡池（罐）内，加水至高出半夏15cm，浸泡24小时，放出余水。然后另取12.5%白矾，兑入清水使充分溶解，倒入浸泡池（罐）内，然后再加入清水至高出半夏表面10cm（即续加半夏量80%的水），待水分吸收后，应补充清水至高出加工品10cm。

④注意四周、角边的翻动，搅拌（转动）均匀，然后每天翻动2次，至无干心。放出残水，再用适量清水冲洗干净。

⑤出锅（浸泡池），或用刨片机刨切3mm厚片（个子不切），干燥至8成干，待处理。

⑥将上面加工好的生姜汁，静置，仅取上清液，均匀地淋洒在半夏片（个）上，并不断翻动，来回2~3次，使生姜汁分布均匀，闷润，使生姜汁被充分吸收，干燥。

⑦水分：控制在11.5%~12.5%。

2. 法半夏

（1）半夏标准：统货，直径0.8~1.8，cm，低硫，色白，粉性足。二道皮去净，无霉蛀，僵子、石子等杂质≤0.2%。检测符合现行版《中国药典》。

（2）甘草标准：新疆野生草，统货，皮黑红，断面色黄，粉性足，味极甜，甘草次酸含量不得少于2.5%。使用时打粗末。

（3）生石灰标准：不规则的块状，色白或灰白，无夹杂生石，粉化率95%以上，氧化钙含量要达到97%以上，生、过烧率小于10%，活性度要300ml以上。使用时拣去未烧透的石头。

（4）加工方法

①取半夏，大小分开，用水浸泡至内无干心，（夏天"数"天，冬天"数+"天，直径大于1.5cm的可延长1天。）放出浸泡液。

②取净半夏量15%的甘草粗末，加清水煎煮两次，第一次加6倍量水煎煮3小时，第二次加4倍量水煎煮2小时，残渣压榨取汁，合并煎液，另取半夏量的10%的纯净生石灰，加水制成石灰液，将上面甘草水和石灰液合并充分搅拌，使均匀，过滤去杂石，备用。

③将上面制备好的甘草石灰液加入已浸透的半夏，浸泡（夏天"数"天，冬天"数+"天）。每日搅拌2次（早晚各一次，注意对边角、死角都要翻到），并保持浸液pH值12以上（如果pH值低于12，应适当添加生石灰液），至剖面黄色均匀，口尝微有麻舌感时，取出，洗净，用刨片机刨切3mm厚片，阴干。或出锅冲洗干净直接阴干。

控制要点：生半夏的粉性、甘草含量、石灰质量、pH值、翻动均匀度、冲洗净度。

延伸话题：

硫黄熏蒸的影响

现在对中药中的二氧化硫控制是比较严格的，目前大都避免了硫黄熏蒸去水的环节，但对药材的性状影响较大，比如色泽、质地、粉性、裂隙等方面，特别是半夏，如果直接晒干容易变质腐烂，产生油子、面子，如果用烘房烘干，则容易形成角质化，粉性差，并且心部易产生裂隙，这对切制饮片来讲是极为不利的。因此，在加工法半夏的时候不建议使用直接烘干的原料，即使二氧化硫残留超标也无妨。因为法半夏在加工的时候要在清水及甘草石灰液中浸泡至少一周，还要经过清水反复清洗，因而其二氧化硫残留基本上都会被清除掉的。关键是，只有用含硫的原料（粉性足无裂隙）加工出来的其色泽才黄亮，切片碎烂得少。

3. 清半夏

加工方法

1）药典标准法（粉质）

①取净半夏（首选甘肃、贵州产），大小分开。（分3级，即0.8~1.0cm、1.0~1.5cm、1.5~1.8cm。）

②取100kg生半夏、86kg水（半夏的86%），7.4kg白矾（半夏的7.4%）备用。（即配制成8%白矾溶液）

③取一定量分级的大小均匀的净半夏置浸泡池（罐）内，加入上面按比例配

制好的白矾溶液（即100kg半夏加86kg水，加7.4kg白矾。），搅拌均匀。

④浸泡池内加工：需冬天"数++"天，春秋天"数+"天，夏天"数"天，每天翻动2次。

⑤用适量清水冲洗，放净残水，切3mm厚片，70℃干燥或直接70℃干燥。

⑥水分控制在11.5%~12.5%。

⑦过筛，筛去碎屑、分级。碎屑做药厂投料使用。

2）河南省中药饮片炮制规范法（角质）

①将上述加工浸泡好的半夏用适量清水冲洗干净，然后置蒸锅内，常压加热蒸制"数"小时，闷置"数+"小时，使里外角化一致，出锅，直接干燥。或者稍晾，趁热用刨片机刨切3mm厚片。自然干燥或机械80℃干燥。

②水分控制在11.5%~12.5%。

③过筛，筛去碎屑、分级。碎屑做药厂投料使用。

【规格参数】

表3-1-18　半夏饮片规格参数

品名	性状	片厚	选片直径（cm）	统片直径（cm）	质地	色泽	炮制要点
生半夏	个或片	—	按标准	按标准	粉性或略显角质	类白或浅黄色	去残皮杂质
清半夏	片	0.2	1~1.6	0.2~1.8	粉性	雅白	—
	片	0.2	1~1.6	0.2~1.8	角质	淡灰灰白	—
姜半夏	片	0.2	1~1.6	0.2~1.8	角质	雅白	—
	片	0.2	1~1.6	0.2~1.8	角质	淡灰灰白	—
	个	0.5~1.5	1~1.6	0.2~1.8	角质起泡	暗红、淡棕	浸泡晾姜汁拌蒸
	片	0.3	1~1.6	0.2~1.8	粉性	类白色	浸泡切浸泡干燥拌姜汁
	片	0.2	1~1.6	0.2~1.8	角质	暗红、淡棕	同河南
法半夏	个	—	1~1.6	0.2~1.8	粉性	黄、淡黄白或棕黄	同国标
	片	0.3	1~1.6	0.2~1.8			

【工艺流程图】

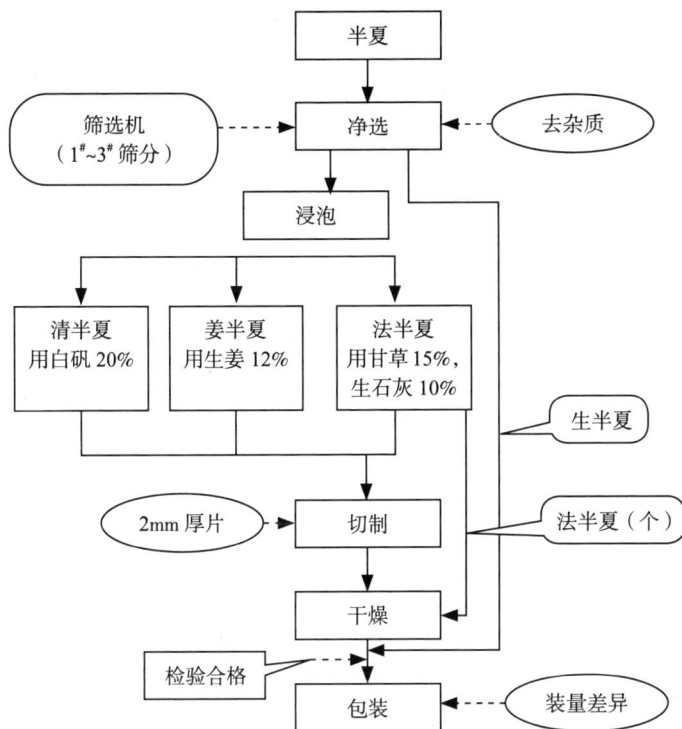

地黄 / 熟地黄

【来源】为玄参科植物地黄 *Rehmannia glutinosa* Libosch. 的新鲜或干燥块根。秋季采挖，除去芦头、须根及泥沙，鲜用；或将地黄缓缓烘焙至约八成干。前者习称"鲜地黄"，后者习称"生地黄"，生地黄按一定的工艺蒸制加工则为"熟地黄"。

【重点工艺】

1. 鲜地黄

一般临方使用。

2. 生地黄

（1）原料品质选择：多选第二年以后的陈货切片。如用当年新货，因黄心较多，需处理陈化处理。

（2）净制：拣去杂质、芦头，老母、焦枯，大小分档（挑拣前，最好先淘洗，漂去芦头、糠泡、老母、焦枯及烟头、纸屑等杂质以及沉入池底的石头、砖块等）。分档一般按每千克16支以下、17~32支、33~60支、61~90支、91~120支、121~160支、161支以上。

（3）洗润：将上述生地黄按不同等级分别置淘洗池中放水浸泡约5~10分钟，

放水，用水枪冲洗，边冲洗边翻动，至干净。

方法一：视生地黄原料干度，一般情况下，夏秋季节（25℃以上）一般洗净后即可切制。如果是多年陈货，因太干，需适当喷淋清水，翻动，延长闷润时间。冬春按上述等级一般分别闷置"数+++"小时、"数++"小时、"数+"小时、"数"小时、"数-"小时、"数--"小时左右，并间隔1~2小时喷洒适量清水、翻动。特别注意：如果怕过夏生虫，将洗净后的地黄置蒸笼（蒸锅也可）内，蒸汽蒸润1小时左右即可。

方法二：将分级洗净的生地黄装入周转箱（筐）内，堆放于热风循环烘箱内，以55℃的温度加热，视大小，一般需1~3小时，至无硬心即可。

方法三：如果是当年新采收的生地黄，白心较多。浸泡2~4小时，然后清洗干净，装入周转箱（筐）内，堆放于热风循环烘箱内，塑料布封闭，以45℃的温度加热2~3天。

（4）切制：将润好的生地黄用离心式旋切机切、切肉机式剪切机或加压式刨片机切3~4mm厚片。热风循环烘箱内温软的生地黄需趁热切制。以离心式旋切机切出的效果佳，并且速度快，效率高。

（5）新货可自然干燥，对两年以上且存储不当的货，需80℃左右高温机械干燥，以便杀死虫卵。

延伸话题：新产的生地黄心部会发黄白，这是由于地黄在初加工的时候烘焙时间较短，没有充分发汗所致，特别是较小的地黄及地黄的两端较细部分。但药典对其断面的描述是"断面棕黄色至黑色或乌黑色"，如果欲达到这样的色泽，就要加速陈化。其方法是：先将生地黄清洗干净，然后再晾干表面，继而置蒸箱内蒸制1~2小时，再捂闷8~12小时。切制前再晾晒4~8小时，至软硬适中。此法不仅可以加速断面陈化，也可杀死虫卵，但控制不好则片形皱缩，切面不平，皮部发黑严重，形成半生半熟的状态，这反而不符合中医药理论了。

3.熟地黄

（1）净选分级的生地黄按上述方法冲洗干净。

（2）蒸制

1）清蒸法

①药典法：取生地黄先淘洗，然后再用清水冲洗干净，停置"数"小时后，置蒸煮锅内，盖盖，开满直通汽，调整管道蒸汽压读数为0.25MPa，蒸30分钟后，调整直通汽开2/3，夹层汽开1/3，续蒸8~10小时，关闭蒸汽阀，闷置"数++"小时左右，出锅。收集锅底熟地汁，回拌到熟地内。

②加压法：取生地黄先淘洗，然后再用清水冲洗干净，停置"数"小时后，置润药机或蒸汽罐（柜）内，密封，打开蒸汽阀，控制容器上压力表读数不能大于0.18MPa，视生地黄大小，时间掌握在1.5~3小时。注意：容器上压力表读数一

定不能大于 0.2MPa，否则熟地黄发苦。

③减压法：取生地黄先淘洗，然后再用清水冲洗干净，置箱式润药机内，调整负压至 –0.7MPa，开启蒸汽，润制"数"小时左右，放汽出箱。

④复蒸法：取生地黄先淘洗，然后再用清水冲洗干净，停置 2~6 小时后，置蒸煮锅内，盖盖，开满直通汽，调整管道蒸汽压为 0.25MPa，蒸 30 分钟后，调整直通汽开 2/3，夹层汽开 1/3，续蒸"数"小时，关闭蒸汽阀，闷置"数 +"小时左右后，继续开 2/3 直通汽，开 1/3 夹层汽，续蒸"数"小时，关闭蒸汽阀，闷置"数 +"小时左右，出锅。收集锅底熟地汁，回拌到熟地内。

2）酒蒸（炖）法

①取生地黄置不锈钢池内，倒入其重量 30% 的黄酒，搅拌，闷置，使黄酒被生地黄吸尽。用上述蒸法蒸制则可。

②取生地黄置不锈钢池内，倒入其重量 30% 的黄酒，搅拌，置不锈钢桶内，密封，放置于蒸煮锅内，蒸煮，一般需"数 +++++"小时。此法今少用。

3）九蒸九晒法

方法一（九蒸熟地黄）：取净生地黄置蒸煮锅内，盖盖，开满直通汽，调整管道蒸汽压强为 0.2MPa，温度控制在 100~120℃间，蒸制"数"小时，取出，拌上锅底汁液，晒 1~2 天，然后置蒸煮锅内继续蒸制，如此反复蒸、晒 4~5 次。

方法二（九制熟地黄）：取净生地黄（16~45 头）添加适量黄酒，拌匀，置蒸煮锅内蒸制，调整管道蒸汽压强为 0.2MPa，温度 100~120℃，蒸制"数"小时，取出，拌上锅底汁液及少量黄酒，晒"数"天，然后置蒸煮锅内继续蒸制，如此反复蒸、晒"数 +"次，待最后一次时，将砂仁粉和剩余黄酒及收集的熟地黄汁液一并拌入，再蒸制 4 小时左右，出锅，拌上锅底汁液。

方法三（九制熟地黄）：取洁净的、16~45 头的生地黄，置适宜容器内，加黄酒适量拌匀，闷润至酒吸尽，置蒸制容器内以武火加热蒸制，每次都回收锅底汁液。第一次蒸至地黄中央发虚为度，取出，干燥至五成干，然后拌入熟地汁和适量黄酒，闷润至熟地汁和黄酒吸尽，按上述方法蒸第二次，如此反复，蒸八次，至第九次将剩余黄酒与砂仁粉一起拌入蒸制，蒸至内外漆黑，味甜微酸为度。每 100kg 生地黄，用黄酒 50kg、砂仁粉 0.9kg。[《河南省中药饮片炮制规范》（2022 年版）]。注意：九蒸九晒法加工时，每次蒸制要控制时间和温度，特别是现代的蒸汽加压设备，一定要控制好温度及总时间，温度高于 120℃会发苦。蒸液不可流失，否则其浸出物不易合格，口感也不佳，毛蕊花糖苷含量也低，油润性不足。

（3）切制：将蒸制好的熟地黄用离心式旋切机切 4~5mm 厚片。也可干燥至 6~7 成时，用刨片机或者切肉机式剪切机，切成 0.4cm 厚片。注意：①要等转轮完全转开再投入；②要边切制边喷洒少量明水；③切后勿集堆，要立即撒开或薄摊干燥。

（4）干燥：置竹扁上或不锈钢托盘上晒干或用热风循环烘箱干燥。用热风循环烘箱干燥检查干度时，应间断地取出少量置烘箱外，晾凉后看手感，感觉可以后用仪器检测。切忌在炕内手感发硬就过了。注意：熟地黄的水分不可高于15%，也不宜低于12%，否则就失去了熟地黄的医疗药性和性状特征了！

（5）包装：密封包装。干燥分级后应快速包装，若堆积后再包，易黏结成块，不易分装。

【规格参数】

表 3-1-19　地黄饮片规格参数

规格		头数	主头数	主直径（cm）	直径（cm）	厚度（cm）	片型	水分（%）
一级	个	15~20	17	3.7	3.2~4	0.4	短支佳	13~14
	生片	—	—	—	3.2~4	0.4	顺片	12~14
	熟	—	—	—	3.2~4	0.4	顺片	13~14
二级	个	32~38	34	3.3	2.5~3.5	0.4	短支佳	13~14
	片	—	—	—	2.5~3.5	0.4	顺片	12~14
	熟	—	—	—	2.5~3.5	0.4	顺片	13~14
三级	个	60~70	60	2.5	2~2.8	0.4	短支佳	13~14
	片	—	—	—	2~2.8	0.4	顺片	12~14
	熟	—	—	—	2~2.8	0.4	顺片	13~14
四级	个	84~100	84	2	1.6~2.4	0.4	短支佳	13~14
	片	—	—	—	1.6~2.4	0.4	顺片	12~14
	熟	—	—	—	1.6~2.4	0.4	顺片	13~14
统	个	150~200	180	1.8	1.1~2.2	0.4	短支佳	13~14
	片	—	—	—	1.1~2.2	0.4	顺片	12~14
	熟	—	—	—	1.1~2.2	0.4	顺片	13~14

【工艺流程图】

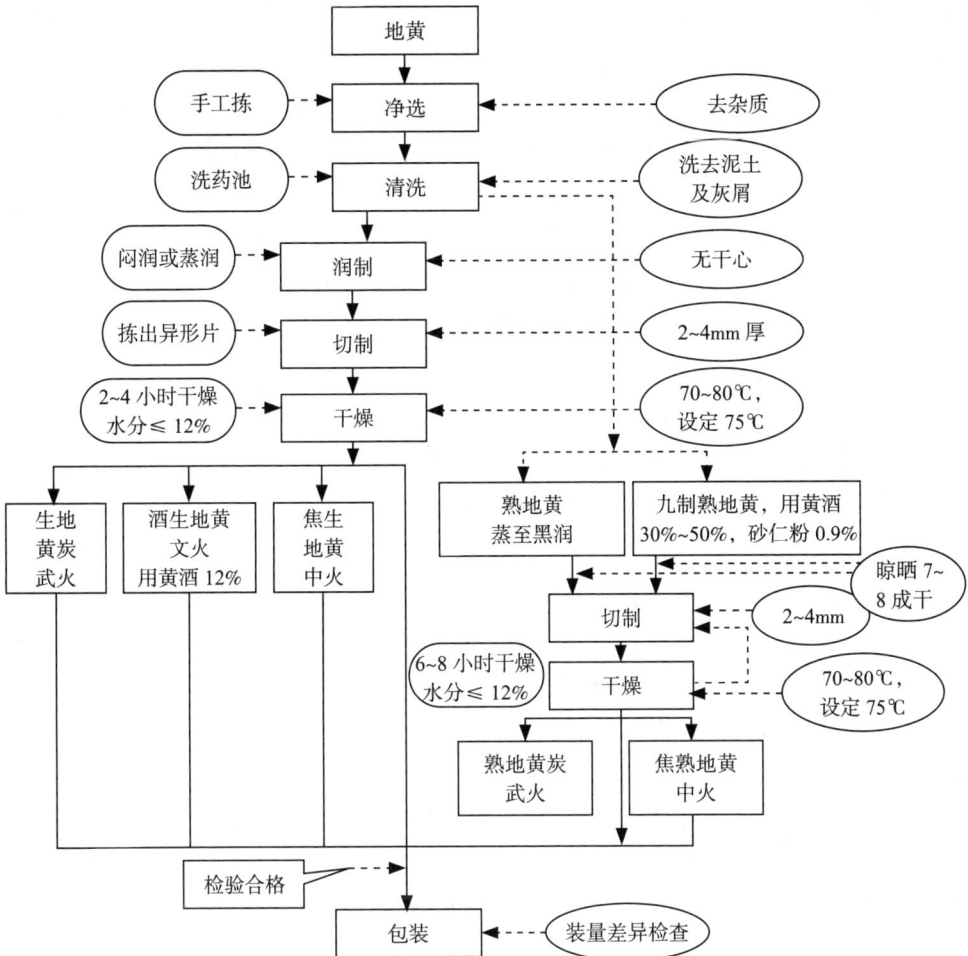

延伸话题：

九蒸九晒的蒸法小考

过去的一些部分蒸制品种都讲究"九蒸九晒"，比如熟地黄、酒黄精、制槐角等，特别是九蒸九晒熟地黄，是中药炮制中最为考究的一种，也是最受推崇的滋养类中药之一。

关于熟地黄的 jiu 蒸 jiu 晒的意思一般有四种说法：即九蒸九晒、酒蒸久晒、久蒸久晒、酒蒸九晒。最流行的叫法是"九蒸九晒"。到底是哪一种说法更为合理或者接近实际，以笔者看，这个"九"字不是一个确切的数字，而是多的意思，九牛一毛、一言九鼎、九曲回肠、十拿九稳的"九"都是这个意思。下面再对前面的几种理解进行分析。

1.九蒸九晒法

分析：旧时，生产设备和条件都比较原始，蒸锅必然是原来的铜锅或铁锅，热源，必然是烧柴或烧煤，干燥必然是利用自然能源——晒干。那么，根据过去的生产条件，如能源、容器等，蒸锅里加水的量自然受到限制，因而，加热蒸制一定时间，水分会被渐渐蒸发掉，每次蒸制时间不会太长，在锅内水将尽的时候，就不能再蒸了（锅底蒸液还要回拌到地黄里），又不可能连续蒸制。所以。每一次蒸制的时间较短，估计也就2~3小时，生地黄不能完全蒸透转化变黑变甜。生地黄要充分转化，就必须重新加水蒸制。再蒸制时，原锅底的地黄汁液要回拌（有效滋养物），不干燥就加不进去，因此就必须再晒一下，使原锅底的地黄汁液能够被吸入。如此，熟地黄的蒸制就需要反复地蒸、晒。根据经验，需九蒸九拌九晒方可达到"黑如漆，甘如饴"的效果。这是生产条件因素决定的。

2. 酒蒸久晒法

分析：传统熟地黄的蒸制，要拌入辅料黄酒和砂仁粉末的。蒸法自然同上面。这里强调的是要用黄酒，要多次蒸，多次晒，没有严格的蒸晒次数限定。最终目的，仍是要达到"黑如漆，甘如饴"效果的，并以辅料来提升其温补滋阴的作用。

3. 久蒸久晒法

分析：这个说法相对笼统，经验性要求比较强，强调的是最终结果，无论你是大地黄还是小地黄，是大锅还是小锅，是烧柴还是烧煤，无论你每次蒸制的时间长短，你可以是蒸晒三次、五次，也可以是九次、十次，但必须有足够的蒸、晒时间。最终目的，仍是要达到"黑如漆，甘如饴"效果的。

4. 酒蒸九晒法

分析：这个说法更全面，更符合传统经典的炮制方法。从字面意思看，要拌入黄酒等辅料，还要经过蒸晒九次，使地黄能够和辅料完全的反应，以及生地黄能够完全转化，以达到"黑如漆，甘如饴"的效果。方法原理同上。

5. 个人认识与思考

从上面分析看，上面四种叫法都是正确的，只是侧重点的不同。所谓的九蒸九晒或久蒸久晒，按时下的"GMP"参数量化要求来讲，以"九蒸九晒"为当；按内容涵盖来讲，当以"酒蒸九晒"为佳。以上的蒸法都是受当时生产条件的限制而为。

现代的生产条件以及规模都与过去不同。在蒸制设备上，有的是用含直通汽和夹层汽的不锈钢蒸煮锅，有的是用带有加压的压力罐；有的是用能够减压润药机；在加热能源上，几乎都是蒸汽蒸制，可以连续加热蒸制；在干燥设备上，大多是热风循环烘箱，托盘加热干燥；在产量上，少则数百千克，多则数千千克。因此，不宜墨守"九蒸九晒"之法。

现代人如何蒸制？我们制药人应坚守的是"尊古而不泥古，创新而不离宗"的原则，根据现代的生产设备和条件，遵循古人炮制的"宗旨大法"，灵活掌握调整。

需要强调的是，蒸制温度不宜过高，尽量避免增压减压，一定要蒸透，蒸液一定回拌，干燥温度要低，产品一定要黑要甜。

下面另附古代专著及《中药大辞典》收载的"熟地黄"炮制方法。

《雷公炮炙论》："采生地黄去白皮，瓷锅上柳木甑蒸之，摊令气歇，拌酒再蒸，又出令干。勿令犯铜铁器。"［甑（zèng）：古代蒸饭的一种瓦器。底部有许多透蒸汽的孔格，置于鬲上蒸煮，如同现代的蒸锅］

《本草图经》："取肥地黄三二十斤，净洗，更以拣去细根及根节瘦短者，亦得二三十斤，捣绞取汁，投银铜器中，下肥地黄浸漉令浃，饭上蒸三四过，时时浸漉转，蒸讫又暴，使汁尽，其地黄当光黑如漆，味甘如饴糖。须瓷锅内收之，以其脂柔，喜曝润也。"

《本草纲目》："近时造法，拣取沉水肥大者，以好酒入缩砂仁末在内，拌匀，柳木甑于瓦锅内蒸令气透，暴干，再以砂仁酒拌蒸暴，如此九蒸九暴乃止。盖地黄性泥，得砂仁之香而窜，合和五脏冲和之气，归缩丹田故也。今市中惟以酒煮熟售者，不可用。"

《中药大辞典》：取干地黄加黄酒30%，拌和，入蒸器中，蒸至内外黑润，取出晒干即成。或取干地黄置蒸器中蒸8小时后，焖一夜，次日翻过再蒸4~8小时，再焖一夜，取出，晒至八成干，切片后，再晒干。

地榆

【来源】为蔷薇科植物地榆 *Sanguisorba officinalis* L. 或长叶地榆 *Sanguisorba officinalis* L.var.*longifolia*（Bert.）Yü et Li 的干燥根。后者习称"绵地榆"。春季将发芽时或秋季植株枯萎后采挖，除去须根，洗净，干燥，或趁鲜切片，干燥。

商品中植物来源多为地榆（卵形叶）。

【重点工艺】

（1）净制：拣去杂质，除去残茎。实际商品多为产地趁鲜切片。

（2）洗润：个子在洗润药池中用清水冲洗干净，然后添加1/4清水，间隔2小时翻动一次，至汁液被完全吸收。夏秋约8小时，冬春约12小时。用折弯法或刺探法检查，至无干心或略有干心，取出稍晾。产地切片筛去碎屑，分装。

（3）切制：用直线往复式切药机理顺切4mm厚片。

（4）干燥：自然干燥或机械干燥。

（5）地榆炭：锅边备适量清水，用武火将锅体（滚筒式炒药机或手炒锅）加热至温度约350~500℃，投入上述地榆片，低速转动，待地榆片表面呈焦黑色时快速出锅，有火星的部分喷洒适量清水。

关键点：烧炭存性，外黑内褐，防止灰化和燃烧。

百部

【**来源**】为百部科植物直立百部 *Stemona sessilifolia*（Miq.）Miq.、蔓生百部 *Stemona japonica*（Bl.）Miq. 或对叶百部 *Stemona tuberosa* Lour. 的干燥块根。春、秋二季采挖，除去须根，洗净，置沸水中略烫或蒸至无白心，取出，晒干。

【**重点工艺**】

（1）净制：拣去杂质，除去残茎。

（2）洗润：在洗润药池中用清水冲洗干净，夏秋季节（25℃以上）一般洗净后即可切制。冬春季节（25℃以下），洗净后一般淋水闷置 3 小时左右；也可置热风循环烘箱内 40℃热烘 0.5 小时左右。

（3）切制：用直线往复式切药机理顺切 3~4mm 厚片。

（4）干燥：自然干燥或机械干燥。

（5）蜜百部：取百部片拌入炼蜜 12.5%，用平底式炒药机或半圆形炒（拌）药机炒至不黏手为度。

当归

【**来源**】为伞形科植物当归 *Angelica sinensis*（Oliv.）Diels 的干燥根。秋末采挖，除去须根和泥沙，待水分稍蒸发后，捆成小把，上棚，用烟火慢慢熏干。

原料选择：以主身较长，支根较少（5~8 根），无细小根者佳。这样的切片片形较大，成色佳，收率较高，如果头大身短支根多，其优级品很低，自然会降低 1~2 个等级。另外以断面黄白色，气味浓郁者优。

【**重点工艺**】

（1）净制：手工挑选，拣去地膜，抖去夹石等杂质，除去油个、柴质、枯干、虫蛀和霉变等不合格品。

（2）洗润：将挑拣后的当归在洗药池中用水枪冲洗，边冲边翻，来回 1~2 遍，沥出余水，视原料干度和季节温度，摊开晾晒或覆盖塑料布闷润，夏秋季节的正常药材 1~3 小时即可，冬春季节如果较干，需 6~12 小时，中间检查时视情况，可喷洒适量清水。注意达到切制前质软，内外一致而无明水。

（3）切制：将润透的当归用 V 形口切片机切成 2mm 左右薄片。关键点，V 形口要调整坡度较陡，刀与盘口间隙尽量小，刀要快（切记"欲善其事先利其器"）。入料时，最好大头朝下，逐个投放。

（4）干燥：选好天，在平整洁净的水泥地上摊 2mm 厚晾晒，适时翻动。如果在冬季或阴雨天，用网带式干燥机或敞口式烘箱 60℃以下低温干燥。根据饮片规格过筛或分级，最小过孔径 1mm 筛网。关键点：及时翻动。

（5）酒当归：取净当归片，拌入黄酒润透，摊开稍晾，置滚筒式炒药机内以中文火炒干。每100kg当归片，用黄酒10kg。

【规格参数】

表 3-1-20　当归饮片规格参数

品名	品级规格	说明	总收率（%）	饮片收率（%）	备注
当归	统片	一棵树切片	80~90	70~80	过 2# 筛
当归	选片	一棵树切片	80~90	50~60	过 4# 筛
酒当归	统片	饮片酒制	95 左右	95 左右	过 2# 筛

【工艺流程图】

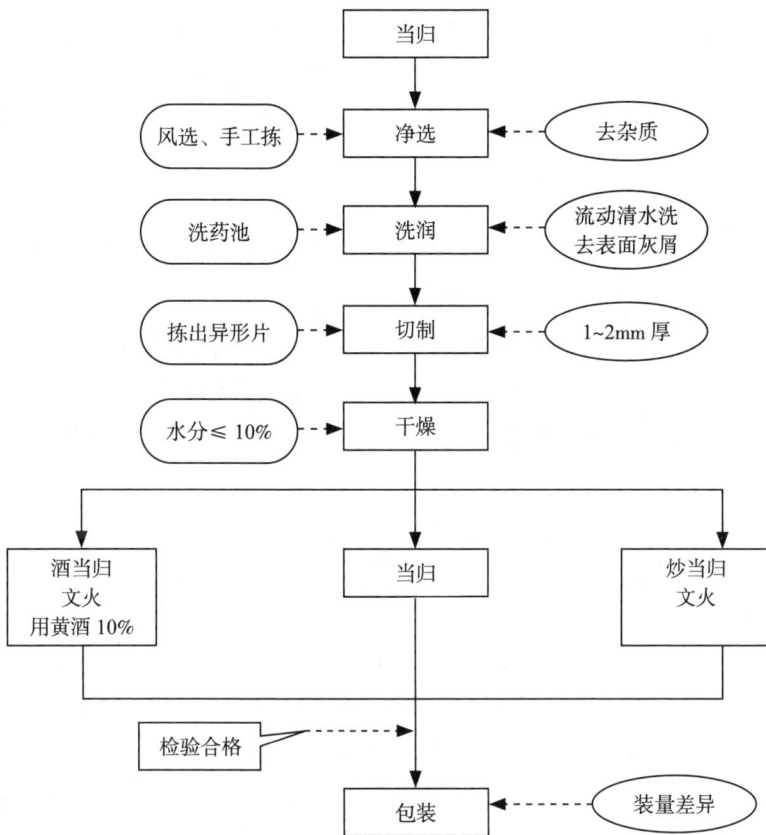

延胡索

【来源】 为罂粟科植物延胡索 *Corydalis yanhusuo* W.T.Wang 的干燥块茎。夏初茎叶枯萎时采挖，除去须根，洗净，置沸水中煮至恰无白心时，取出，晒干。

【重点工艺】

（1）净制：筛去土屑，拣净石子等杂质。

（2）洗润

方法一：将洗净的延胡索置洗药池内，先用清水冲洗，然后添加适量的清水及一定比例的米醋（合计约占药材重量的 1/3），每间隔 2 小时翻动一次，夏、秋季节（25℃以上）8 小时左右，冬、春季节（25℃以下）16 小时左右；至水醋被吸尽，选个大的切开或以针刺检查心部，如心部较硬，喷洒适量清水继续闷润，达无干心或微有干心后，取出，晾 2~3 小时，至表面稍硬，便可切制。关键点：浸润用水宁少勿多，忌伤水（加醋，目的是降低延胡索的破碎率）。

方法二：将洗净的延胡索喷洒适量的米醋，然后置蒸煮锅中，盖盖，开蒸汽，常压下，蒸 10 分钟左右，出锅，趁热切制，边出边切；压力为 0.13MPa 时加热蒸润约 5~8 分钟，然后趁热边出边切。

方法三：将洗净的延胡索用米醋淋湿，置润药机中，设定压力值在 –0.07MPa，抽真空时间 10~20 分钟，加湿热蒸汽 3 分钟左右，取出趁热切制。

（3）切制：用加压式刨片机或离心式旋切机，切 3mm 厚片。以上加醋是为了减少延胡索的碎裂。

（4）干燥：晒干或机械干燥。

（5）醋延胡索（酒延胡索同）：①取净延胡索片，拌入米醋，闷润翻动至吸尽，摊开稍晾，置滚筒式炒药机内以中文火炒干。每 100kg 延胡索片，用米醋 20kg。②取净延胡索药材，置蒸煮锅内，添加 20% 的米醋及适量清水，达到醋液高出药材 5~10cm，拌匀，浸泡 4~6 小时，至将透，开始加热，沸腾后，以文火煮制 1~3 小时，至醋被吸尽，内无干心时，取出，晾至半干，切 4mm 厚片，干燥。

【规格参数】

表 3-1-21　延胡索饮片规格参数

品名	规格	性状描述	片厚（mm）	色泽
延胡索	统片	过尾筛	3	黄色
延胡索	选片	过 4# 筛	3	黄色
醋延胡索	颗粒	破碎醋制后过尾筛	3	黄棕色
醋延胡索	选片	切片醋制后过 4# 筛	3	黄棕色

【工艺流程图】

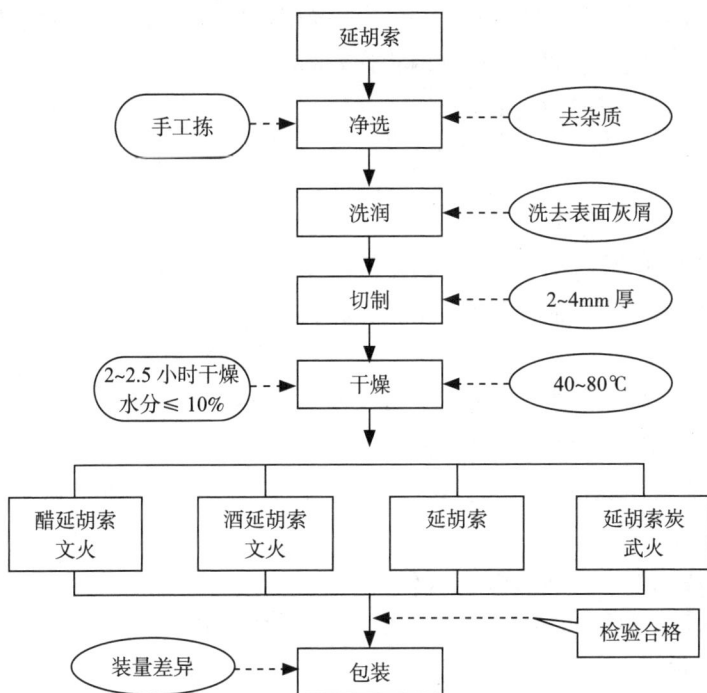

防己

【来源】为防己科植物粉防己 *Stephania tetrandra* S.Moore 的干燥根。秋季采挖，洗净，除去粗皮，晒至半干，切段，个大者再纵切，干燥。

【重点工艺】

（1）净制：拣去杂质及糠秕，大小粗细分档。

（2）洗润

方法一：将洗净的防己按大小个分别在洗药池或不锈钢桶中，添加清水至淹没防己为宜，分别浸泡 3 小时、2 小时，放出水液，闷润，间隔 1 小时淋水并翻动一次，淋润时间分别为 18 小时、12 小时左右。大块应提前 1 小时浸泡，夏天可缩短 2 小时左右，冬天可延长 2 小时左右。选池中相对大的用刀劈开，检查中间有无干心。注意：由于防己润制时间较长，此法尽量避免夏天使用，以防霉变。

方法二：将洗净的防己分别置润药机中，设定压力值在 -0.07MPa，抽真空时间 10~20 分钟，加湿热蒸汽，大个 14 分钟左右，小个 10 分钟左右，开始启动完成，取出趁热切制。

方法三：将防己按大小分别装入不锈钢容器，用清水以浸没防己面为度，泡至六七成透，把水放出，闷润至透，注意：夏季每天换水一次，闷润时注意翻动。

（3）切制：首选手工切制顶刀片，或者用送料槽宽 15cm 左右的转盘式切药机，调至低速，顺直摆放，均匀送料，切 4mm 厚片。

（4）干燥：晒干或 80℃耗能干燥。

防风

【来源】为伞形科植物防风 *Saposhnikovia divaricata*（Turcz.）Schischk. 的干燥根。春、秋二季采挖未抽花茎植株的根，除去须根和泥沙，晒干。

【重点工艺】

（1）净制：拣去杂质，残茎，老母，按大小分档。

（2）洗润：冲洗干净，覆盖，闷润 2~3 小时。

（3）切制：用皮带往复式切药机切制，在皮带槽内加隔板，隔板间距 7cm 左右，切 0.4cm 厚片。

（4）干燥：晒干或低温 45℃烘 6~7 小时。

（5）处理：洗吹去须毛，筛去碎屑，或分等级包装。

【规格参数】

表 3-1-22　防风饮片规格参数

品名	规格	直径（cm）	异形片（%）	碎屑（%）
关防风	精片	0.8~1.2	< 0.5	< 0.5
	选片	0.4~0.8	< 0.8	< 0.5
	统片	0.3~0.6	< 1.5	< 0.8
野防风（水防风）	选片	0.4~0.6	< 2	< 0.5
	统片	0.2~0.5	< 5	< 0.8
家防风	精片	1.4~1.8	< 0.5	< 0.2
	选片	0.8~1.4	< 0.8	< 0.2
	统片	0.4~0.8	< 1	< 0.5

红大戟

【来源】为茜草科植物红大戟 *Knoxia valerianoides* Thorel et Pitard 的干燥块根。秋、冬二季采挖，除去须根，洗净，置沸水中略烫，干燥。

【重点工艺】

（1）净制：拣去杂质。

（2）洗润：清水冲洗干净，覆盖，闷润 3~4 小时。

（3）切制：用皮带往复式切药机切制，在皮带槽内加隔板，隔板间距4cm左右，切0.3cm厚片。

（4）干燥：晒干或置热风循环烘箱80℃烘7~8小时。

红参/人参（生晒参、白参）

【来源】红参为五加科植物人参 *Panax ginseng* C. A. Mey. 的栽培品经蒸制后的干燥根和根茎。秋季采挖，洗净，蒸制后，干燥。

人参与红参基原相同，一般于秋季采挖，洗净经晒干或烘干。栽培的俗称"园参"；播种在山林野生状态下自然生长的称"林下山参"，习称"籽海"。

【重点工艺】

（1）分档：按粗细分档。

（2）润制：润切选料，通常选用条形较顺长的人参的参体。

①固位蒸润：将适量的待润制品置蒸笼蒸15分钟左右，或置热风循环烘箱内设定45℃加热1小时左右（红参），至柔软。如果是润药机，设置温度60℃，时间12分钟。注意：最高温度不得超75℃，时间不得过长，尽量避免反复蒸润，否则茬口发红发暗。

②移动蒸润：取适当大小的可移动池（容器），底部放2cm左右高的网板，然后将待润制品置于池内（容器），上面覆盖保温物（棉被、油毡、多层蛇皮袋等均可），通入100℃热蒸汽，蒸润10~15分钟，移动至切药机边，趁热切制。切制时，随取随盖，保持温度。此法简单快捷，效率高，为首选。注意：随取随盖，如果变硬，重新加热蒸润。如果在冬天，在润软后，加热管可仍在可移动池（容器）内，稍微通入蒸汽，保温即可。

关键点：同样注意控制温度与时间。

（3）切片：趁热用多孔式切片机或手工切药刀切制。根据客户需求切圆片或斜片。此法片形好，无跳刀，但效率低；批量大的，用皮带往复式切药机，取直径相近的参料，单层摆放，顺直贴紧，切1~2mm薄片。注意：即切即取，趁热切制，切制过程注意保温。切药机刀片的角度尽量尖锐，以18°以下为佳。另注意控制跳刀。如果较短小，为避免跳刀，可在平铺的上面覆一层荷叶，切片后先筛去碎荷叶。

（4）干燥：晾干，筛去碎屑，拣去异形片；或分级。

麦冬/山麦冬

【来源】

（1）麦冬：百合科植物麦冬 *Ophiopogon japonicus*（L.f）Ker-Gawl. 的干燥块根。

夏季采挖，洗净，反复暴晒、堆置，至七八成干，除去须根，干燥。

（2）山麦冬：百合科植物湖北麦冬 *Liriope spicata*（Thunb.）Lour. var. *prolifera* Y.T.Ma 或短葶山麦冬 *Liriope muscari*（Decne.）Baily 的干燥块根。夏初采挖，洗净，反复暴晒、堆置，至近干，除去须根，干燥。

另外，市场上目前以四川麦冬为主，杭麦冬几乎绝迹。山麦冬以湖北麦冬为主，短葶山麦冬少见。

【重点工艺】

（1）净制：筛去须根，拣去黑头、油头、乌花、杂质等。均匀优质货可省略此项。

（2）压扁：过筛，使麦冬的直径大小近似，喷洒 3% 左右的清水，翻动拌匀，用塑料布覆盖，闷置 12~24 小时（视原料干度情况，较大或较干的，中间需喷淋清水一次），至可折弯；或洗后，置热风循环烘箱内设定 45℃加热 40 分钟左右，至柔软，调整辊筒式轧扁机间距至 0.25~0.35cm 左右（小的间隙可小一点，大的间隙可大一点），用辊筒式轧扁机轧至适宜厚度的扁片（下料时需呈雨滴状散开落入，避免叠片出现）。轧扁时可在滚筒上适当喷洒清水。晒干或烘箱干燥。注意：加热的药材须趁热轧制。

如果客户不要压扁的，可按规格直接包装。

（3）抽芯：①先将麦冬用清水洗净，然后用塑料布覆盖，闷置 24 小时（视原料干度情况，较大或较干，中间需喷淋清水一次），至易折弯；或洗后，置热风循环烘箱内设定 45℃加热 40 分钟左右，至柔软；②轻轻锤扁，也可用轧扁机轧扁；③从当中折弯折断，外拉抽芯，另一半用钳子钳住芯子，抽出干燥即可。注意：加热的药材须趁热抽芯。

一般情况下，麦冬是不抽心的，除个别的特殊要求。

（4）干燥：烘干或阴干。

至于分级，根据市场需求或依据【国药联材字（84）第 72 号文附件】《七十六种药材商品规格标准》之川麦冬规格标准为参考，即：一等：干货。每 50 克 190 粒以内。二等：干货。每 50 克 300 粒以内。三等：干货。每 50 克 300 粒以外，最小不低于麦粒大。

远志

【来源】为远志科植物远志 *Polygala tenuifolia* Willd. 或卵叶远志 *Polygala sibirica* L. 的干燥根。春、秋二季采挖，除去须根和泥沙，晒干或抽取木心晒干。在传统上，远志是要抽去木心的。未抽芯的远志称"远志棍"，抽芯的远志，较粗且呈筒状的，称"远志筒"，较细小不成形的，称"远志肉"。如果按【国药联材字（84）第72号文附件】《七十六种药材商品规格标准》，"远志筒"又分2等，一等：长7cm中部直径0.5cm以上；二等：长5cm中部直径0.3cm以上。

市场商品植物来源以远志（线型叶）为主，多产于山西运城一带。

【重点工艺】

（1）视规格标准情况。分远志筒、远志肉和远志（含木心的）。远志筒和远志肉要拣去杂质和木心：远志（含木心）需剪去芦头。

（2）水洗：快速冲洗，覆盖，远志筒闷润1~2小时，远志棍闷润2~4小时，远志肉和1.6cm以下的远志筒可直接干燥。

（3）切制：长1.6cm以上的远志筒在皮带槽内加隔板，隔板间距5cm左右，切0.6cm长段。远志棍用直线往复式切药机切0.6cm的段。

（4）晒干或80℃干燥。筛去碎屑。注意：洗后或切后需尽快干燥。

（5）制远志：取甘草，加净远志量50%的清水，煎煮2小时左右，去渣，得提取液重量约30%，加净远志，拌匀，至润透，将远志及其未尽汁液一同倒入蒸煮锅内，用文火煮至汤液吸尽，取出，干燥。每100kg远志段，用甘草6kg。

【规格参数】

表3-1-23 远志饮片规格参数

品名	规格	要求	杂质（%）	抽心率（%）	其他
远志	统	远志筒，直径0.3~0.5cm，过2#筛	< 1	95	
远志	选	远志筒，直径0.4~0.7cm，过3#筛	< 1	98	
远志	远志肉	过1.5#筛	< 2	85	
远志	远志棍	过1.5#筛	< 2	含心	长自然段无硫
远志	精选	远志筒，直径0.8cm以上，手选	0	100	
制远志	统	远志筒，直径0.3~0.5cm，过2#筛	< 1	95	
制远志	精选	远志筒，直径0.8cm以上，手选	0	100	

【工艺流程图】

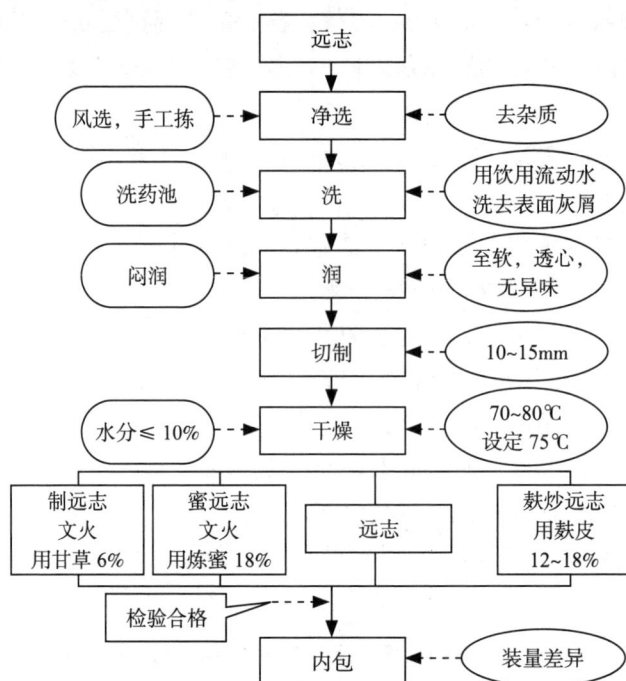

赤芍

【来源】为毛茛科植物芍药 *Paeonia lactiflora* Pall.（与白芍相同）或川赤芍 *Paeonia veitchii* Lynch 的干燥根。春、秋二季采挖，除去根茎、须根及泥沙，晒干。

【重点工艺】

（1）净制：拣去杂质，狗头，糠空，按大小分档。

（2）洗润：将赤芍大、小条分别在洗药池内分别用流动的清水冲洗干净覆盖塑料布，淋润，前4小时每2小时喷水一次，夏秋天润12小时左右，冬春季节润18小时左右，至透心。以弯曲法检查药材略弯曲不易折断即为润透。根据粗细调整润制时间，粗的一般应提前4~6小时洗润。

（3）切制：用带式直线切药机或链条窄槽转盘机理顺切0.3~0.4cm厚片。入料槽太宽可在皮带槽内加隔板，隔板间距10cm左右。

（4）干燥：晒干或80℃干燥。筛去碎屑。或分等级包。

（5）酒赤芍：取净赤芍片，拌入12%的黄酒，至吸尽，摊晾2小时左右，收起，以小中火炒干。

【规格参数】

表 3-1-24　赤芍饮片规格参数

规格	片型	直径（cm）	片厚（cm）	异形片（%）	空心片（%）	碎屑（%）
精片	顶刀	1.2~1.5	0.3	0	0	0.5
选片	顶刀	0.8~1.2	0.3	< 2	< 1	< 0.5
统片	顶刀	0.4~1	0.3	< 3	< 1	< 0.8

苍术

【来源】 为菊科植物茅苍术 *Atractylodes lancea*（Thunb.）DC. 或北苍术 *Atractylodes chinensis*（DC.）Koidz. 的干燥根茎。春、秋二季采挖，除去泥沙，晒干，撞去须根。

市场商品中，以北苍术为主流，茅苍术占高端。

【重点工艺】

（1）净制：未撞皮的，置滚筒机内旋转撞掉栓皮须毛，过筛除去。

（2）洗润：将苍术在洗药池内用流动的清水冲洗干净，覆盖塑料布。每 1.5 小时喷水一次，夏秋天润 5 小时左右，冬春季节润 12 小时左右，至透心。

（3）切制：用 V 形口切片机或链条式转盘机切 0.3~0.4cm 厚片。

（4）干燥：晒干或 60℃ 干燥。筛去碎屑。

（5）麸炒苍术：以小武火将滚筒式炒药机加热，初，撒入少量麸皮，观察麸皮冒烟情况，达到撒入即冒黄烟或见火星时，加入 10%~15% 的麸皮，立即加入定量的苍术片，以中速运转 5 分钟左右，待苍术表面呈深黄色时立即出锅，筛去麸皮。部分地区性规范用蜜炙麸皮的则取蜜炙麸皮炒制。

过筛：在振动筛上装 2 层筛网，上层放孔径 6mm 筛，下层放 2mm 筛，将麸炒的物料过筛，底层为碎麸皮及碎屑，上层为洁净的饮片，中层的是麸皮和小的物料，需再用风机吹分。用风机调整风力，吹去残留的麸皮（现代加工的麸皮片子较大，4mm 筛筛不净）。

（6）米泔水制苍术

①米泔水制备：每 100kg 待炮制苍术取大米 4kg，将大米反复搓揉淘洗，收取淘米水，即为米泔水。每 1kg 大米收取米泔水 5kg，备用。

②取苍术片，用苍术重量的 20% 米泔水喷洒湿润，置锅内用文火炒至微黄色。

③取净苍术药材，倒入苍术重量的 20% 米泔水，翻动拌匀，闷润至透，如有干心可喷淋适量清水，润透后用上述（3）法切制，干燥。或炒黄或麸炒。

【工艺流程图】

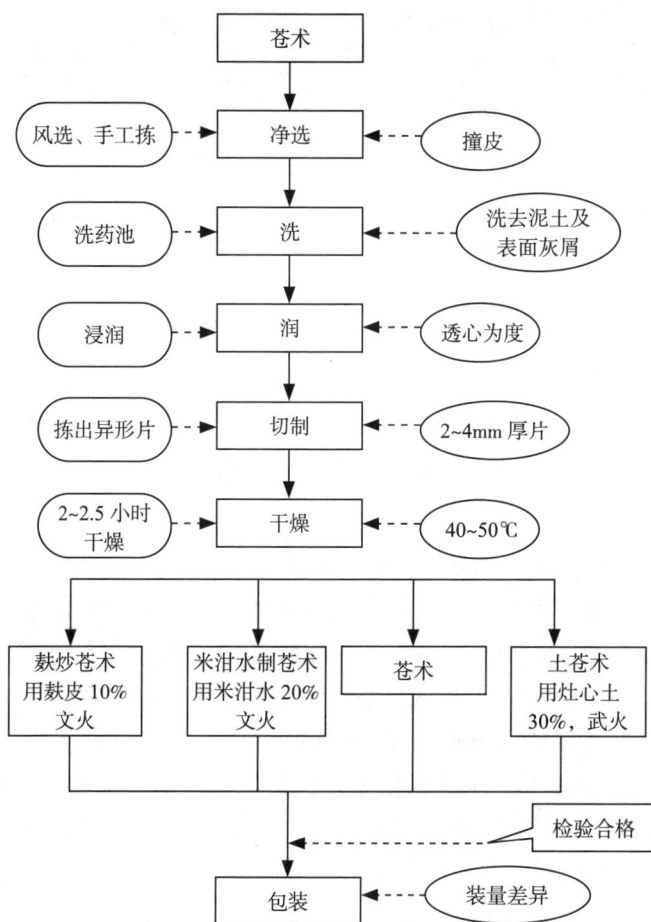

何首乌

【来源】为蓼科植物何首乌 *Polygonum multiflorum* Thunb. 的干燥块根。秋、冬二季叶枯萎时采挖，削去两端，洗净，个大的切成块，干燥。

【重点工艺】

（1）拣去杂质，藤茎，按大小分档。

（2）按大小分别冲洗干净，添加药材重量 1/3 的清水，翻动，闷润至吸尽。

（3）选厚薄相对均匀的片，用皮带往复式切药机，单层摆放，切 1.0cm 左右厚片（条）。或将切好的条片再用皮带往复式切药机，加 6cm 宽隔板，理顺顶刀切成丁块状。说明：何首乌药材本身体型较大，即使片或块，其厚度也往往在 1.2cm以上，否则，其成分难以煎出。故而何首乌一般均需切制成适当厚度的片或小块。建议在原何首乌片的基础上，润软后复切成 0.4cm 的长条片，或复切成 0.5cm 见方的丁块。

（4）制何首乌

1）黑豆汁制备：取生何首乌重量的10%的净黑豆，加10倍量的清水，煮约4小时，滤取汁液约黑豆重量的5.5倍，将豆渣再加4倍量清水，复煮约3小时，滤取汁液重量约等于黑豆重量的2.5倍，合并得黑豆汁约为黑豆重量的8倍，即何首乌重量的75%（最少70%），备用。（如果按《中国药典》的黑豆水制法"取黑豆10kg，加水适量，煮约4小时，熬汁约15kg，豆渣再加水煮约3小时，熬汁约10kg，合并得黑豆汁约25kg"的出水比例，何首乌是泡不透、蒸不透的。）

2）蒸炖炮制

①蒸法：为主流加工方法。缺点：干燥后角质化程度稍差；优点：操作简单。

处理：取分级的首乌片（块、丁）置不锈钢池内，加入煮好的热黑豆汁，拌匀，并每隔1~3小时翻动一次，闷润24~48小时左右（如果是没有经过复切的较大的块或片，润制时间更长，根据大小，一般需要3~4天），使汁液被吸尽，何首乌内外呈湿润状态。关键点：一定要湿透，如有硬心，可适量添加清水，宁过勿欠。为加速润透，在黑豆汁热的时候加入为佳。

蒸制：置不锈钢蒸煮锅内，常压蒸10~16小时，闷置12小时，至内外均呈棕褐色。

切制：如果是没有经过复切的较大的块或片，则在蒸好后稍晾，按上述（3）的切法切成1.0cm左右厚度的片或方块。为了使有效成分容易煎出，建议切成0.4cm的长条片，或切成0.5cm见方的丁块，干燥。

干燥及筛分：晒干或80℃干燥至透。筛去碎屑或分级。

②炖法

处理：取上述（3）切好的何首乌片或丁置不锈钢蒸煮锅内，添加上述煮好的黑豆汁，拌匀，使黑豆汁刚没药材，浸润24~48小时，其间翻动。

蒸制：武火（大汽）加热至沸腾，煮制0.5小时，后为文火（小汽）慢煮6~10小时，至汁液尽，何首乌内外均呈棕褐色。切法同上。

干燥：自然干燥或机械耗能80℃以下干燥至透，达到断面角质发亮。筛去碎屑或分级。注意：干燥不透，断面无角质发亮或不明显。炖制时不得使用铁锅。

【规格参数】

表3-1-25　何首乌饮片规格参数

规格	片型	直径（cm）	异形片（%）	质地	碎屑（%）
生选片	自然片	4~5	0	红棕或红褐	< 0.1
制选片	自然片	4~5	0	角质，亮	< 0.1
制选丁	丁	0.8 × 0.8	< 5	角质，亮	< 0.5

规格	片型	直径（cm）	异形片（%）	质地	碎屑（%）
制统丁	丁	0.8×0.8	< 15	角质，亮	< 0.8

【工艺流程图】

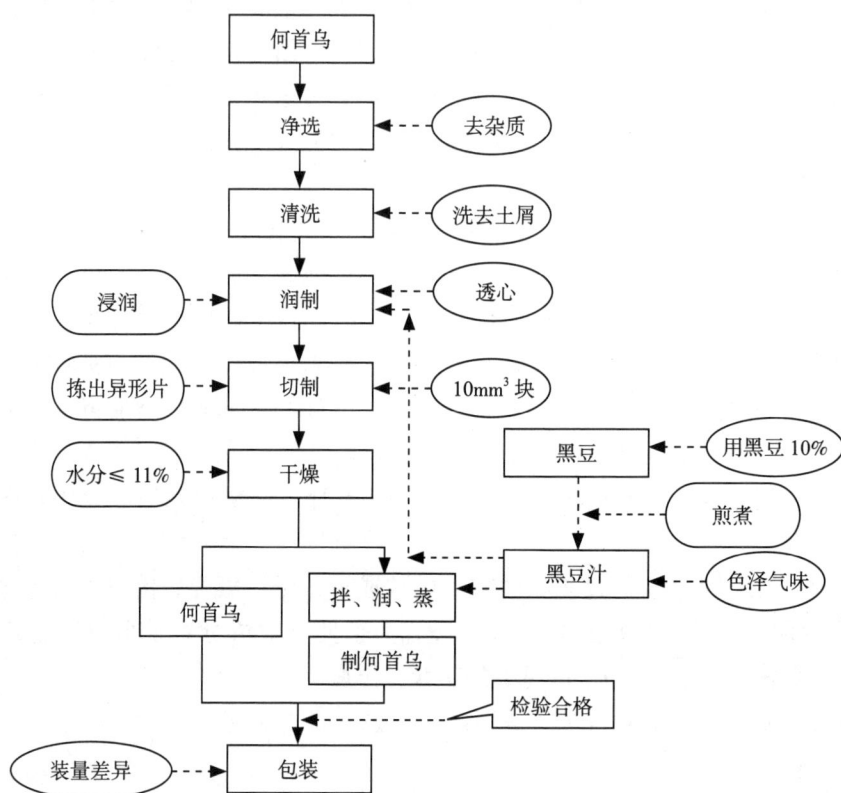

延伸话题：

何首乌与制何首乌的含量

（1）何首乌原料含量（结合蒽醌）不合格能不能做制何首乌？回答是可以的。何首乌原料中的结合蒽醌有一定比例的不达标，但其经过蒸制，其游离蒽醌会提高的，制何首乌检测的是游离蒽醌，只要蒸制合适都会变合格的。

（2）制何首乌含量不合格是什么原因造成的？前面说了，只要蒸制方法合适，即使原料不合格的，其制品也会合格的，关键是如果在蒸制前没有润制到位，出现半干或干心蒸制，会导致制何首乌断面的角质化差，且其游离蒽醌含量也不容易合格。

羌活

【来源】为伞形科植物羌活 *Notopterygium incisum* Ting ex H.T.Chang 或宽叶羌

活 *Notopterygium franchetii* H.de Boiss. 的干燥根茎和根。春、秋二季采挖，除去须根及泥沙，晒干。

【重点工艺】

（1）净制：拣去杂质，将大头羌及洗的根茎分开。

（2）洗润：蚕羌、竹节羌和条羌轻轻冲洗，大头羌用水枪反复冲洗，覆盖，闷润 2~3 小时，检查时可适当喷淋清水。

（3）切制：用皮带往复式切药机切制，在皮带槽内加隔板，隔板间距 7cm 左右，切 0.4cm 厚片。

（4）干燥：晒干或低温 45℃烘 6~7 小时。

（5）处理：筛去碎屑。或大小分等级。

商品规格相对较少，工艺流程图类似丹参，略。

附子

【来源】为毛茛科植物乌头 *Aconitum carmichaelii* Debx. 的子根的加工品。6 月下旬至 8 月上旬采挖，除去母根、须根及泥沙，习称"泥附子"，加工成下列规格。

选择个大、均匀的泥附子，洗净，浸入食用胆巴的水溶液中过夜，再加食盐，继续浸泡，每日取出晒晾，并逐渐延长晒晾时间，直至附子表面出现大量结晶盐粒（盐霜）、体质变硬为止，习称"盐附子"。今商品少见。

取泥附子，按大小分别洗净，浸入食用胆巴的水溶液中数日，连同浸液煮至透心，捞出，水漂，纵切成厚约 0.5cm 的片，再用水浸漂，用调色液使附片染成浓茶色，取出，蒸至出现油面、光泽后，烘至半干，再晒干或继续烘干，习称"黑顺片"。黑顺片一般可直接入药。

选择大小均匀的泥附子，洗净，浸入食用胆巴的水溶液中数日，连同浸液煮至透心，捞出，剥去外皮，纵切成厚约 0.3cm 的片，用水浸漂，取出，蒸透，晒干，习称"白附片"。白附片可直接入药。

【重点工艺】

（1）黑顺片、白附片一般可直接调剂入药。

（2）淡附片：取盐附子，用大量清水浸漂，每日换水 2~3 次，至口尝不咸，然后用盐附子 5% 的甘草、10% 的黑豆加水共煮，至透心，切开后口尝无麻苦感时，取出，除去甘草、黑豆，切薄片，晒干。

（3）炮附片：取适量河砂置滚筒式炒药机内，以武火加热至流利，如有温度仪，其读数显示为 300~350℃时，倒入附片（多用黑顺片），中速转动至起泡，立即出锅，并筛去河砂。

【规格参数】

表 3-1-26　附子饮片规格参数

品名	规格	性状描述
附片（黑顺片）	统片	为纵切片，上宽下窄，长 1.7~5cm，宽 0.9~3cm。厚 0.2~0.5cm。
附片（黑顺片）	选片	为纵切片，上宽下窄，长 1.7~5cm，宽 0.9~3cm。厚 0.2~0.5cm。
附片（白附片）	选片	为纵切片，上宽下窄，长 1.7~5cm，宽 0.9~3cm。厚 0.2~0.5cm。

【工艺流程图】

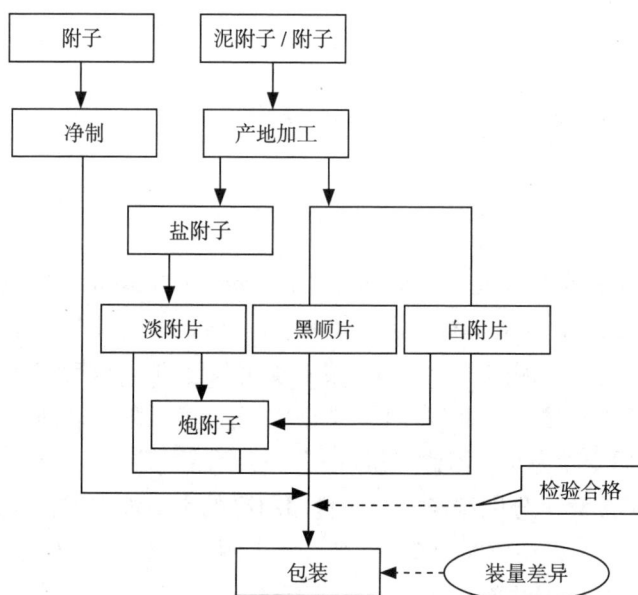

板蓝根

【来源】为十字花科植物菘蓝 *Isatis indigotica* Fort. 的干燥根。秋季采挖，除去泥沙，晒干。

【重点工艺】

（1）净制：做饮片选条顺直，断面边缘粉白色黄心小的条子货，拣去杂质，柴性母根及糠空。

（2）洗润：将净选过的板蓝根置洗润药池中，加清水冲洗干净，覆盖，闷润 3~6 小时，其间，可适量喷洒清水。用弯曲法检查能够弯曲。

（3）切制：用皮带往复式切药机切制，在皮带槽内加隔板，隔板间距 7cm 左右，切 0.4cm 厚片。

（4）干燥：晒干或耗能干燥 6~7 小时。

（5）处理：过孔径 0.4cm 筛网，以下做提取用，以上的拣去蓝头，包装。

【规格参数】

表 3-1-27 板蓝根饮片规格参数

规格	直径（cm）	片厚（cm）	色泽	异形片（%）	碎屑（%）	备注
精片	0.9~1.2	0.4	心黄边白	< 1	< 0.5	边沿显粉性
选片	0.6~0.9	0.4	心黄边白	< 2	< 0.7	
统片	0.3 以上	0.4	心黄边白	< 5	< 0.8	

郁金

【来源】为姜科植物温郁金 *Curcuma wenyujin* Y.H.Chen et C.Ling、姜黄 *Curcuma longa* L.、广西莪术 *Curcuma kwangsiensis* S.G.Lee et C.F.Liang 或蓬莪术 *Curcuma phaeocaulis* Val. 的干燥块根。前两者分别习称"温郁金"和"黄丝郁金"，其余按性状不同习称"桂郁金"或"绿丝郁金"。冬季茎叶枯萎后采挖，除去泥沙和细根，蒸或煮至透心，干燥。（只可晒干，不可烘干，否则起泡）。

温郁金来源于温莪术，主产浙江、四川；桂郁金来源于广西莪术，主产于广西；绿丝郁金来源于蓬莪术，主产于四川、福建；黄丝郁金来源于植物姜黄，主产于四川、福建。

附：莪术、郁金、姜黄植物与商品的对应关系如下。（图 3-1-1，表 3-1-28）

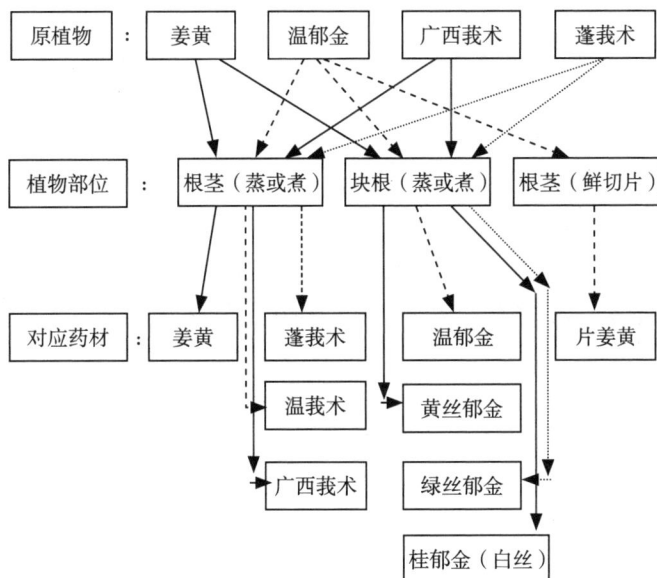

图 3-1-1 莪术、郁金、姜黄植物与商品关系对应图

表 3-1-28　莪术、郁金、姜黄植物与商品关系对应表

种源	根茎商品	块根商品	主要产地	备注
温郁金	温莪术、片姜黄	温郁金	浙江四川	温莪术与片姜黄是同一部位而加工方式的不同商品，均来源于植物温郁金的根茎，温莪术需要经过蒸或煮，而片姜黄则直接鲜切干燥。
广西莪术	广西莪术	桂郁金、绿丝郁金	广西	按性状不同习称"桂郁金"或"绿丝郁金"
蓬莪术	蓬莪术	绿丝郁金、桂郁金	四川福建	
姜黄	姜黄	黄丝郁金	四川福建	传统上黄丝郁金质量最优，表皮较细腻，断面色红黄，气芳香

【重点工艺】

（1）净制：拣去杂质，起泡，黑头，按大小分档。

（2）洗润：将郁金按大小分别装入容器内，用清水以浸没郁金表面为度，泡至郁金六七成透，把水放出，闷润至透。

（3）切制：用加压式刨片机或 V 形口切片机切 3~4mm 薄片。说明：就目前的郁金切片来看，极易烂裂，片形多不理想，传统用硫黄熏蒸效果会好一些。当今，郁金产地加工中，待蒸煮后干燥至六七成干时直接切片，其片形效果比较理想，因此，郁金建议产地切片。

（4）晒干或耗能烘干，一般 6~7 小时。

（5）醋郁金：炮制。

①取郁金片置不锈钢池中，拌入其重量 24% 的米醋，翻动闷润至吸尽，稍晾至 7~8 成干，置滚筒式炒药机，低速转动，小中火炒干，颜色变深出锅。

②取郁金置不锈钢池中，拌入其重量 24% 的米醋，翻动闷润至吸尽，检查是否有硬心，如果不透，喷洒适量清水，闷润至无硬心，表里一致，按上述（3）的方法切片，晾晒至 7~8 成干，置滚筒式炒药机，低速转动，小中火炒干，颜色变深出锅。

【工艺流程图】

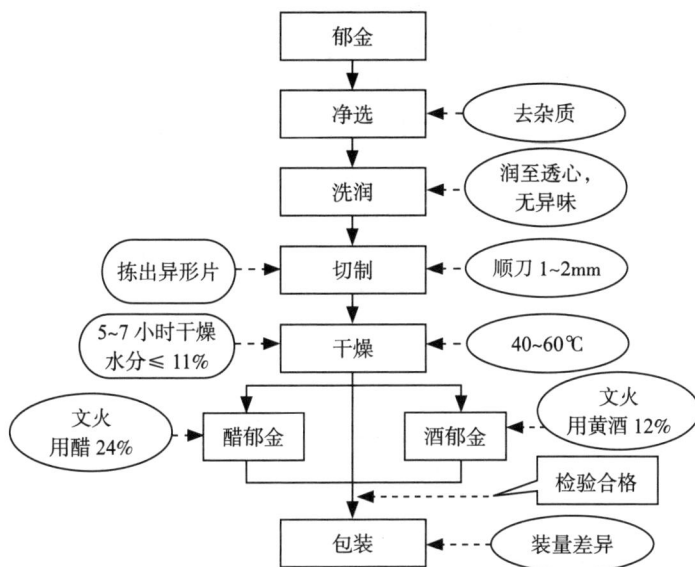

知母

【来源】为百合科植物知母 *Anemarrhena asphodeloides* Bge. 的干燥根茎。春、秋二季采挖，除去须根和泥沙，晒干，习称"毛知母"；或除去外皮，晒干。

目前各地以栽培品为主，主要在河北、安徽等地。一般情况下，河北产含量高于安徽产。

【重点工艺】

（1）净制：毛知母：拣去杂质，去除残根（去除毛根：充分干燥，取适量置滚筒内，并添加部分带棱角的石头块，旋转撞击，然后筛去撞掉的毛根）；知母肉：拣去杂质。

（2）洗润：冲洗干净，覆盖，闷润 6~10 小时，间隔 2 小时喷淋清水一次，至柔软。

（3）切制：用链条往复式切药机（剁刀机）或皮带往复式切药机或者转盘式切药机理顺压实，顶刀切 0.3~0.4cm 的类圆形厚片（此为符合《中国药典》规定性状）。实际商品中多切顺片，切顺片用加压式刨片机或 V 形口切片机，顺切0.3~0.4cm 厚的长片。

（4）干燥：晒干或耗能干燥。

（5）处理：毛知母：吹去须毛，或筛去毛屑；知母肉：筛去碎屑。

（6）盐知母：取知母片重量 2% 的食盐，添加食盐量 3 倍的清水，搅拌令充分溶解，拌入知母片中，闷置 2 小时，摊开晾晒 2 小时，置滚筒式炒药机，以小中火炒干。

【工艺流程图】

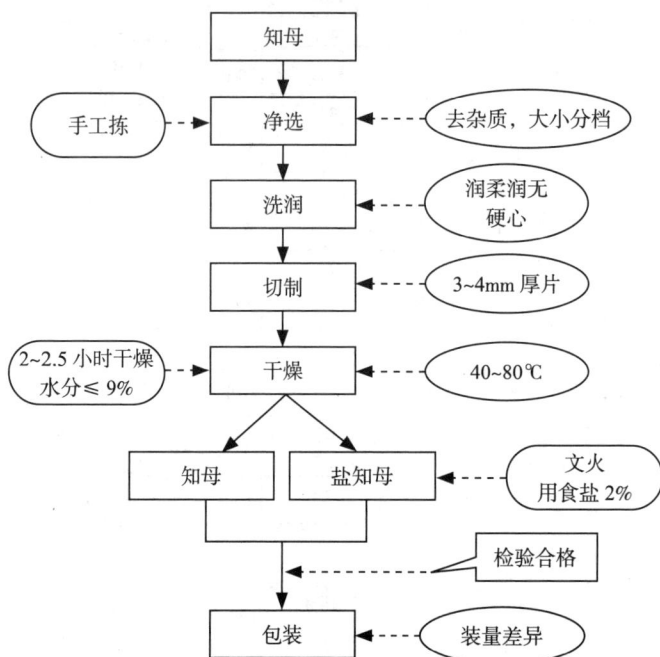

狗脊

【来源】为蚌壳蕨科植物金毛狗脊 *Cibotium barometz*（L.）J.Sm. 的干燥根茎。秋、冬二季采挖，除去泥沙，干燥；或去硬根、叶柄及金黄色绒毛，切厚片，干燥，为"生狗脊片"；蒸后晒至六七成干，切厚片，干燥，为"熟狗脊片"。商品中大都为"片"。

【重点工艺】

（1）净制：拣去杂质，刮去残毛。

（2）烫狗脊

①先将狗脊片用直线切药机切成 2cm 左右的块状，过 10# 和 20# 筛分级，分别烫制。

②取适量河砂置滚筒式炒药机内，以中武火加热至流利，如有温度仪，其读数显示为 320℃ 左右时，倒入狗脊片，中速转动至起泡，立即出锅，并筛去河砂。

③放凉后除去残存绒毛。

关键控制点：砂烫前先处理成大小相对一致的块，并使其足干。再者温度不可过高或过低。

（3）酒蒸狗脊：取净狗脊片，拌入其重量15%的黄酒，拌匀，至黄酒吸尽，如有干心，喷洒适量清水继续闷润，润透后，置蒸锅内，用武火（大气）加热蒸4~6小时，停火（汽），闷6~8小时，取出，自然干燥或耗能干燥。

京大戟

【来源】为大戟科植物大戟 *Euphorbia pekinensis* Rupr. 的干燥根。秋、冬二季采挖，洗净，晒干。

【重点工艺】

（1）净制：拣去杂质，大小分档。

（2）洗润：将京大戟按大小分别装入洗润药池中，先用清水冲洗干净，然后加清水至浸没京大戟面为度，泡至六七成透，把水放出，闷润至透。注意：夏季每天换水一次。

（3）切制：用链条往复式切药机（剁刀机），理顺压实切0.3~0.4cm厚片。

（4）干燥：晒干或耗能干燥。过直径0.5cm筛网，筛去碎屑。

（5）醋京大戟：取净京大戟片，拌入米醋，闷润翻动至吸尽，摊开稍晾，置滚筒式炒药机内以中文火炒干。每100kg京大戟片，用米醋30kg。

泽泻

【来源】为泽泻科植物东方泽泻 *Alisma orientale*（Sam.）Juzep. 或泽泻 *Alisma plantago-aquatica* Linn. 的干燥块茎。冬季茎叶开始枯萎时采挖，洗净，干燥，除去须根和粗皮。

产地主要有建泽泻和川泽泻。建泽泻质地相对坚实，川泽泻质地相对轻飘。

【重点工艺】

（1）净制：拣去杂质及焦枯、虫蛀等。用孔径3.5cm的筛子过筛分档。

（2）洗润

方法一：上述不同大小的泽泻分别置洗润药池或不锈钢桶中，添加清水至淹没泽泻为宜，分别浸泡2~3小时，放出水液，闷润，间隔1小时淋水并翻动一次，淋润时间分别为18~24小时。夏天可缩短2小时左右，冬天可延长2小时左右。选各池中相对大的用刀劈开，检查中间有无干心。注意：大个的宜先浸泡1天。另外，由于泽泻润制时间较长，此法尽量避免夏天使用，以防霉变。

方法二：将洗净的泽泻分别置润药机中，设定压力值在 −0.07MPa，抽真空时间15~25分钟，加湿热蒸汽，大个12分钟左右，小个8分钟左右，开始启动完成，取出趁热切制。注意：建泽泻的加湿热蒸汽时间需延长2分钟左右。

方法三：将净泽泻置洗药池内，先用清水冲洗，然后添加清水达药材重量的

1/3，每间隔 2 小时翻动一次，夏、秋季节（25℃以上）26 小时左右，冬、春季节（25℃以下）48 小时左右；至水被吸尽，选个大的切开或以针刺检查心部，如心部较硬，喷洒适量清水继续闷润，达无干心或微有干心后，取出，晾 2~3 小时，至表面稍硬，便可切制。

关键点：浸润用水宁少勿多，忌伤水。说明：上面是大个泽泻的闷润时间，小的可缩短 4~5 小时，另外建泽泻的闷润时间需延长 2 小时左右。

（3）切制：用加压式刨片机或离心式旋切机切 0.4cm 厚片。

（4）干燥：晒干或耗能干燥。注意：水分勿低于 9.0%，在 11%~12% 为佳。提示：泽泻饮片在烘干的时候切勿烘过，否则极易碎烂，当注意温度和时间。

（5）盐泽泻：取泽泻片重量 2% 的食盐，添加食盐量 3 倍的清水，搅拌令充分溶解，拌入泽泻片中，闷置 2 小时，摊开晾晒 4 小时，置滚筒式炒药机，以小中火炒干。

【规格参数】

表 3-1-29　泽泻饮片规格参数

品名	规格	性状描述	水分控制（%）	色泽
泽泻	统片	个子进厂后切制过筛，选 14# 筛以上的	12~13	黄白色
泽泻	选片	个子进厂后切制过筛，选 20# 筛以上的	12~13	黄白色

【工艺流程图】

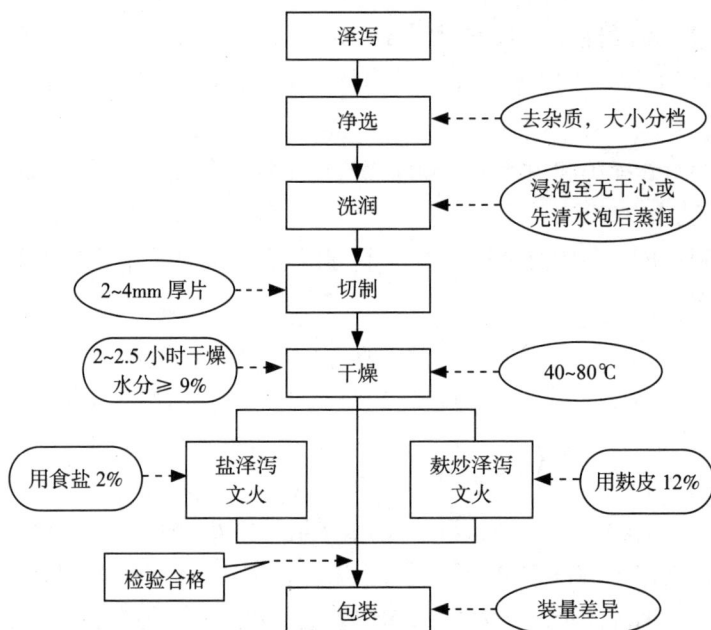

细辛

【来源】为马兜铃科植物北细辛 *Asarum heterotropoides* Fr. Schmidt var. *mandshuricum*（Maxim.）Kitag.、汉城细辛 *Asarum sieboldii* Miq.var.*seoulense* Nakai 或华细辛 *Asarum sieboldii* Miq. 的干燥根和根茎。前二种习称"辽细辛"。夏季果熟期或初秋采挖，除净地上部分和泥沙，阴干。

【重点工艺】

（1）净制：先用叉反复拍、抖、挑，抖落部分石子、土屑等杂质。用叉子挑离较长及成团块的，使细辛分成碎短部分和大个部分。有地膜的话拣去地膜。

（2）洗润切：对水分较低的，用清水快速冲洗，停置 1~2 小时；用链条往复式切药机（剁刀机）理顺压实切 1.5cm 长段，对市场货（可折弯的）可直接切制。对有根头较大（根茎部分）的，随即再过直径 2cm 筛网，将大的团状根再切一次。再用叉子挑离较长及成团块的，使细辛分成碎短部分和合格部分。

（3）处理：将两次碎短部分置水中快速撇出，直接晾干。

（4）干燥：置无阳光处，薄摊晾干。

（5）半成品处理：调整风力，将晾干的碎短部分过风机，使石子、土屑、地膜及绒根分离。将石子细辛混杂部分再反复风吹 3~4 次，然后将分离不出的部分，对收集的底部的较碎小的尾料，再采取"流水冲漂法"冲漂去碎石，干燥。或过孔径 0.05cm 筛网，筛去绒根，二次挑拣石子、地膜等杂质。

性状要求：0.5~2cm 的段，无团块，偶有单支根茎带跟的。

茜草

【来源】为茜草科植物茜草 *Rubia cordifolia* L. 的干燥根和根茎。春、秋二季采挖，除去泥沙，干燥。多伪品，注意鉴别。

【重点工艺】

（1）净制：拣去残茎，杂质。

（2）洗润：抢水洗净，直径 0.5cm 以下的，闷润 1 小时左右，直径 0.5cm 以上的中间喷淋清水，闷润 2 小时左右。注意：喷淋的余水勿流失，要完全被茜草吸收。

（3）切制：用链条往复式切药机（剁刀机）理顺压实切 0.6cm 长段。

（4）干燥：晒干或 75℃烘 6 小时左右干燥。

（5）处理：筛去碎屑，吹去须毛、茎基。或过孔径 0.5cm 筛网分级。

【规格参数】

表 3-1-30　茜草饮片规格参数

规格	片型	直径（cm）	片厚（cm）	异形片（%）	碎屑（%）	部位
精片	圆形及类圆	0.5~0.8	0.4~0.6	< 2	< 0.5	根
选片	圆柱形及类圆柱形	0.35~0.5	0.6	< 4	< 0.5	根
统片	自然片	0.15~1	0.6	—	< 3	根及根茎

延伸话题：茜草的羟基茜草素含量不易合格，在洗润的时候尽量减少用水时间和水量。

胡黄连

【来源】 为玄参科植物胡黄连 *Picrorhiza scrophulariiflora* Pennell 的干燥根茎。秋季采挖，除去须根和泥沙，晒干。

【重点工艺】

（1）净制：拣去杂质。

（2）洗润：将净胡黄连置洗药池内，先用清水冲洗，然后添加清水达药材重量的 1/5，每间隔 1 小时翻动一次，夏、秋季节（25℃以上）2 小时左右，冬、春季节（25℃以下）4 小时左右；至水被吸尽，选较粗的用折弯法检查，达无干心。

（3）切制：用皮带往复式切药机，传送带上加 6cm 左右的隔板槽，将胡黄连理入槽内切制。或用链条往复式切药机（铡刀机）理顺压实切 0.3cm 厚片。注：《中国药典》要求为薄片，但易碎裂。

（4）干燥：晒干或 75℃烘 6 小时左右干燥。

（5）筛分：筛去碎屑。

南沙参

【来源】 为桔梗科植物轮叶沙参 *Adenophora tetraphylla*（Thunb.）Fisch 或沙参 *Adenophora stricta* Miq. 的干燥根。春、秋二季采挖，除去须根，洗后趁鲜刮去粗皮，洗净，干燥。

【重点工艺】

（1）净制：拣去杂质和裂片，筛去碎屑。

（2）洗润：将净南沙参置洗药池内，用清水冲洗干净，沥净残水，晾置 2~4 小时。

（3）切制：用皮带往复式切药机，传送带上加 6cm 左右的隔板槽，将南沙参理入槽内切制。或用链条往复式切药机（剁刀机）理顺压实切 0.3~0.4cm 厚片。

（4）干燥：自然干燥或 75℃耗能干燥。

（5）处理：筛去碎屑，或可大小分级。

威灵仙

【来源】为毛茛科植物威灵仙 *Clematis chinensis* Osbeck、棉团铁线莲 *Clematis hexapetala* Pall. 或东北铁线莲 *Clematis manshurica* Rupr. 的干燥根和根茎。秋季采挖，除去泥沙，晒干。

威灵仙主产于江苏、浙江、安徽、江西；棉团铁线莲主产于山东及东北；东北铁线莲主产于东北诸省。目前市场上以威灵仙为主流商品。

【重点工艺】

（1）净制：先用叉反复挑、抖、拍，去除部分石子、土屑，然后再拣去石子、地膜等杂质，去除残茎。将碎短部分和整个部分分开。

（2）洗润：将整个部分用清水快速冲洗，停置 1~2 小时；将碎短部分置水中快速撇出，直接晾干。

（3）切制：用链条往复式切药机（剁刀机）理顺压实切 1.5cm 长段。对有根头较大（根茎部分）的，随即再过直径 2~2.5cm 筛网，将大的团状根再切一次。

（4）干燥：晒干或机械耗能干燥。

（5）处理：过孔径 0.1cm 筛网，筛去碎屑及绒根，二次挑拣石子、地膜等杂质。对收集的底部的较碎小的尾料，可采取"流水冲漂法"冲漂去碎石。

骨碎补

【来源】为水龙骨科植物槲蕨 *Drynaria fortunei*（Kunze）J.Sm. 的干燥根茎。全年均可采挖，除去泥沙，干燥或再燎去茸毛（鳞片）。

骨碎补别名：猴姜、猢狲姜、过山龙、石良姜、爬岩姜、地蜈蚣、猴掌姜、毛姜、申姜、岩姜等。

【重点工艺】

（1）净制：拣去杂质及采收燎茸毛时鼓起的。拣出鼓起的骨碎补留着烫骨碎补时用。

（2）入洗润药池中加水至淹没，用废扫帚头来回冲撞，并浸泡 15 分钟左右，放出废水，再用清水冲洗。覆盖，闷润 12 小时左右，中间可淋水 3~4 次。

（3）用链条往复式切药机或转盘式切药机，理顺压实切 0.4~0.5cm 厚片。

（4）晒干或机械耗能干燥。

（5）筛或吹去碎屑及茸毛。

（6）烫骨碎补：取适量河砂置滚筒式炒药机内，以小武火加热至流利，如有温度仪，其读数显示为300℃（电磁炒药机）左右时，倒入生骨碎补个子或者片子，中速转动至鼓起，立即出锅，并筛去河砂。个子约6分钟，片约4分钟。注意：控制好河砂的温度，加药量掌握在不超过锅体容积的1/5，骨碎补个子时间要长一点。98%鼓起时即可出锅。

香附

【来源】为莎草科植物莎草 *Cyperus rotundus* L. 的干燥根茎。秋季采挖，燎去毛须，置沸水中略煮或蒸透后晒干，或燎后直接晒干。

目前商品中有毛香附和光香附，简单燎去毛须的为毛香附，产地用滚筒撞净毛须的为光香附。

【重点工艺】

（1）净制：毛香附需用滚筒撞净毛须，过筛筛去须尾，成光香附，拣去石头等杂质。

（2）洗润：用水漂去草棒空心等杂质，翻搅捞出香附（避免捞出底部石子）。

润法一：将净香附置洗药池内，添加清水达药材重量的1/5，初期每间隔2小时翻动一次，夏、秋季节（25℃以上）12小时左右，冬、春季节（25℃以下）20小时左右；至水被吸尽，选个大的折断检查心部，如心部较硬，喷洒适量清水继续闷润，达无干心或微有干心后，取出。关键点：浸润用水宁少勿多，忌伤水。

润法二：将洗净的香附置润药机中，设定压力值为 –0.07MPa，抽真空时间10~20分钟，加湿热蒸汽，8分钟左右，开始启动完成，取出趁热切制。

（3）切制：用V形口切片机切3mm左右厚片。也可用刨片机切片，但横切片及小片会较多。也有用破片机切片（中破片），优点是片形较大且完整，但部分的片子偏厚。

（4）干燥：晒干或60℃低温干燥。

（5）醋香附：将香附片置洁净容器内，加香附量20%的米醋拌匀，闷置约2小时，至醋液被吸尽，摊开晾晒约2小时。置滚筒式炒药机，以180~220℃左右，炒制10~20分钟，炒干。若水分超标，可继续再晾晒至达标（因为含量测挥发油，故不可炒制时间过长）。

【工艺流程图】

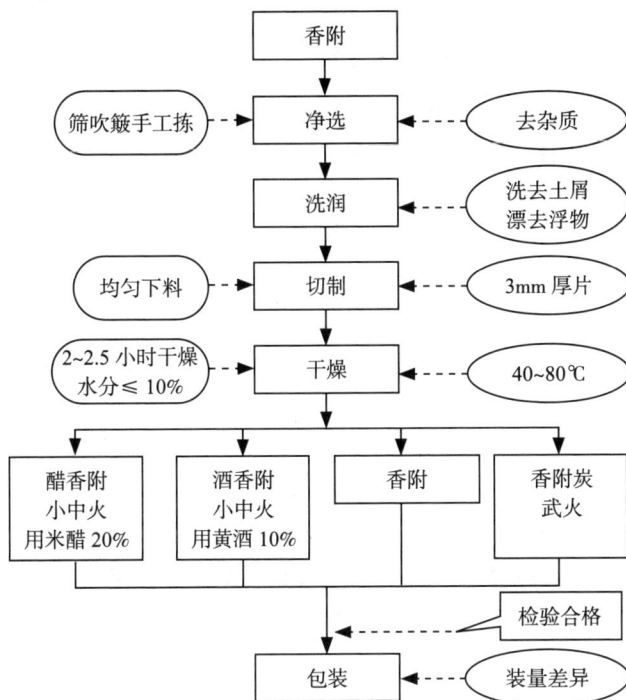

重楼

【来源】为百合科植物云南重楼 *Paris polyphylla* Smith var. *yunnanensis*（Franch.）Hand.–Mazz. 或七叶一枝花 *Paris polyphylla* Smith var. *chinensis*（Franch.）Hara 的干燥根茎。秋季采挖，除去须根，洗净，晒干。

别名：蚤休、七叶一枝花、重台根、紫河车、草河车（《植物名实图考》）、白河车等。注意：由于重楼的别名和拳参别名"草河车"等交叉，市场上多混淆，需注意鉴别。

【重点工艺】

（1）净制：拣去杂质，根据原料情况大中小分档。

（2）洗润

方法一：将上述重楼分别置适当的容器内，用清水冲洗干净，放出残水。添加清水达药材重量的 1/4，每间隔 2 小时翻动一次，或者将容器底部积水收起，淋洒于重楼上面，至水被吸尽，选相对粗大的用针刺法检查心部，如心部较硬，喷洒适量清水继续闷润，达无干心或微有干心后，取出晾置 2 小时左右。关键点：勤翻动，大、中粗细的需分别提前约 6 小时、4 小时洗润。

方法二：将洗净的重楼置真空润药机中，设定压力值在 –0.07MPa，抽真空时间 20~30 分钟，加湿热蒸汽 12 分钟左右，开始启动完成。取出趁热切制。粗大的加湿热蒸汽可延长 2 分钟左右。

（3）用手工切制，或用转盘式切药机，顺直摆放，压实切制。直径 3.0cm 以下的切 2mm 左右厚片，直径 3.0cm 以上的切 4mm 厚片。

（4）晒干（《中国药典》规定）。筛去碎屑。

独活

【来源】为伞形科植物重齿毛当归 *Angelica pubescens* Maxim.f.*biserrata* Shan et Yuan 的干燥根。春初苗刚发芽或秋末茎叶枯萎时采挖，除去须根及泥沙，烘至半干，堆置 2~3 天，发软后再烘至全干。

【重点工艺】

（1）净制：拣去杂质，油个，枯干和虫蛀霉变的。抖去泥土沙石。

（2）洗润：将挑拣后的独活在洗药池中用水枪冲洗，边冲边翻，来回 1~2 遍，沥出余水，覆盖塑料布闷润，视原料干度和季节温度，夏秋季节的正常药材 1~4 小时即可，冬春季节如果较干，需 6~12 小时，中间检查时视情况，可喷洒适量清水。注意达到切制前质软而无明水。

（3）切制：用链条往复式切药机切片，入料时要头尾错开，理顺压实，切 3mm 厚片。

（4）干燥：在平整洁净的水泥地上摊约 2cm 厚晒干，注意要适时翻动。或用网带式干燥机或敞口式烘箱控制温度 60℃以下低温干燥。关键点：勤翻动。

（5）过筛：根据饮片规格过筛或分级，最小过孔径 3mm 筛网。

【规格参数】

表 3-1-31 独活饮片规格参数

品名	规格	性状描述	水分控制（%）
独活	统片	全独活切圆片后过 4# 筛	8~10
独活	选片	大独活切圆片后过 8# 筛	8~10
独活	股子片	甘肃独活用股子精细切片，过 2# 筛	8~10
独活	头片	甘肃独活取头部切片，过 10# 筛	8~10

前胡／紫花前胡

【来源】为伞形科植物白花前胡 *Peucedanum praeruptorum* Dunn/ 紫花前胡 *Peucedanum decursivum*.（Miq.）Maxim. 的干燥根。冬季至次春茎叶枯萎或未抽花茎时采挖，除去须根，洗净，晒干或低温干燥。

【重点工艺】

（1）净制：拣去杂质，柴性和虫蛀霉变的。

（2）洗润：将拣后的前胡在洗药池中用流动的饮用水快速浇淋洗涤，洗去表面灰屑、泥土。覆盖，喷洒 1~2 次清水，至软。

（3）切制：用链条往复式切药机切片，理顺压实，切 2~3mm 厚片。

（4）干燥：在平整洁净的水泥地上摊约 2mm 厚晒干（《中国药典》规定晒干）。如果耗能干燥，温度控制在 45℃左右。

（5）过筛：筛去碎屑和纤维状叶鞘。或根据饮片规格分级。

（6）蜜前胡：将滚筒式药机加热至 225~235℃（电磁加热温度显示），先加入定量的净前胡片，然后再加入炒制量 26%~28% 的蜂蜜，中速旋转，炒制约 20 分钟，至不粘手为度，出锅晾凉。每 100kg 净前胡片，用炼蜜 18kg（原蜜 20kg）。注意：晾凉后须及时包装或密封。

【工艺流程图】

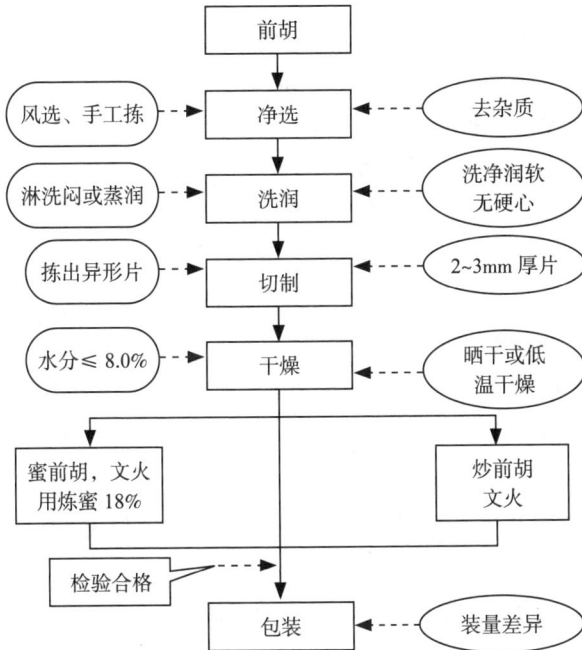

秦艽

【来源】为龙胆科植物秦艽 *Gentiana macrophylla* Pall.、麻花秦艽 *Gentiana straminea* Maxim.、粗茎秦艽 *Gentiana crassicaulis* Duthie ex Burk. 或小秦艽 *Gentiana dahurica* Fisch. 的干燥根。前三种按性状不同分别习称"秦艽"和"麻花艽"，后一种习称"小秦艽"。春、秋二季采挖，除去泥沙；秦艽和麻花艽晒软，堆置"发汗"至表面呈红黄色或灰黄色时，摊开晒干，或不经"发汗"直接晒干；小秦艽趁鲜时搓去黑皮，晒干。

【重点工艺】 秦艽、麻花艽、小秦艽相同。

（1）净制：拣去杂质，柴性和虫蛀霉变的。

（2）洗润：将净选后的秦艽置漏孔筛或池内，用流动的饮用水快速冲淋，洗去表面灰屑、泥土。覆盖，闷润至软。

（3）切制：用链条往复式切药机理顺压实或皮带往复式切药机加间距6cm隔板切片，切4mm厚片。

（4）干燥：在平整洁净的水泥地上摊约2~3mm厚晒干，或80℃以下耗能干燥。

（5）过筛：筛去碎屑和纤维状叶鞘。

莪术

【来源】 为姜科植物蓬莪术 *Curcuma phaeocaulis* Val.、广西莪术 *Curcuma kwangsiensis* S.G.Lee et C.F.Liang 或温郁金 *Curcuma wenyujin* Y.H.Chen et C.Ling 的干燥根茎。后者习称"温莪术"。冬季茎叶枯萎后采挖，洗净，蒸或煮至透心，晒干或低温干燥后除去须根和杂质。

莪术、郁金植物基原与商品关系：可查看郁金项下。

【重点工艺】 切制饮片原料，首选广西莪术或温莪术，尽量不用蓬莪术，以避免烂片（易离皮）。另外，在原料验收时，要砸开查看坚实度和断面是否炸心或离皮，如果容易砸烂，说明已经糠杮；如果是旧茬口，说明已经炸心或离皮，糠杮或离皮比例较大，当退货。

（1）净制：在滚筒内加放带棱角的石块，撞去须根，过风机或筛子除去须根及土屑，拣去糠杮和杂质。

（2）水洗：将挑拣过的莪术在洗药池内，添加清水至高出药材10cm左右，捞去漂浮在上面的杂质及糠杮空莪术。再用扫帚头来回反复冲撞，再捞去漂浮物。放出脏水。

（3）润制：先用加莪术量约10%的醋水浸泡至吸尽，然后蒸润。

①将洗过的莪术装入不锈钢托盘内并推入压力罐中，密封，设定蒸汽压力为0.15~0.18MPa，当压力达到要求后开始计时，蒸30分钟。关闭蒸汽。趁热切制，边出边切。

②将洗净的莪术置蒸煮锅中，盖盖，开蒸汽，常压下，蒸90分钟左右，出锅，趁热切制，边出边切。

③将洗净的莪术分别置润药机中，设定压力值在–0.07MPa，抽真空时间20~25分钟，加湿热蒸汽10分钟左右，开始启动完成，取出趁热切制。

（4）切制：将润制好的莪术逐盘（筐）取出，趁热用加压（往复或旋转）式刨片机或转盘推进式切药机切 4mm 厚片。关键点：不可一次出完，防止冷却易碎。

（5）干燥：在平整洁净的水泥地上摊约 3~4mm 厚晒干，或 60℃ 以下耗能干燥。然后过孔径 8mm 筛，筛去碎屑。或分级过筛。

（6）醋莪术（醋煮）：取净莪术，加入莪术量 18% 的米醋，拌匀至吸收尽，然后置蒸煮锅内，添加莪术量 10% 的清水，盖盖，先以武火（大汽）加热至沸腾，改用小火（小汽）煮制，1 小时翻动一次，至透心水尽或将尽，取出，稍凉（勿凉透），切厚 5mm 厚片，干燥。

（7）醋莪术（醋炙）：取莪术片，加入莪术量 18% 的米醋，拌匀至吸收尽，晾晒至 9 成干，以大文火炒干至带焦斑。

【工艺流程图】

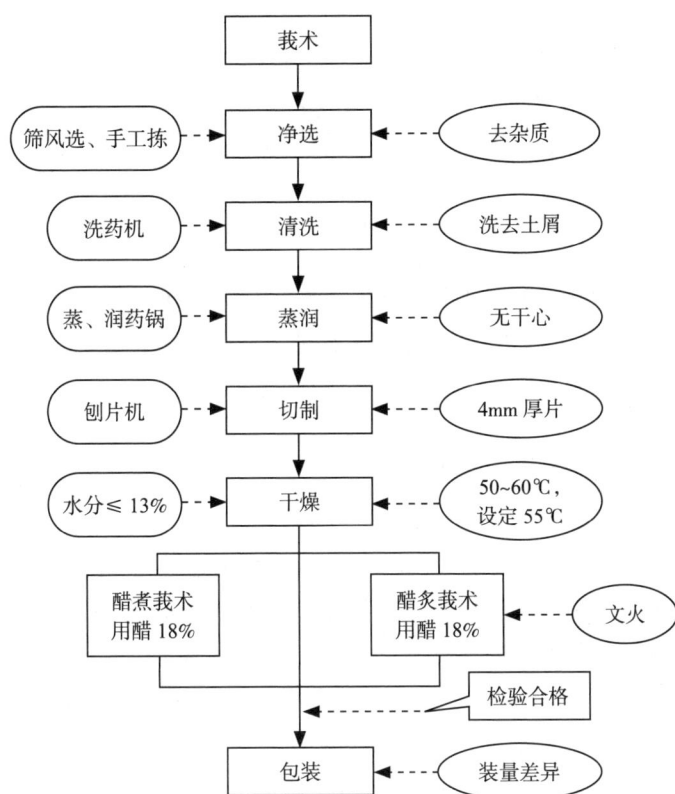

桔梗

【来源】为桔梗科植物桔梗 *Platycodon grandiflorum*（Jacq.）A.DC. 干燥根。春、秋二季采挖，洗净，除去须根，趁鲜剥去外皮或不去外皮，干燥。

【重点工艺】

（1）净制：拣去杂质，大小分档。优质货可省略此项。

（2）洗润：将分档后的桔梗置漏孔筛或池内，用流动的饮用水快速冲淋洗涤，覆盖，闷润至软。有残皮的刮去残皮。

（3）切制：用链条往复式切药机或转盘式切药机理顺压实，切2~3mm厚片。

（4）干燥：在平整洁净的水泥地上摊约2~3cm厚晒干，或网带式干燥机或敞开式烘箱，80℃以下干燥。

（5）过筛：筛去碎屑，或按等级分级。最小过孔径2mm筛。

【规格参数】

表3-1-32 桔梗饮片规格参数

级别	直径（cm）	筛网	异形片比例（%）	碎屑率（%）	总灰分（%）
精片	≥ 2.0	12#	< 0.2	< 0.1	
选片	1.0~2.0	6#	< 0.2	< 0.2	< 5.0
统片	0.7~1.5	3#	< 0.2	< 0.5	

柴胡

【来源】为伞形科植物柴胡 *Bupleurum chinense* DC. 或狭叶柴胡 *Bupleurum scorzonerifolium* Willd. 的干燥根。按性状不同，分别习称"北柴胡"和"南柴胡"。春、秋二季采挖，除去茎叶和泥沙，干燥。

【重点工艺】

1. 北柴胡（市场商品多北柴胡）

（1）净制：拣去杂质，死条，剪去芦头。

（2）洗润：置洗润药池内，用流动的饮用水快速冲淋洗涤，用塑料布覆盖，前6小时每间隔1~2小时喷淋清水，并翻动一次，闷润至易折弯，表面无明水。视粗细度，一般需12~18小时。

（3）切制：用链条往复式切药机理顺压实切制或用皮带往复式切药机加间距5cm隔板切制，切成2~4mm厚片。

（4）干燥：在平整洁净的水泥地上摊约2mm厚晒干，或80℃以下耗能干燥。

（5）过筛：筛去碎屑，或按等级分级。最小过孔径0.5mm筛。

2. 南柴胡（饮片市场少见）

（1）净制：抖去泥土，吹去残叶及叶基，拣去杂质。

（2）洗润：置洗润药池内，加清水至刚没药材，翻动后捞出，置漏水筐（容器）中，覆盖，闷润6小时左右。常压蒸润约2小时。润药机润制约1小时。

（3）切制：用链条往复式切药机理顺压实切制或用皮带往复式切药机加间距

5cm隔板切制，切成3~4mm厚片。蒸润需趁热切片。

（4）干燥：在平整洁净的水泥地上摊约3mm厚晒干，或80℃以下耗能干燥。

（5）过筛及处理：用风车吹去叶基纤维毛屑。注意控制总灰分。

【规格参数】

表3-1-33　柴胡饮片规格参数

品名	规格	性状描述	杂质（%）	筛网	异形片（%）
柴胡	选片	北柴胡，完全去掉芦头后切厚片，过尾筛，拣去长于1.5cm的	≤ 6	≤ 2#	≤ 5
柴胡	统片	北柴胡，用芦头1.5cm以内的切厚片，过尾筛，拣去长于2cm的	≤ 3	≤ 5#	≤ 8
柴胡	长段	北柴胡，剪去掉芦头后切1.5cm左右长段，过尾筛，拣去长于3cm的	≤ 3	≤ 2#	广东有的用中破片

【工艺流程图】

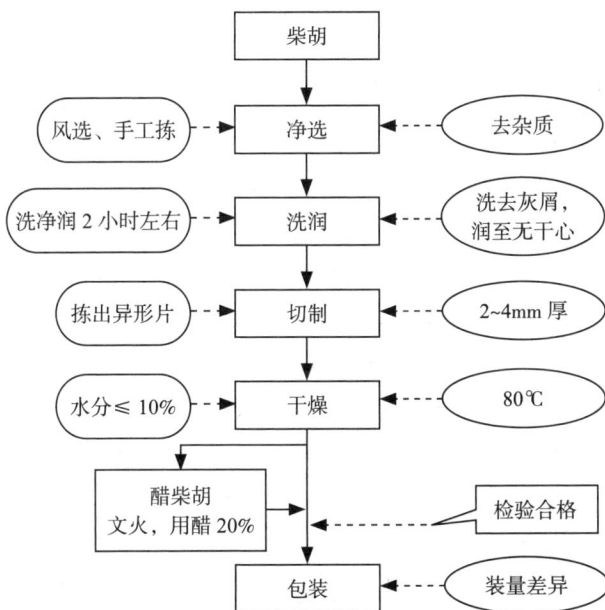

党参

【来源】为桔梗科植物党参 Codonopsis pilosula（Franch）Nannf.、素花党参 Codonopsis pilosula Nannf.var.modesta（Nannf.）L.T.Shen或川党参 Codonopsis tangshen Oliv.的干燥根。秋季采挖，洗净，晒干。

【重点工艺】

（1）净制：抽去采收干燥时的铁丝或线绳，拣去捆绑的皮筋或布条、杂质、干死病条及油条。抽铁丝或线绳，应自制一种抽铁丝机，否则，人工消耗太多。如果产地干燥时不用铁丝或线绳最好。抽铁丝制法：党参采收干燥时，常一条一条用细铁丝在头部穿过，挂起晾晒，干燥后呈垂帘状的党参串。去除细铁丝器，可设一固定挡板，挡板下部钻一个孔洞，挡板一面放置一托盘，另一面设一绞拉轮。操作时，先将党参串的一端取出部分（党参），将铁丝头穿过挡板孔，将此铁丝头固定于绞拉轮上，然后将党参串平铺于托盘上，接着将党参串的另一端的铁丝扣剪掉。最后转动绞拉轮，将铁丝拉出，党参留于托盘上。

（2）洗润：清水快速冲洗，淋净残水，晾置 1 小时左右。如果表面较干净，且较柔软，则可直接切制。

（3）切制：用链条往复式切药机理顺切成 4mm 左右厚片。

（4）干燥：在平整洁净的水泥地上摊约 3mm 厚晒干，或 60℃以下耗能干燥。

（5）过筛与处理：筛去须尾碎屑，及按上述直径大小分档分级包装。最小过孔径 1cm 筛。如有皮筋的，要拣去皮筋。

【规格参数】

表 3-1-34　党参饮片规格参数

规格	片型	直径（cm）	片厚（cm）	水分（%）	异形片（%）	油片（%）	碎屑（%）
精片	类圆	0.8~1.2	0.4	8.5~9.5	0	0	0
选片	类圆	0.6~1	0.4	8.5~9.5	＜0.5	＜0.5	0
统片	类圆	0.15~0.6	0.4	8.5~9.5	＜0.5	＜0.5	＜2

【工艺流程图】

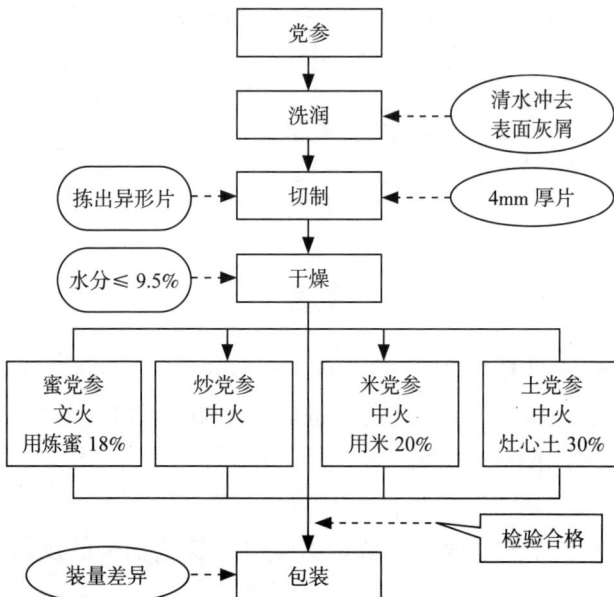

射干 / 川射干

【来源】

（1）射干：鸢尾科植物射干 *Belamcanda chinensis*（L.）DC. 的干燥根茎。春初刚发芽或秋末茎叶枯萎时采挖，除去须根和泥沙，干燥。

（2）川射干：鸢尾科植物鸢尾 *Iris tectorum* Maxim. 的干燥根茎。全年均可采挖，除去须根及泥沙，干燥。

【重点工艺】射干与川射干相同。

（1）净制：拣去杂质。

（2）洗润：清水洗净，加其量 1/5 的清水，适时翻动，至水被吸尽。一般 12 小时左右则可。

（3）切制：用加压（往复或旋转）式刨片机或 V 形口切片机，切成 1~2mm 的顺刀片。

（4）干燥：在平整洁净的水泥地上摊约 3mm 厚晒干，或 80℃以下耗能干燥。

（5）过筛：筛去须根及碎屑。最小过孔径 1cm 筛。

徐长卿

【来源】为萝藦科植物徐长卿 *Cynanchum paniculatum*（Bge.）Kitag. 的干燥根和根茎。秋季采挖，除去杂质，阴干。

【重点工艺】

（1）先用叉反复挑、抖、拍，去除部分石子、土屑，然后再拣去石子、地膜等杂质，去除残茎。将碎短部分和整个部分分开。

（2）将整个部分用清水快速冲洗，停置 1~2 小时；将碎短部分置水中快速撩出，直接晾干。或整个部分喷淋少许清水，闷置 1~2 小时，切制，碎短部分待混合。

（3）用链条往复式切药机（剁刀机）理顺压实切 1.5cm 长段。对有根头较大（根茎部分）的，随即再过直径 2~2.5cm 筛网，将大的团状根再切一次。

（4）置无阳光处，薄摊晾干。

（5）过孔径 0.1cm 筛网，筛去绒根，二次挑拣石子、地膜等杂质。或者用风机分离石子、地膜、绒根等。尾部碎石较多的，应对收集的底部的较碎小的尾料，再采取"流水冲漂法"冲漂去碎石，干燥。

狼毒

【来源】为大戟科植物月腺大戟 *Euphorbia ebracteolata* Hayata 或狼毒大戟 *Euphorbia fischeriana* Steud. 的干燥根。春、秋二季采挖，洗净，切片，晒干。

【重点工艺】

（1）生狼毒：此品种产地切片居多。如是产地切片，净选后直接包装。如是个子，用清水洗净，加其量约 1/4 清水，浸润至 8 成透，再闷润至透，顶刀切 6mm 左右厚片，晒干（《中国药典》）。

（2）醋狼毒：取净狼毒片，与净狼毒片重量 30%~50% 的米醋拌匀，稍闷，至醋被吸尽，摊开稍晾，然后用大文火（仪表显示 180℃左右）炒到表面及断面颜色变深时，取出，摊凉。

拳参

【来源】为蓼科植物拳参 *Polygonum bistorta* L. 的干燥根茎。春初发芽时或秋季茎叶将枯萎时采挖，除去泥沙，晒干，去须根。

别名：草河车、紫参、刀枪药、破伤药、虾参、地虾、拳头参、红重楼、红蚤体、蚤体、活血莲等。注意别名和重楼交叉。

【重点工艺】

（1）净制：拣去杂质，剪去芦头部分。

（2）洗润：将挑拣过的拳参置洗药池内，添加清水至高出药材 10cm 左右，用扫帚头来回反复冲撞，捞去漂浮在上面的须毛及糠秕，放出脏水。然后加药材量 1/5 的清水，适时翻动，至水被吸尽。一般 12 小时左右则可。如果断面茬口不黑，可用蒸润法蒸润 2 小时左右，然后晾凉切制。

（3）切制：用加压（往复或旋转）式刨片机或转盘式切药机，切成 2mm 左右的薄片。

（4）干燥：在平整洁净的水泥地上摊约 3mm 厚晒干，或 80℃以下耗能干燥。

（5）过筛：筛去须根及碎屑。最小过孔径 1cm 筛。

【工艺流程图】除参数外，同丹参。

粉萆薢（绵萆薢）

【来源】

（1）粉萆薢：薯蓣科植物粉背薯蓣 *Dioscorea hypoglauca* Palibin 的干燥根茎。秋、冬二季采挖，除去须根，洗净，切片，晒干。

（2）绵萆薢：薯蓣科植物绵萆薢 *Dioscorea spongiosa* J.Q.Xi，M.Mizuno et

W.L.Zhao 或福州薯蓣 *Dioscorea futschauensis* Uline ex R.Kunth 的干燥根茎。秋、冬二季采挖，除去须根，洗净，切片，晒干。

【重点工艺】

按药典规定，净选后可直接包装，但因此商品片型较大，不便调剂，故而往往再切成丝，这样或许与药典描述不符，但专业人员一般不会判定为"性状不符"。

（1）净制：拣去杂质，剪去残留须根。

（2）切制：用往复式或转盘式切药机压实，切成 5mm 左右宽的丝。

黄芩

【来源】为唇形科植物黄芩 *Scutellaria baicalensis* Georgi 的干燥根。春、秋二季采挖，除去须根和泥沙，晒后撞去粗皮，晒干。

【重点工艺】

（1）净制：拣去杂质、坏条、残茎，置滚筒机内撞掉栓皮，再筛去栓皮，碎屑。

（2）洗润

①煮法：在蒸煮锅中加 3/5 高度清水，加热至沸腾，加入上面的黄芩，煮 12 分钟左右，捞入漏水筐内，闷捂 10 小时左右至透。

②蒸法：将挑拣过的黄芩用开水冲去土屑，装入不锈钢托盘内于蒸煮锅中，盖盖，待大汽上后，视粗细程度，用中小汽蒸 30~60 分钟，取出，趁热切片。

③真空法：将挑拣过的黄芩用开水冲去土屑，装入不锈钢容器内于润药机中，设定负压值在 –0.07MPa，抽真空时间 20~25 分钟，视粗细加湿热蒸汽，时间 25~55 分钟，开始启动完成。取出，趁热切片。

（3）切制：趁热用直线往复式切药机理顺压实，或加 6cm 宽格槽，理入槽中，枯芩切 5mm 左右，子芩切 2mm 左右的片。拣出异形片再切。（药典要求为薄片，但极易碎裂，不实际。另外建议，黄芩以产地采收后，当干燥至 7~8 成干时，撞去栓皮后切片，及时干燥为佳。）

（4）干燥：在平整洁净的水泥地上摊约 3mm 厚晒干或晾干（避免暴晒），或 80℃以下薄摊耗能干燥。

（5）过筛：筛去皮末碎屑，或按规格要求分级。最小过孔径 0.3cm 筛。

（6）酒黄芩：取净黄芩片，拌入黄酒润透，摊开稍晾，置滚筒式炒药机内以中文火炒干，颜色稍深即可。每 100kg 黄芩片，用黄酒 10kg。

（7）黄芩炭：取黄芩片，用武火（320~400℃），慢翻转，炒 12 分钟左右，炒至外呈焦黑色，内呈焦褐色即可。

表 3-1-35　黄芩饮片规格参数

品名	规格	片型	直径（cm）	异形片（%）	枯心（%）	备注
野生	枯选	类圆或不规则	0.8 以上	—	> 50	以枯芩为主
	选片	类圆形	0.6~1	< 4	—	—
	统片	类圆形或不规则	0.2~0.8	< 8	—	—
家种	选片	类圆形、斜片	0.5~1	< 3	—	—
	统片	类圆形、斜片	0.25~0.8	< 5	—	—

【工艺流程图】

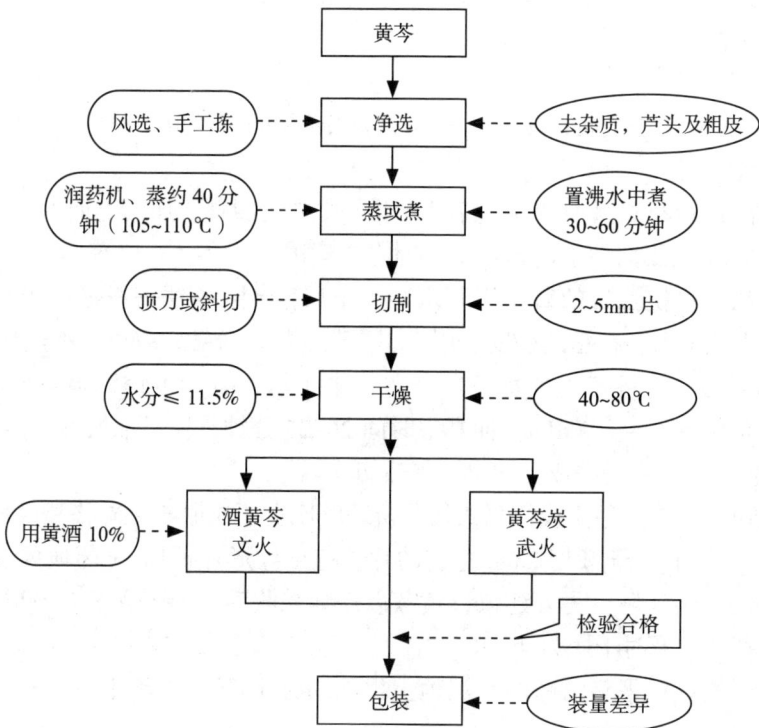

黄芪

【来源】为豆科植物蒙古黄芪 *Astragalus membranaceus*（Fisch.）Bge.var.*mongholicus*（Bge.）Hsiao 或膜荚黄芪 *Astragalus membranaceus*（Fisch.）Bge. 的干燥根。春、秋二季采挖，除去须根和根头，晒干。

品种：东北产，黑皮，多为膜荚黄芪，又称北芪、口芪、绵芪等。甘肃产，皮黄白色，植物来源为蒙古黄芪。目前市场上的商品大都为蒙古黄芪。

商品中有整棵货和节子货，整棵货一般切统片用，节子货一般切选片用，包含柳叶片等。饮片生产企业避免生产轧制片，否则性状与药典标准不符。

【重点工艺】

（1）净制：节子货按粗细分档；整棵货除去芦头及碎根。

（2）洗润

方法一：清水冲洗，节子货如有粗栓皮、黑皮或锈皮，置滚筒机内洗涤滚撞。用 1m×0.6m×0.6m 左右的可移动池（容器），底部放 2cm 左右高的网板，然后将净制或冲洗后的黄芪置于池内（容器），上面覆盖保温物（棉被、油毡、多层蛇皮袋等均可），通入热蒸汽，蒸润 5~8 分钟，趁热切制。切制时，随取随盖，保持温度。此法简单快捷，效率高，为首选。注意：随取随盖，如果变硬，重新加热蒸润。

方法二：清洗处理同上。将处理好的黄芪取出堆置，塑料布覆盖，闷润 12~18 小时，中间喷水 2~4 次。润闷至 8 成干，里外一致，手握易弯曲则可。

（3）切制：圆片用链条往复式切药机（剁刀机）理顺压实切制；斜片用链条斜入式切药机理顺压实切制；柳叶片用手持斜入式切药机，根据条形的粗细选择对应的槽孔插入切制（药典中无柳叶片之片型）。片厚，切 0.3cm 左右。柳叶片用节子货切制为佳。特别提示：要勤换刀片，保持刀刃锋利。

（4）干燥：自然干燥（注意避免暴晒）或 80℃ 以下耗能干燥。

（5）分筛：筛去碎屑刀末，或分档。拣出异形片。

（6）炙黄芪：取黄芪片，与炼蜜拌匀，用文火至中火炒至不粘手时，取出，摊凉。每黄芪 100kg，用炼蜜 35kg。收率控制：饮片炮制 108% 以上。

【规格参数】

表 3-1-36　黄芪饮片规格参数

规格	直径（cm）	说明	备注
圆片统	0.5~2.0	顶刀片，厚 0.3~0.4cm。	4#，异形片＜5%，裂片，破片＜3%
圆片选	1.2~1.8		
圆片精选	1.5~2.0		
斜切片统	0.5~2.0	径、长比例为 2∶3 左右的斜片，厚 0.3~0.4cm。	异形片＜2% 裂片，破片、毛片＜3%
斜切片选	1.0~2.0	—	—
柳叶片	1×4.5	指斜切形如柳叶的长片（即圆切片）	异形片＜3%，糠心、黑心、空心、破片＜3%
柳叶片	1.2×5		

规格	直径（cm）	说明	备注
轧切斜片	1.2 × 2.0	指经过轧制后切的斜片	异形片＜2%，糠心、黑心、空心、破片＜3%
轧切斜片	1.1 × 5.5		
轧切斜片（光面）	1.1 × 5.5		
轧切斜片	1.3 × 6.0		
轧切斜片（光面）	1.3 × 6.0		

延伸话题：市场上另有一种宽带片，是选择粉性强的黄芪节子，经过反复蒸轧形成的。

【工艺流程图】

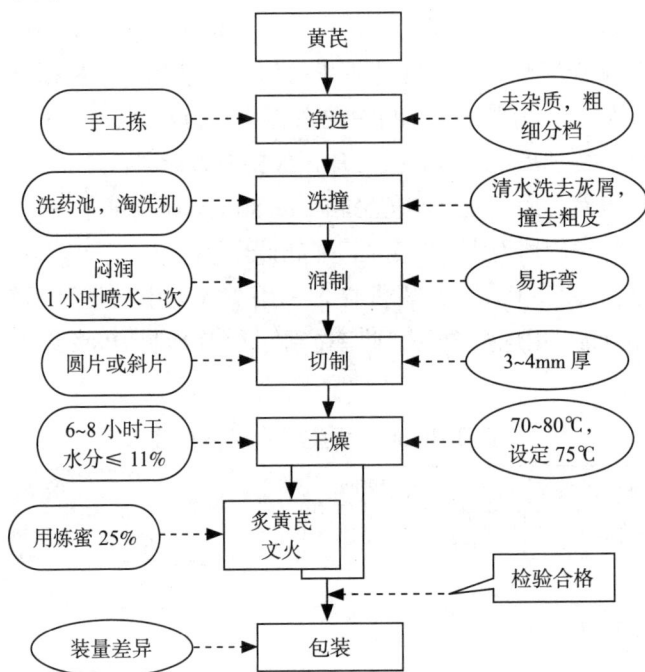

黄连

【来源】为毛茛科植物黄连 *Coptis chinensis* Franch.、三角叶黄连 *Coptis deltoidea* C.Y.Cheng et Hsiao 或云连 *Coptis teeta* Wall. 的干燥根茎。以上三种分别习称"味连""雅连""云连"。秋季采挖，除去须根和泥沙，干燥，撞去残留须根。

【重点工艺】

（1）净制：味连（鸡爪连）拍打去除须根，掰开剔除泥土及沙石等，单支连及雅连撞去须根，拣去杂质。

（2）洗润：将拣后的黄连在洗药池中用流动的饮用水快速浇淋洗涤，至干净，覆盖，每间隔 2 小时喷淋清水并翻动一次，闷润 10~16 小时至无硬心。

（3）切制：用 V 形口切片机切制，切 0.2cm 顺片。

（4）干燥：晾干或低温干燥。

（5）过筛：过 0.3cm 筛，筛去碎屑和须毛。

（6）姜黄连：取净黄连片 12.5% 的净生姜，压榨取汁，第二遍压榨时加适量清水，使收集的姜汁与生姜等重。将收集的姜汁拌入上面的黄连片中，姜汁被吸尽后，摊开稍晾，然后用文火炒干。

（7）酒黄连：取净黄连片 12.5% 的黄酒，均匀拌入上面的黄连片中，使黄酒吸尽，摊开稍晾，然后用文火炒干。

（8）炒黄连：取净黄连片，用小中火快速炒至呈黄红色。

（9）萸黄连：取黄连片量 10% 的吴茱萸加水煎煮，第一次加 3 倍量的水，浸泡 0.5 小时，沸腾后文火（小汽）煎煮 1 小时，收取煎煮液，第二次加 2 倍量的水，文火煎煮 1 小时，收取煎煮液，两次煎液合并，重量为黄连片 12%~15%，趁热倒入黄连片中，翻动拌匀，待汁液被吸尽，摊开稍晾，然后用中火快速炒干。

【规格参数】

表 3-1-37　黄连饮片规格参数

规格	筛网	色泽	碎屑率（%）
统片	2#~14#	鲜黄色或橙黄色	＜ 3
选片	8# 以上	鲜黄色或橙黄色	＜ 2

【工艺流程图】

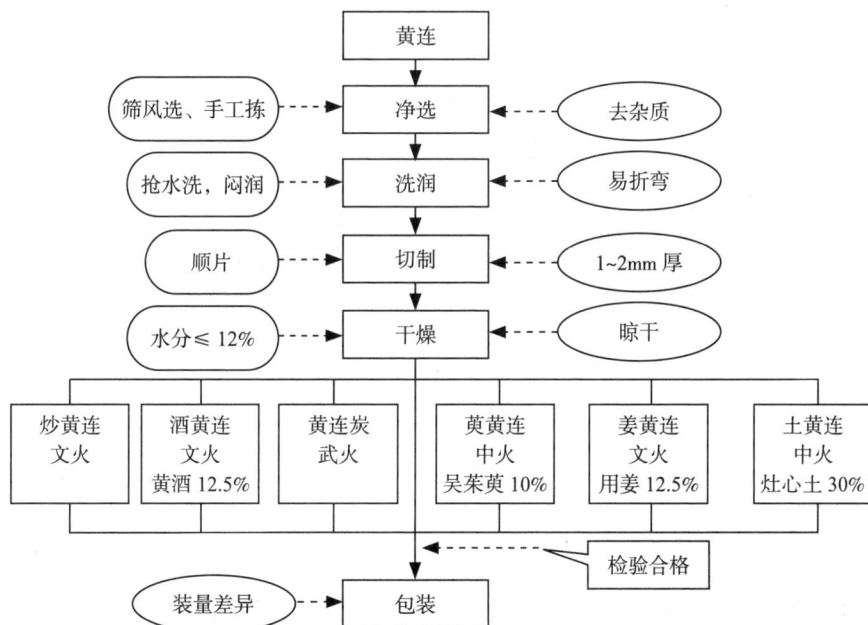

黄精

【来源】为百合科植物滇黄精 *Polygonatum kingianum* Coll.et Hemsl.、黄精 *Polygonatum sibiricum* Red. 或多花黄精 *Polygonatum cyrtonema* Hua 的干燥根茎。按形状不同，习称"大黄精""鸡头黄精""姜形黄精"。春、秋二季采挖，除去须根，洗净，置沸水中略烫或蒸至透心，干燥。

【重点工艺】

（1）净制：拣去杂质及不符合要求的。

（2）洗润：在洗药池中用枪水冲洗干净。

（3）切制：切制厚度 2~3mm。

视干度情况，新货或夏秋季节，一般可直接用加压（往复或旋转）式刨片机切制；陈货或冬春季节：①将洗净的黄精置热风循环烘箱内 50℃加热 40~60 分钟，趁热用加压（往复或旋转）式刨片机切制；②将洗净的黄精置润药机中，常压蒸制 6~10 分钟，趁热用加压（往复或旋转）式刨片机切制。

（4）干燥：置洁净的托盘上晒干或 80℃以下热风循环烘箱干燥。

（5）酒黄精：取净黄精或上述黄精片，加黄精量 20% 的黄酒，翻动拌匀，闷置约 8 小时，每间隔 1 小时翻动一次，至黄酒被吸尽，常压蒸制 3~4 次，每次 1 小时，前 2~3 次停汽约 1 小时再蒸，第四次停汽后闷置约 10 小时，出锅后。黄精个子：稍晾，用加压（往复或旋转）式刨片机切 3mm 厚片，将锅底汁液拌入黄精中，干燥；片子，将锅底汁液拌入黄精中，直接干燥。

关键控制点：蒸锅底部需加箅子，蒸汽压在 0.01MPa 以下，温度在 110℃以下。另外，酒黄精含量（无水葡萄糖）极容易不合格，因而需要注意温度与时间，尽量压缩蒸制时间，减少汁液流失。当然，一旦成品无水葡萄糖含量不符合标准规定，有的人会在蒸好的酒黄精中添加无水葡萄糖添加剂，然后再稍蒸制。不过此法是不符合药品生产质量管理规范的。

【规格参数】

表 3-1-38　黄精饮片规格参数

规格	片厚	片大（直径或面积 mm）	筛网	色泽	碎屑率（%）
统片	3	3~10	3#~10#	淡黄色	< 0.5
选片	3	10~15	10# 以上	淡黄色	< 0.5

【工艺流程图】

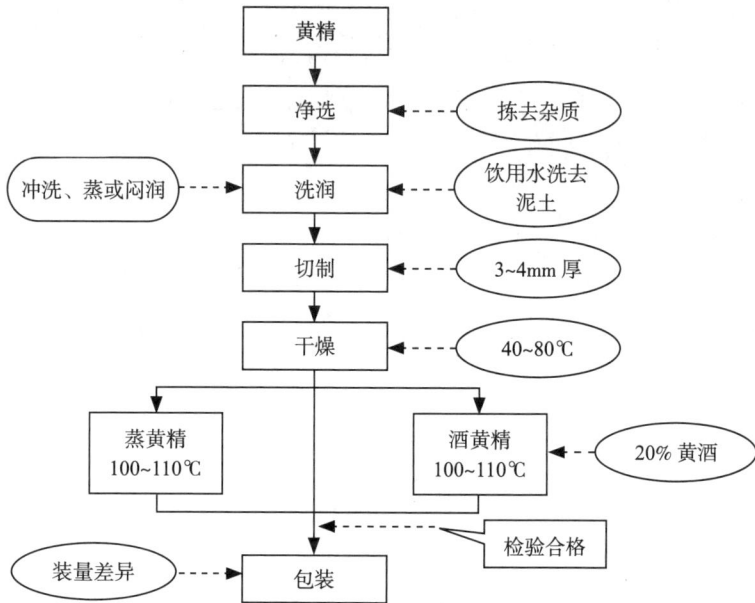

银柴胡

【来源】为石竹科植物银柴胡 *Stellaria dichotoma* L.var. *lanceolata* Bge. 的干燥根。春、夏间植株萌发或秋后茎叶枯萎时采挖；栽培品于种植后第三年 9 月中旬或第四年 4 月中旬采挖，除去残茎、须根及泥沙，晒干。

【重点工艺】

（1）净制：拣去杂质。纯净货可省略此项。

（2）洗润：在洗药池中用枪水冲洗干净，至漏水容器中，上面覆盖，闷润 10 小时左右。期间洒水 1~2 次，达无干心。

（3）切制：用直线往复式切药机理顺压实切 2~3mm 厚片。

（4）干燥：自然干燥或 80℃以下耗能干燥。

（5）筛分：筛去碎屑，或分级。最小过孔径 2mm 筛网。

续断

【来源】为川续断科植物川续断 *Dipsacus asper* Wall. ex Henry 的干燥根。秋季采挖，除去根头和须根，用微火烘至半干，堆置"发汗"至内部变绿色时，再烘干。注意：采购药材需检查断面是否发汗，皮部墨绿色或棕色，外缘褐色或淡褐色，木部黄褐色的为发汗的，白色或灰白色的未发汗。

【重点工艺】

（1）净制：除去芦头，拣去杂质。

（2）洗润：在洗药池中用枪水冲洗，边翻边冲洗，至干净（也可用洗药机洗涤），至漏水容器中，上面覆盖，闷润 10 小时左右。期间洒水 2~3 次。直径 1.5cm 以上的应适当延长闷润时间和洒水次数，达无干心。

（3）切制：用直线往复式切药机理顺压实切 3~4mm 厚片。

（4）干燥：自然干燥或 75℃ 以下耗能干燥。

（5）筛分：筛去碎屑，拣去白色木化的片子。或分级。最小过孔径 2mm 筛网。

延伸话题： 续断的川续断皂苷含量不易合格，首先要保证原料含量要高一些（大于 2.5%），其次在洗润的时候尽量少泡，避免成分流失。再者干燥时温度不宜高于 75℃。

绵马贯众 / 紫萁贯众

【来源】

（1）绵马贯众：为鳞毛蕨科植物粗茎鳞毛蕨 *Dryopteris crassirhizoma* Nakai 的干燥根茎和叶柄残基。秋季采挖，削去叶柄，须根，除去泥沙，晒干。

（2）紫萁贯众：紫萁科植物紫萁 *Osmunda japonica* Thunb. 的干燥根茎和叶柄残基。春、秋二季采挖，洗净，除去须根，晒干。

【重点工艺】

（1）净制：除去须根，拣去杂质。

（2）洗润：在洗药池中用枪水冲洗，边翻边冲洗，至干净（也可用洗药机洗涤），至漏水容器中，上面覆盖，闷润 10 小时左右。期间洒水 2~3 次。直径 1.5cm 以上的应适当延长闷润时间和洒水次数，达无干心。

（3）切制：用直线往复式切药机理顺压实切 3~4mm 厚片。

（4）干燥：自然干燥或 80℃ 以下耗能干燥。

（5）筛分：筛去碎屑、碎砂及毛须。或分级。最小过孔径 4mm 筛网。

葛根

【来源】 为豆科植物野葛 *Pueraria lobata*（Willd.）Ohwi 的干燥根。习称野葛。秋、冬二季采挖，趁鲜切成厚片或小块；干燥。

【重点工艺】 产地切小块的，拣去杂质，筛去碎屑即可直接包装；大厚片的，按下述方法处理。

（1）洗润：在洗药池中用清水冲洗干净，捞出至漏水容器中，上面覆盖，闷润 12 小时左右。期间洒水 2~3 次，达无干心。

（2）切制：用皮带直线往复式切药机先单层顺丝摆放，切成 12mm 左右的条子，然后再理顺，顶刀切成 12mm 见方的小块。

（3）干燥：自然干燥或 80℃以下耗能干燥。

（4）筛分：筛去碎屑，最小过孔径 5mm 筛网。

（5）煨葛根：取麦麸适量撒在热锅中，文火（仪表显示 180℃左右）加热，使麸皮微起烟为度，加入葛根饮片，拌炒至葛根片呈焦黄色，取出，筛去焦麸，放凉。每 100kg 葛根饮片，用麦麸 30kg。

【工艺流程图】今多为产地趁鲜切的丁块。

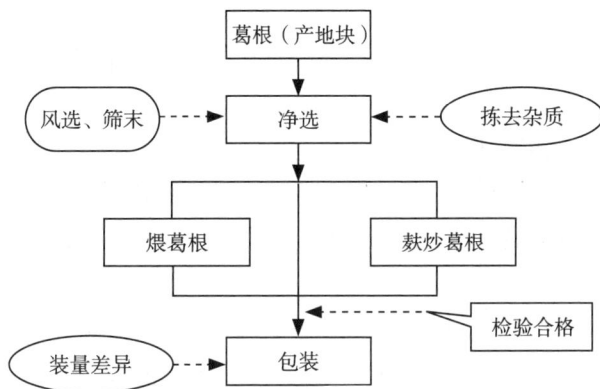

紫草

【来源】为紫草科植物新疆紫草 *Arnebia euchroma*（Royle）Johnst. 或内蒙紫草 *Arnebia guttata* Bunge 的干燥根。春、秋二季采挖，除去泥沙，干燥。

新疆紫草为软紫草，内蒙紫草习称硬紫草。

【重点工艺】

（1）净制：抖去土屑，除去芦头或硬毛。木心较粗的当拣出。

（2）切制：新疆紫草（软紫草）：用直线往复式切药机理顺压实切 4cm 左右长段。内蒙紫草（硬紫草）：在净选过的紫草上喷洒适量清水，边翻边洒水，堆积闷润 6 小时左右，至柔软。用直线往复式切药机理顺压实切 2cm 左右薄片。干燥。

（3）筛分：筛去碎屑。最小过孔径 1.5mm 筛网。

延伸话题：注意紫草的基原，特别注意其中部木心（木部）。木部大于直径 1.2cm 的注意拣去。否则可能被判基原不对或性状不符。

紫菀

【来源】为菊科植物紫菀 *Aster tataricus* L.f. 的干燥根和根茎。春、秋二季采挖，除去有节的根茎（习称"母根"）和泥沙，编成辫状晒干，或直接晒干。

【重点工艺】

（1）净制：先用叉反复挑、抖、拍，去除部分石子、土屑，然后再拣去石子、地膜等杂质，去除残茎。将碎短部分和整个部分分开。

（2）洗润：将整个部分用清水快速冲洗，摊开晾晒 1~2 小时，使表面水分蒸发；将碎短部分置水中快速捞出，直接晾干。

（3）切制：用链条往复式切药机（剁刀机）理顺压实切 1.5cm 长段。对有根头较大（根茎部分）的，随即再过直径 2cm 筛网，将大的团状根按厚度 0.8mm 厚再切一次。

（4）干燥：薄摊晒干或 65℃ 左右干燥。

（5）处理：过孔径 0.05cm 筛网，筛去绒根，二次挑拣石子、地膜等杂质。

（6）蜜紫菀

方法一：将上述紫菀段置适宜的容器内，加 25% 新炼制的炼蜜，搅拌均匀，闷置 2~4 小时，置半圆形炒（拌）药机或滚筒式炒药机，以文火（电磁加热温度显示 160~200℃）炒至表面棕褐色或紫棕色，手握不粘手，紧握成团，放开轻弹即散时取出，晾凉。

方法二：将半圆形炒（拌）药机加热，加净紫菀炒制量 28% 的蜂蜜，文火（电磁加热温度显示 160~200℃）加热至沸腾（呈鱼眼泡），然后加入紫菀段，翻动搅拌，继续炒制至方法一的程度，出锅晾凉。注意：晾凉后须及时包装或密封。

第二节　果实与种子类

果实与种子类药材是中药中品种最多的一类，多需炒制，部分需切制。关键点在炒。难炒品种是王不留行。

大腹皮

【来源】 为棕榈科植物槟榔 *Areca catechu* L. 的干燥果皮。冬季至次春采收未成熟的果实，煮后干燥，纵剖两瓣，剥取果皮，习称"大腹皮"；春末至秋初采收成熟果实，煮后干燥，剥取果皮，打松，晒干，习称"大腹毛"。

【重点工艺】

（1）大腹皮：除去杂质，洗净，闷置 3~4 小时，用链条往复式切药机切成 1.2 左右的条片状，干燥，筛去碎屑。

（2）大腹毛：置孔径 4mm 的筛网上或竹帘上，用铁叉翻动、捶打，叉取净的大腹毛，然后拣去杂质即可。也可用榔头破碎机不加箩底过一下，然后再筛去碎屑，拣去杂质。

小茴香

【来源】为伞形科植物茴香 *Foeniculum vulgare* Mill. 的干燥成熟果实。秋季果实初熟时采割植株，晒干，打下果实，除去杂质。

【重点工艺】

（1）净制：在振动筛上，自制孔径为 1.5mm，长度 4cm 的筛网，筛去果柄梗棒，同时拣去杂质等。

（2）盐小茴香

①制食盐水：分别取小茴香量 2% 的食盐，和 8% 的清水（即食盐的 4 倍量），混合搅拌，令充分溶解。

②拌食盐水：将上述食盐水均匀洒入小茴香中，边撒边翻动，堆置闷 1 小时，再翻动闷置 1 小时。然后摊开晾晒 1~2 小时，收起待炒。

③用滚筒式炒药机，设定温度 180℃，待温度显示 180℃左右时，投入定量的拌好食盐水的小茴香，低速转动，炒至微黄色，爆鸣声渐息出锅。

也可以先拌炒，后去梗净制。这样，经过炒后的梗棒质变轻，更容易吹离。

山茱萸

【来源】为山茱萸科植物山茱萸 *Cornus officinalis* Sieb.et Zucc. 的干燥成熟果肉。秋末冬初果皮变红时采收果实，用文火烘或置沸水中略烫后，及时除去果核，干燥。

【重点工艺】

（1）净制：视原料情况，统货或可直接分装，果柄和果核小于 3.0%。选货，拣去长果柄及果核，果柄和果核小于 2.0%。如非药用部位较多，达到干度后，过 2mm 筛，筛去碎屑及部分果柄，然后拣去杂质和残留的果核果柄。生用即可分装。

（2）酒萸肉

1）酒蒸法：实际生产多用此法，为常用方法。

①取净山萸肉。与其重量 20% 的黄酒（较干时可添加 10% 的清水）拌匀，闷至黄酒被吸尽（2 小时以上）。

②置蒸煮锅内，上面覆多层盖易吸水的棉布或者棉被（否则滴水易产生白皮）。常压蒸 7~9 小时，焖 10 小时，至表面黑色时，取出，干燥。注意：直通汽和夹层汽注意比例，使锅底无积液。如有，当回拌入山萸肉内。如果是箱式蒸箱，将拌匀的山萸肉装入带网孔的不锈钢容器内，放入蒸箱内，密闭，压力控制为 0.08MPa 左右，加热蒸制约 4 小时，停汽闷置 4 小时即可。

③打散，置托盘内，摊 3cm 厚，75℃以下干燥。注意：适时翻动，搓散结块。

2）酒炖法：取净山萸肉置不锈钢容器内，倒入其重量20%的黄酒，搅拌，至黄精被吸收。置不锈钢桶内，密封，放置于蒸煮锅内，隔水蒸煮10~12小时。此法今少用。

3）蒸萸肉（《浙江省中药炮制规范》）：取净山萸肉。喷洒少量清水，拌匀，闷2小时以上，置蒸煮锅内，上面覆多层易吸水的棉布或者棉被。常压蒸8小时左右，焖10~12小时，至表面黑色时，取出，干燥。

【规格参数】

表3-2-1　山茱萸饮片规格参数

品名	规格	质量要求	核柄杂质（%）
山萸肉	统	色红肉厚，无碎屑	≤ 3
山萸肉	选	色红肉厚，无碎屑	≤ 2
酒萸肉	统	统货拣去梗核，酒蒸，黑润，过1.5#筛	≤ 3
酒萸肉	选	统货拣去梗核，酒蒸，黑润，过4#筛	≤ 2

【工艺流程图】

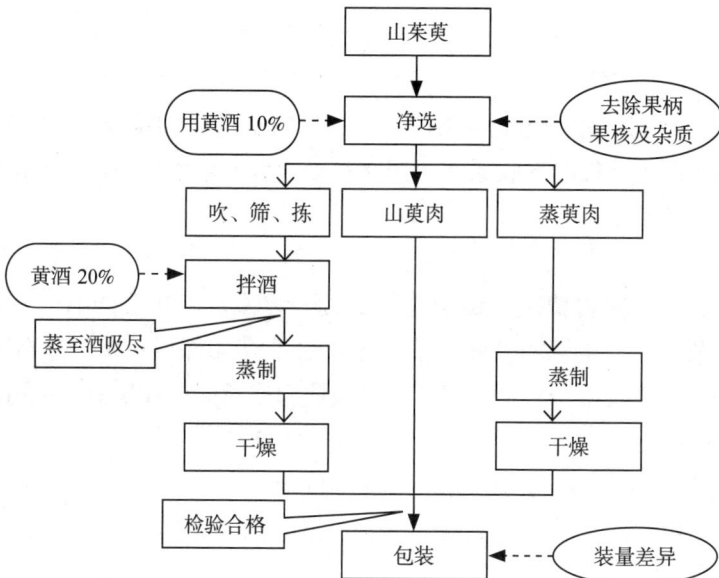

延伸话题：

关于其药材与饮片名称的变化

现行版的《中国药典》收载的山萸肉，其植物名为"山茱萸"，药材名"山茱萸"，而饮片名称为"山萸肉"，炮制品名称"酒萸肉"。"山茱萸"的药材就是山茱萸的"干燥成熟果肉"，而"山萸肉"的药用部位仍为山茱萸的干燥成熟果肉。既未去除其他部位，又未炮制加工，它就由"山茱萸"变成了"山萸肉"了，易导致原料与成品不一致的感觉。因此在填写记录的时候要注意在"山茱萸"的名称后加注"山萸肉"之名。

山楂

【来源】为蔷薇科植物山里红 *Crataegus pinnatifida* Bge. var. major N.E.Br. 或山楂 *Crataegus pinnatifida* Bge. 的干燥成熟果实。秋季果实成熟时采收，切片，干燥。

【重点工艺】原料选择：生山楂片、炒山楂宜用皮红新货，焦山楂与山楂炭宜用陈货。

（1）山楂：取新山楂，过孔径 0.8cm 筛，筛撞去果柄及脱落的果核，拣去杂质及坏片。

（2）炒山楂：取净山楂，用大文火（120~250℃），慢翻转，炒 8 分钟左右，至色变深略有焦斑即可。

（3）焦山楂：取陈山楂，用大中火（250~350℃），慢翻转，炒 12 分钟左右，炒至表面焦褐色，内部黄褐色即可。

（4）山楂炭：取陈山楂，用武火（350~500℃），慢翻转，炒 16 分钟左右，炒至外呈焦黑色，内呈焦褐色即可。注意：每锅装量不可太满，要保证物料不得外流，并能够较快地升温。

【工艺流程】

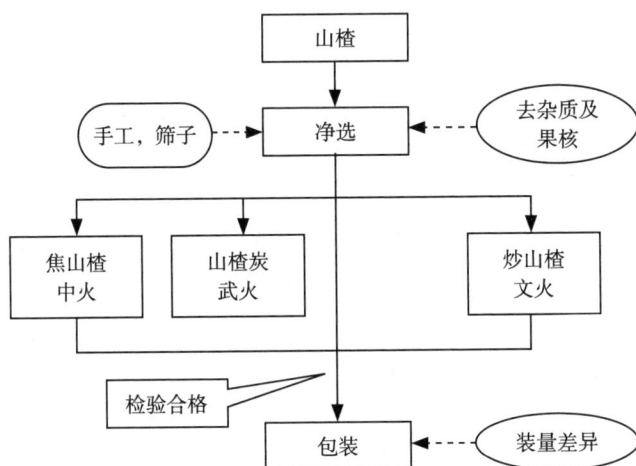

【规格参数】

表 3-2-2　山楂饮片规格参数

品名	规格	含裸子（%）	色泽	筛网
山楂	统	6	皮红肉白	4#
山楂	选	3	皮红肉白	8#

品名	规格	含裸子（%）	色泽	筛网
炒山楂	统	6	黄褐色，偶见焦斑	4#
焦山楂	统	6	表面焦褐色，内部黄褐色	2#
山楂炭	统	6	表面焦黑色、内部棕褐色	2#

千金子

【来源】为大戟科植物续随子 *Euphorbia lathyris* L. 的干燥成熟种子。夏、秋二季果实成熟时采收，除去杂质，干燥。

【重点工艺】

（1）生千金子：除去杂质，淘洗干净，捞出，干燥，用时打碎。

（2）千金子霜：取千金子，用专用脱壳机脱去外壳，取仁制霜。

1）传统土法：如果产量较少，可采用此法。即取千金子仁，研捣成糊状或颗粒状，摊放于多层吸水纸上，上面再覆盖吸水纸，厚度不超过 2cm，可多层叠放。置烘房内，温度 70~90℃，间隔一小时更换一次吸水纸，换纸时要研散。如此反复多次，至吸出其脂肪油 25%~30% 即可。打散包装。如果无加温条件，压力则要大，时间则要长。

2）现代法：批量较大的话，可用设备加工。取净千金子仁，先用粉碎机打成粗颗粒或糊状，置压榨机（也可自制，即用无底不锈钢桶，周围钻 0.5~1mm 的细密网孔，上面用压板压住，由丝杠顶住压板中心，推动丝杠旋转，增加压力，将油脂轧出），压榨出约 25%~30% 的油脂即可。注意：制霜以夏天为宜，如果在冬天，应在 25℃ 以上温度下压榨。制霜后，取出搓散。另外，压榨出的油脂要留存，待检测结果低于标准时，可按比例添加兑入。

3）勾兑法：①先检测千金子仁中的脂肪油和千金子苷含量，根据净千金子仁的含量，计算出应兑制的淀粉数量。②取定量的净千金子仁，先粉碎成粗颗粒（泥糊状），然后再加入计算好的应勾兑的淀粉量，混合均匀，再打成粉。控制其脂肪油在 18.0%~20.0% 间，千金子苷在 0.80% 以上。

川楝子

【来源】为楝科植物川楝 *Melia toosendan* Sieb.et Zucc. 的干燥成熟果实。冬季果实成熟时采收，除去杂质，干燥。

【重点工艺】

（1）川楝子片：除去杂质，用离心式旋料机破 6mm 左右厚片（干切）。注意：在离心刀片高速旋转后再投放物料。

（2）炒川楝子：取净川楝子片，置炒药锅内低速旋转，以高文火（约280℃）炒至表面焦黄色，略具焦斑时出锅，放凉，筛去碎屑。

（3）醋川楝子：取川楝子，加20%的米醋拌匀，稍闷至醋尽（或摊开稍凉），置炒药锅内低速旋转，以高文火（约280℃）炒至表面焦黄色，略具焦斑时出锅，放凉，筛去碎屑则可。

女贞子

【来源】为木犀科植物女贞 *Ligustrum lucidum* Ait. 的干燥成熟果实。冬季果实成熟时采收，除去枝叶，稍蒸或置沸水中略烫后，干燥；或直接干燥。

【重点工艺】

（1）净制：用宽3mm，长50mm的长孔筛，筛去枝梗拣去杂质。

（2）酒女贞子

①酒蒸法（为主流加工方法）：取净女贞子，加20%的黄酒拌匀，润至黄酒被吸尽，置蒸煮锅内，常压蒸2~4小时，焖12小时左右，至表面色泽黑润时，取出，干燥。如果表面有白色粉霜状结晶物析出，入锅续蒸20分钟，出锅干燥即可。

②酒炖法（今此法用者极少）：取净女贞子，加20%的黄酒拌匀，装入不锈钢容器内，密闭。放置于蒸煮锅内，隔水蒸煮10~12小时，至黄酒被吸尽，表面色泽黑润时即可。

马钱子

【来源】为马钱科植物马钱 *Strychnos nux-vomica* L. 的干燥成熟种子。冬季采收成熟果实，取出种子，晒干。

【重点工艺】

（1）净制：在振动筛上，筛去碎皮，拣去杂质等。

（2）制马钱子

①砂烫（药典法）：取洁净的河砂，置热锅中，翻动，待其滑利（电磁炒药机温度设置250~280℃，显示达260~270℃左右，探枪探测温度240~260℃），投入砂子体积1.4~1.8倍量的马钱子（重量比：砂子：马钱子 ≈ 1：2），先低速后中速滚动，烫至鼓起，表面显棕褐色或深棕色，内部子叶红褐色并有小泡时（时间15~20分钟），出锅，立即筛去砂子（出锅口放置网孔孔径1cm筛网），摊凉。注意：河砂宜选用10目至20目间的。

②油炸（炮制规范法）：取适量的食用麻油置不锈钢锅（也可用铁锅）内加热，待油沸腾（220~280℃），按体积1：1（即马钱子在油锅中可以自由翻动）投

入净制后的马钱子，不断翻动，炸至老黄色为度，取出，沥尽残油，晾冷即得。注意：加油量不可太多，不可高于炸锅高度的 1/2。

（3）马钱子粉：取制马钱子，粉碎成细粉，照马钱子 [含量测定] 项下的方法测定士的宁含量后，加适量淀粉，混匀，控制含士的宁含量在 0.78%~0.82% 间，马钱子碱含量 0.50% 以上（2020 年版《中国药典》要求）。这需要我们选购合适的马钱子，用炮制得当的方法，加上详细的计算分析，折算出恰当的淀粉添加比例。

说明：由于炒制过程对其数值影响不大，所以，要勾兑出合格的马钱子粉，则马钱子原料含量的比值应在士的宁：马钱子碱 =（1.56~1.64）：1 以下。

王不留行

【来源】为石竹科植物麦蓝菜 *Vaccaria segetalis*（Neck.）Garcke 的干燥成熟种子。夏季果实成熟、果皮尚未开裂时采割植株，晒干，打下种子，除去杂质，再晒干。

【重点工艺】

（1）净制：筛去土屑，风机吹去种皮杂质等。

（2）炒制：炒王不留行。

①取干净的河砂，过 20 目和 40 目筛子，选取中间砂子备用。或过 1mm 和 2mm 筛子，选取中间砂子。

②检查王不留行的干度，如果王不留行发潮，需干燥后再炒。

③取上述细砂置炒药锅中（手工和滚筒式炒药机同）加热至流利，电磁加热温度显示在 360℃左右，红外探枪测试砂体在 300℃左右，或用手心在砂面上探试，有较强的蒸烫感即可。然后按体积比例：砂子：王不留行 =7：2 的比例倒入王不留行，快速运转翻炒，约 3 圈（手动需用长棕刷翻动），待爆鸣声减弱或微有爆鸣声时则急速出锅（用高速），迅速筛去细砂，摊开放凉即可。砂子可反复利用，将热砂子收入锅中继续炒制。手工炒时，砂子与王不留行体积比 =2：3，砂子覆盖锅底即可，砂子炒流利后投入王不留行，用炊帚不停地拨动，待爆鸣声减弱或微有爆鸣声时，迅速用钢丝笊篱捞出，摊开晾凉。

关键点：①温度控制，砂凉则炒死，爆花率低；砂过热则易发黄或炒黑。②速度，王不留行在锅内翻动速度宜适中，出锅与筛砂宜快捷。说明：药典虽然描述是用"清炒"，但其受热不均匀，爆花率低，色不白。用砂烫，目的是其受热均匀分布，不违背其炮制原理。

另外，电磁加热温度显示在 100℃左右，用 2 倍量的砂子，快速运转翻炒，约 5 圈，也可达到较理想的效果。

木瓜

【来源】为蔷薇科植物贴梗海棠 *Chaenomeles speciosa*（Sweet）Nakai 的干燥近成熟果实。夏、秋二季果实绿黄时采收，置沸水中烫至外皮灰白色，对半纵剖，晒干。

【重点工艺】

（1）净制：拣去虫蛀及杂质。如果是新货且比较干净，可直接洗润。

（2）洗润

①自然润：快速冲洗干净，置池中，添加木瓜重量的 15% 清水，间隔 2 小时翻动一次，至水被吸尽，手握检查其柔软度，如有硬心，喷淋适量清水继续闷润，至柔润。夏秋季节（25℃以上）一般 1~2 天，冬春季节（25℃以下）一般 2~4 天。

②将洗净的木瓜置蒸煮锅中，封口。常压下，蒸 120 分钟左右，出锅，趁热切制，边出边切；压力为 0.15MPa，温度 100℃时加热蒸润约 90 分钟，然后趁热边出边切。

③将洗净的木瓜置润药机中，设定压力值在 –0.07MPa，温度 80℃，抽真空时间 10~20 分钟，加湿热蒸汽 120 分钟左右，开始启动完成，取出趁热切制。

说明：如果要求断面颜色加深，比如浙木瓜（《浙江省中药炮制规范》），需达到"表面棕色或棕黑色，断面红棕色，角质样"，必须蒸制 4 小时左右。

（3）切制：用皮带往复式切药机切制，平面朝下，单层横放，切 0.2~0.4cm 薄片。

（4）干燥：晒干或耗能干燥。

（5）处理：筛去碎屑。

五味子 / 南五味子

【来源】

（1）五味子：木兰科植物五味子 *Schisandra chinensis*（Turcz.）Baill. 的干燥成熟果实。习称"北五味子"。秋季果实成熟时采摘，晒干或蒸后晒干，除去果梗和杂质。

（2）南五味子：木兰科植物华中五味子 *Schisandra sphenanthera* Rehd.et Wils. 的干燥成熟果实。秋季果实成熟时采摘，晒干，除去果梗和杂质。

【重点工艺】

（1）净制：用宽 3mm，长 50mm 的长孔筛，筛去枝梗，拣去杂质，或用专用去梗机去除梗棒杂质。如果原料十分洁净，可免其工序。

（2）醋五味子/醋南五味子

①常压蒸制法：取净五味子/南五味子，加20%的米醋拌匀，润至米醋被吸尽，置蒸煮锅内，常压蒸2.5~4小时，焖12小时左右，至表面色泽黑润时，取出，干燥。注意：a.蒸锅底部一定须有箅子；b.装料不可压得太厚太实；c.直通汽和夹层汽注意比例，使锅底无积液。如有，当回拌入五味子（南五味子）内。

②加压蒸制法：取醋拌匀的五味子/南五味子置隧道式润药机或蒸汽罐（柜）内，密封，打开蒸汽阀，控制容器上压力表读数不能大于0.18MPa压力，蒸1~3小时，焖3小时左右，取出，干燥。

③负压式蒸箱法：将醋拌匀的五味子/南五味子装入带网孔的不锈钢容器内，放入蒸箱内，密闭，压力控制为-0.08MPa左右，加热蒸润约30分钟，停汽闷置4小时即可。

④炖法（此法今极少使用）：将醋拌匀的五味子/南五味子装入不锈钢桶内，装量勿超出桶平面。再将不锈钢桶放入蒸锅内，然后，向蒸锅内加水，水面应低于不锈钢桶上沿平面下5~10cm，盖盖，开始加热蒸炖。初用大火烧开，后改用小火慢炖，水开后蒸炖12小时左右，至表面色泽黑润时，取出，干燥。

（3）酒五味子/酒南五味子：拌闷辅料用黄酒，蒸制方法同醋五味子/醋南五味子。

（4）蜜五味子/蜜南五味子：取净五味子/南五味子，与炼蜜拌匀，用文火至中火炒至不粘手时，取出，摊凉。每100kg黄芪，用炼蜜10kg。

车前子

【来源】为车前科植物车前 Plantago asiatica L. 或平车前 Plantago depressa Willd. 的干燥成熟种子。夏、秋二季种子成熟时采收果穗，晒干，搓出种子，除去杂质。

【重点工艺】

（1）净制：用振动筛，选孔径为0.5mm的筛网置底层，孔径为3.0mm的筛网置上层。将车前子用振动筛筛分，取用中间的车前子，0.5mm以下和3.0mm以上的弃之。

（2）盐车前子

①制食盐水：分别取车前子量2%的食盐，和8%的清水（即食盐的4倍量），混合搅拌，令充分溶解。

②炒制：用滚筒式炒药机，设定温度220℃，待温度显示220℃（探枪测温显示190℃）左右时，投入定量的车前子，低速转动，炒至有爆裂声较强烈时，中速旋转，边转边洒入适量的食盐水，炒干，或炒2~3分钟，出锅晒干。

牛蒡子

【来源】为菊科植物牛蒡 *Arctium lappa* L. 的干燥成熟果实。秋季果实成熟时采收果序，晒干，打下果实，除去杂质，再晒干。

【重点工艺】

（1）净制：用风机吹去土屑、瘪子，在净选台或净选带上拣去杂质等。如果物料很洁净，可省略此项。

（2）炒牛蒡子

取净牛蒡子，用滚筒式炒药机，设定温度230℃（220~250℃），待温度显示230℃左右时（探枪探测温度190℃左右），投入定量的牛蒡子，中速转动，炒制时间8~12分钟，炒至表面色泽加深，略鼓起，微有香气，有爆裂声时反转取出，摊凉。

化橘红

【来源】为芸香科植物化州柚 *Citrus grandis* 'Tomentosa' 或柚 *Citrus grandis* (L.) Osbeck 的未成熟或近成熟的干燥外层果皮。前者习称"毛橘红"，后者习称"光七爪""光五爪"。夏季果实未成熟时采收，置沸水中略烫后，将果皮割成5或7瓣，除去果瓤和部分中果皮，压制成形，干燥。

【重点工艺】

（1）净制：拣去杂质。如果是捆扎的五爪或七爪，需先剪去扎绳，检查内面是否有霉变现象。严重的应剔除或拣去。

（2）洗润：将净制后的化橘红在洗药池中用流动的饮用水快速洗涤，放出水液，覆盖，闷润2~4小时至柔软。也可置润药机中，设定70℃，润制15分钟左右，取出保温，趁热切制。

（3）切制：用直线往复式或皮带式切药机，平放顺入，切3mm左右宽的丝。

（4）干燥：晒干或低温70℃烘3小时左右。

（5）过筛：过0.3cm筛，筛去碎屑。

（6）蜜化橘红

①准备：取净化橘红丝，与规定量的炼蜜拌匀，如果不均匀，可喷洒少量清水再翻动搅拌，闷置30分钟左右。

②炒炙：取拌过炼蜜的化橘红丝，置滚筒式炒药机内，以文火（电磁加热温度显示160~200℃）炒至表面颜色稍深而略显光泽，手握不粘手时出锅，摊开晾凉。化橘红，炼蜜使用比例：每100kg化橘红丝，用炼蜜18kg。注意：晾凉后须及时包装或密封。

【工艺流程图】

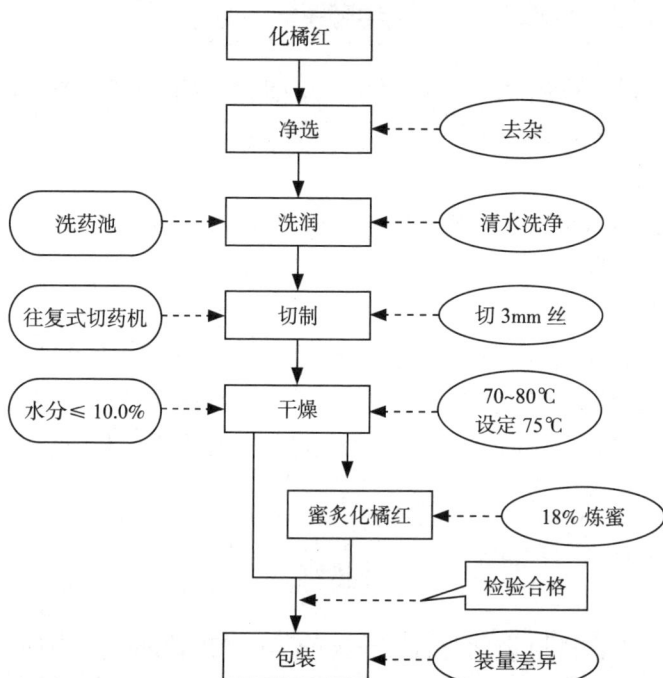

乌梅

【来源】为蔷薇科植物梅 *Prunus mume*（Sieb.）Sieb. et Zucc. 的干燥近成熟果实。夏季果实近成熟时采收，低温烘干后闷至色变黑。

【重点工艺】

（1）净制：拣去杂质及霉变污染品。

（2）乌梅肉

①传统手工法：此法适宜于 50kg 以下的数量较少的生产。取净乌梅微淋清水湿润，使肉绵软，略晾，敲碎，手工剥取净肉即成。或置蒸笼内蒸至极烂，放箩内揉擦，拣去果核，晒干。

②现代机械法：此法适宜于 50kg 以上的产量较大的生产。取净乌梅微淋清水湿润，使肉绵软，或置蒸笼内蒸至肉绵软。用对辊式压扁机，使两对辊转速不同步（一快一慢），调整对辊间隙在 2.2cm 左右，将乌梅缓缓加入搓揉挤压，使肉核分离。干燥后将核拣出或筛出。

（3）乌梅炭：取净乌梅用武火（380~420℃）炒至皮肉鼓起，出现焦枯斑点为度，喷水焙干，取出放凉。

（4）醋乌梅：取净乌梅与醋拌匀，闷润至醋尽时，置笼屉中蒸透为度，取出，放凉，剥取净肉，晾干。每 100kg 乌梅，用米醋 18kg。

巴豆

【来源】为大戟科植物巴豆 *Croton tiglium* L. 的干燥成熟果实。秋季果实成熟时采收，堆置 2~3 天，摊开，干燥。

【重点工艺】

巴豆是个小冷背品种，使用量不大，因此，饮片生产量也比较小。

（1）巴豆仁

1）小量的话，可用手工方法去壳。即取巴豆果置于木板上，巴豆果中放数粒高度约 1cm 的木块类物，用厚木板捶打，使巴豆果果皮破碎而种仁不烂。继而用簸箕簸去果壳及非药用部位。部分残壳可手工拣去。

2）批量较大的话，可用设备加工。

①用花生脱壳机。调整脱壳机的网笼或笼栅，将干燥的巴豆果徐徐加入。脱壳后，再用风机吹净残壳。

②用对辊式杏仁脱皮机或压扁机。调整对辊间隙约 1.0cm，将干燥的巴豆果徐徐加入。脱壳后，再用风机吹净残壳。

（2）巴豆霜

①传统土法：如果产量较少，可采用传统方法，即取巴豆仁，研捣成糊状或颗粒状，摊放于多层吸水纸上，上面再覆盖吸水纸，厚度不超过 2cm，可多层叠放。置烘房内，温度 70~90℃，间隔一小时更换一次吸水纸，换纸时要研散。如此反复多次，至吸出其脂肪油 25%~30% 即可。打散包装。如果无加温条件，压力则要大，时间则要长。

②现代法：批量较大的话，可用设备加工。取净巴豆仁，先用粉碎机打成粗颗粒或糊状，置压榨机（也可自制，即用无底不锈钢桶，周围钻 0.5~1mm 的细密网孔，上面用压板压住，由丝杠顶住压板中心，推动丝杠旋转，增加压力，将油脂轧出），压榨出约 25%~30% 的油脂即可。注意：制霜以夏天为宜，如果在冬天，应在 25℃ 以上温度下压榨。制霜后，取出搓散。另外，压榨出的油脂要留存，待检测结果低于标准时，可按比例添加兑入。

③勾兑法：先检测巴豆仁中的脂肪油和巴豆苷含量，根据净巴豆仁的含量，计算出应兑制的淀粉数量。

取定量的净巴豆仁，先粉碎成粗颗粒（泥糊状），然后再加入计算好的应勾兑的淀粉量，混合均匀，再打成粉。控制其脂肪油在 18.0%~20.0% 间，巴豆苷在 0.80% 以上。

白扁豆

【来源】为豆科植物扁豆 *Dolichos lablab* L. 的干燥成熟种子。秋、冬二季采收成熟果实，晒干，取出种子，再晒干。

【重点工艺】

（1）净制：用风机吹去土屑、瘪子及残留的果荚皮。在净选台或净选带上拣去杂质等。

（2）炒白扁豆

取净白扁豆，用滚筒式炒药机，设定温度230℃（220~250℃），待温度显示230℃左右时（探枪探测温度190℃左右），投入定量的白扁豆，中速转动，炒制时间10~15分钟，炒至表面微显黄色，大部分出现焦斑，并有豆香气散出，反转取出，摊凉即可。

瓜蒌

【来源】为葫芦科植物栝楼 *Trichosanthes kirilowii* Maxim. 或双边栝楼 *Trichosanthes rosthornii* Harms 的干燥成熟果实。秋季果实成熟时，连果梗剪下，置通风处阴干。

【重点工艺】

（1）净制：剪去瓜蒌上的残柄。用清水将表面冲洗干净。

（2）蒸润

①将洗好的瓜蒌码放在大的蒸笼内，锅底加适量的水，盖上笼盖，武火加热至大气出，30~40分钟后，开盖晾凉。

②将洗好的瓜蒌置于不锈钢筐内，放入润药机中，设置温度100℃，压力值在 –0.07MPa，抽真空时间10~20分钟，加湿热蒸汽，20分钟左右，蒸润自动完成。然后开盖晾凉。

（3）压扁：用特制机械（如无压制机械，可用木板，上面放重物自然压扁）由厚到薄，反复压制，将其压实，使瓜蒌皮和内瓤紧密地粘在一块，成厚度1.0cm左右的饼状。

（4）切丝：用皮带式切药机上切成宽度为1.0~1.6cm的瓜蒌条。

（5）干燥：置托盘内烘干或晾晒至干。

说明：全瓜蒌丝其实大都是产地加工的，如果饮片生产企业自己加工更好，但需配备适当的工具和有加工经验的人员。

瓜蒌子

【来源】为葫芦科植物栝楼 *Trichosanthes kirilowii* Maxim. 或双边栝楼 *Trichosanthes rosthornii* Harms 的干燥成熟种子。秋季采摘成熟果实，剖开，取出种子，洗净，晒干。

【重点工艺】

（1）净制：用风机吹去土屑、瘪子等。在净选台或净选带上拣去杂质等。也可用清水漂洗的方法，撇去表面的瘪子及浮物，旋取中间的瓜蒌子，弃去底部的石子、砂屑。将瓜蒌子干燥备用。

（2）炒瓜蒌子：取净瓜蒌子，用滚筒式炒药机，设定温度230℃（220~250℃），待温度显示230℃左右时（探枪探测温度190℃左右），投入定量的瓜蒌子，中速转动，炒制时间10~15分钟，炒至表面鼓起，颜色加深，部分出现焦斑，并有香气逸出，反转取出，摊凉即可。

（3）蜜瓜蒌子

①生蜂蜜炙：取净瓜蒌子重量约12.5%的蜂蜜，置炒锅或炒药机内，用文火加热至起小泡时，立即倒入定量的瓜蒌子，炒至深黄色，不粘手，出锅摊开。

②炼蜜炙：取定量的瓜蒌子，置炒锅或滚筒式炒药机内，添加瓜蒌子重量12%的炼蜜，翻动或转动，至均匀，以文火加热，炒至深黄色，不粘手，出锅摊开。

注意1：出锅摊开晾凉后须及时包装或密封。

注意2：无论是生瓜蒌子、炒瓜蒌子还是蜜瓜蒌子，临方调剂时一定要捣碎。

瓜蒌皮

【来源】为葫芦科植物栝楼 *Trichosanthes kirilorwii* Maxim. 或双边栝楼 *Trichosanthes rosthornii* Harms 的干燥成熟果皮。秋季采摘成熟果实，剖开，除去果瓤及种子，阴干。

【重点工艺】

（1）拣去杂质及霉变、含残果瓤及污染的瓜蒌皮。

（2）每将净选后的瓜蒌皮倒入清水中快速冲洗，并立即捞出，置漏水的容器中，停置1.5小时即可。

（3）用链条往复式切药机（剁刀机）或皮带往复式切药机或转盘式切药机，压实切0.5~1.5cm宽丝。

（4）晒干或机械耗能干燥，耗能干燥设80℃以下，烘3~4小时。过孔径3mm筛网，筛去碎屑。

冬瓜子

【来源】为葫芦科植物冬瓜 *Benincasa hispida*（Thunb.）Cogn. 的干燥成熟种子。食用冬瓜时，洗净，削取外层果皮，晒干。

【重点工艺】

（1）净制：用风机吹去土屑、瘪子等。在净选台或净选带上拣去杂质等。

（2）水洗：置洗药机中，喷淋冲洗，然后晒干或耗能干燥。

（3）炒冬瓜子：取净冬瓜子，用滚筒式炒药机，设定温度230℃（220~250℃），待温度显示230℃左右时（探枪探测温度190℃左右），投入定量的冬瓜子，中速转动，炒制时间5~10分钟，炒至有爆鸣声，表面颜色发黄，并具焦斑，有香气逸出，立即反转取出，摊凉即可。注意：在调剂时要捣碎。

冬瓜皮

【来源】为葫芦科植物冬瓜 *Benincasa hispida*（Thunb.）Cogn. 的干燥外层果皮。食用冬瓜时，洗净，削取外层果皮，晒干。

【重点工艺】

（1）拣去杂质、瓜蒂及霉变、污染的冬瓜皮。

（2）每将净选后的冬瓜皮倒入清水中快速冲洗，并立即捞出，置漏水的容器中，停置1.5小时即可切制。

（3）用链条往复式切药机（剁刀机）或转盘式切药机，压实切1.0cm左右宽丝。

（4）置洁净的地面或晒布上晒干。过孔径3mm筛网，筛去碎屑。

肉豆蔻

【来源】为肉豆蔻科植物肉豆蔻 *Myristica fragrans* Houtt. 的干燥种仁。

【重点工艺】

（1）肉豆蔻：除去杂质，洗净，干燥。或洗净后蒸制30分钟左右，趁热切厚片，低温干燥。

（2）煨肉豆蔻

①包裹法（地方传统法，炮制规范法）：取面粉，用清水和成面团，压成薄饼状，用面饼将肉豆蔻逐个包裹，皮厚约15mm，晾至半干，投入已炒热的滑石粉或砂中，煨炒至面皮呈焦黄色，透出芳香气味时，取出，筛去滑石粉或砂子，剥去面皮，放凉；或趁热剥去面皮，及时切成厚片，放凉。

现代饮片生产企业多用刨片机趁热刨切成片 4mm 左右厚度的片销售。

②泛丸法（地方传统法，炮制规范法）：用清水将肉豆蔻流湿，如水泛丸法，包裹面粉 3~4 层，晾至半干，后面煨制方法同上。

每 100kg 净肉豆蔻，用滑石粉 50kg。砂子的用量，以煨炒时，能将肉豆蔻全部掩埋，并剩余部分为宜。

③麸煨肉豆蔻（药典法）：用电磁加热滚筒式炒药机，先将炒药机温度设定为 180℃，待显示器达到，探枪测试锅体温度达 150~170℃时，先加入一定比例的麸皮，然后投入定量的净肉豆蔻，麸煨温度维持在 150~170℃，10~20 分钟，至麸皮呈焦黄色，肉豆蔻呈棕褐色，表面有裂隙时取出，筛去麸皮，放凉。趁热用刨片机刨切成片 4mm 左右厚度的片或用时捣碎。如今客户多喜欢用片子。

每 100kg 肉豆蔻，用麸皮 40kg。

④也有直接用 50%~70% 的滑石粉炒煨的。使滑石粉颜色变阴色，显油性。及时筛去滑石粉，趁热切片。

（3）蜜麸肉豆蔻（浙江省炮制规范法）：方法同麸煨肉豆蔻，但温度要高于麸煨肉豆蔻温度，一般控制在 280~320℃，要迅速翻炒至表面深黄色。每 100kg 肉豆蔻，用蜜炙麸皮 20~25kg。

决明子

【来源】为豆科植物钝叶决明 *Cassia obtusifolia* L. 或决明（小决明）*Cassia tora* L. 的干燥成熟种子。秋季采收成熟果实，晒干，打下种子，除去杂质。

【重点工艺】

（1）净制：用风机吹去土屑、瘪子及残留的果荚皮。有石子的话，可用去石机去除杂石。或在净选台或净选带上拣去杂质等。如果表面不洁净，可置滚筒炒药机或搅拌机内，并放置数条湿毛巾，旋转擦拭，擦拭干净后，去除晾干即可。

（2）炒决明子：取净决明子，用滚筒式炒药机，设定温度 240℃（220~250℃），待温度显示 240℃左右时（探枪探测温度 200℃左右），投入定量的决明子（直径 90cm 的电磁炒药机单锅炒量一般在 50~80kg），中速转动，炒制时间 8~15 分钟，炒微鼓起，表面绿褐色或暗棕色，有香气逸出时，反转取出，摊凉即可。

麦芽 / 稻芽 / 谷芽

【来源】

（1）麦芽：禾本科植物大麦 *Hordeum vulgare* L. 的成熟果实经发芽干燥的炮制加工品。将麦粒用水浸泡后，保持适宜温、湿度，待幼芽长至约 5mm 时，晒干或低温干燥。

（2）稻芽：禾本科植物稻 *Oryza sativa* L. 的成熟果实经发芽干燥的炮制加工品。将稻谷用水浸泡后，保持适宜的温、湿度，待须根长至约 1cm 时，干燥。

（3）谷芽：禾本科植物粟 *Setaria italica*（L.）Beauv. 的成熟果实经发芽干燥的炮制加工品。将粟谷用水浸泡后，保持适宜的温、湿度，待须根长至约 6mm 时，晒干或低温干燥。

【重点工艺】

（1）发芽：取当年产新的上述种子，投入 60℃ 温水中，不断翻动，去除麦秆、秕子等。停约 30 分钟后，捞入带眼不锈钢盘内，上覆盖麻袋 1 层，保持温度 25~30℃、湿度 70~75℃，每日洒水 2~3 次，第四日芽长达 0.5cm 时，收起及时干燥。

（2）净制：取上述的发芽品，拣去杂质。

（3）炒制

①炒麦芽/稻芽：取净麦芽或净稻芽药材，置滚筒式炒药机中以大文火（预热至达到设定温度 250~270℃），炒制时间 20~25 分钟，炒至达规定的性状（表面深黄色，微具斑点）时，反转倒出，置摊凉台摊凉，筛去灰屑。

②炒谷芽：过程与上同，唯温度稍低，可低于上面的温度 10~20℃，时间稍短，可比上面的少 5 分钟左右。

③焦麦芽/稻芽：取净麦芽或净稻芽药材，置滚筒式炒药机中以大中火（预热至设定温度 320~350℃），炒制时间 20~25 分钟，炒至规定的性状（表面棕黄色或焦褐色，具明显斑点）及焦香气逸出时，迅速反转倒出，置摊晾台摊晾。

（4）过筛处理：过孔径 1.0mm 筛网，筛去碎屑。

【规格参数】

表 3-2-3　麦芽/稻芽/谷芽饮片规格参数

规格	色泽	发芽率（%）	碎屑（%）	生品糊品（%）
选	淡黄	95	＜ 0.5	0
统	淡黄	85	＜ 0.5	0
炒黄	棕黄	85	＜ 1	＜ 1
炒焦	焦褐	85	＜ 1	＜ 2

苍耳子

【来源】为菊科植物苍耳 *Xanthium sibiricum* Patr. 的干燥成熟带总苞的果实。秋季果实成熟时采收，干燥，除去梗、叶等杂质。

【重点工艺】

（1）净制：用风机吹去土屑、瘪子及杂质。

（2）炒制：取净苍耳子，用滚筒式炒药机，设定温度240℃（220~250℃），待温度显示240℃左右时（探枪探测温度200℃左右），投入定量的苍耳子，中快速转动（翻动），炒至黄褐色，有焦香气飘出，出锅摊开晾凉。

（3）过筛：过孔径3.0mm筛网，筛去断刺及碎屑。

芡实 / 薏苡仁

【来源】

（1）芡实：睡莲科植物芡 *Euryale ferox* Salisb. 的干燥成熟种仁。秋末冬初采收成熟果实，除去果皮，取出种子，洗净，再除去硬壳（外种皮），晒干。

（2）薏苡仁：禾本科植物薏米 *Coix lacryma-jobi* L.var.*ma-yuen*（Roman.）Stapf 的干燥成熟种仁。秋季果实成熟时采割植株，晒干，打下果实，再晒干，除去外壳、黄褐色种皮和杂质，收集种仁。

【重点工艺】

（1）净制：用色选机除去硬壳及杂质。

（2）麸炒（芡实 / 薏苡仁）：用滚筒式炒药机，设定温度320~340℃，待温度显示330℃左右时（探枪探测温度290℃左右），投入物料重量15%的麸皮（不宜少于15%，一般5铲芡实 / 薏苡仁，1.5铲麸皮），待冒大黄烟时，立即投入定量的净芡实（芡实要用大瓣以上的，碎米不宜，麸皮不易去除）或净薏苡仁（整粒的），中快速转动（翻动），时间4分25秒至5分钟，炒至表面橘黄色 / 微黄色（白的部分），有焦香气飘出，快速出锅，摊开晾凉。

（3）过筛：过孔径3.0mm筛网，筛去麸皮及碎屑。

沙苑子

【来源】为豆科植物扁茎黄芪 *Astragalus complanatus* R.Br. 的干燥成熟种子。秋末冬初果实成熟尚未开裂时采割植株，晒干，打下种子，除去杂质，晒干。

【重点工艺】

（1）净制：用风机吹去土屑、瘪子及杂质。如果有表面不洁净，可置滚筒炒药机或搅拌机内，并放置数条湿毛巾，旋转擦拭，擦拭干净后，去除晾干即可。如果进一步加工盐沙苑子，可直接拌入食盐水。

（2）炒制（盐沙苑子）

①先取净沙苑子重量2%的食盐（尽量勿用含碘的食盐）及5.6%的饮用水，将食盐倒入饮用水中，搅拌令充分溶解，制成近饱和的食盐水。

②将配制好的食盐水倒入净制好的沙苑子中，搅拌均匀，闷置4小时左右，中间应翻动2~3次，至食盐水被吸尽。食盐水被吸尽也可摊开晾2~4小时，以减

少炒制时间。

③取上述沙苑子，用滚筒式炒药机，设定温度240℃（220~250℃），待温度显示240℃左右时（探枪探测温度200℃左右），投入定量的沙苑子，中快速转动（翻动），炒至表面鼓起，呈现深褐绿色或深灰褐色时，出锅摊开晾凉。炒制时间约10~20分钟。如果检测水分超标，可再适当干燥一下。

诃子

【来源】为使君子科植物诃子 *Terminalia chebula* Retz. 或绒毛诃子 *Terminalia chebula* Retz. var. *tomentella* Kurt. 的干燥成熟果实。秋、冬二季果实成熟时采收，除去杂质，晒干。

【重点工艺】

（1）净制：拣去杂质。

（2）诃子肉

①洗润：将净诃子倒入洗药池中，稍翻，停置30分钟左右，捞出（或放出水液），覆盖闷润约12小时，至稍软润。

②压破：用对辊式压扁机，调整间隙至1cm，将上述的诃子慢慢地投入压扁机中，将其核压破或挤出。

③去核：拣去核子。

④干燥：晒干或80℃以下烘干。

（3）炒诃子肉：中文火，设定温度240℃（220~250℃），待温度显示240℃左右时（探枪探测温度200℃左右），将上述诃子肉投入炒药锅内，炒制时间8~15分钟，致深黄色，出锅摊开晾凉。

补骨脂

【来源】为豆科植物补骨脂 *Psoralea corylifolia* L. 的干燥成熟果实。秋季果实成熟时采收果序，晒干，搓出果实，除去杂质。

【重点工艺】

（1）净制：用风机吹去花托、瘪子及杂质。

（2）炒制（盐补骨脂）

①先取净补骨脂重量2%的食盐（尽量勿用含碘的食盐）及5.6%的饮用水，将食盐倒入饮用水中，搅拌令充分溶解，制成近饱和的食盐水。

②将配制好的食盐水倒入净制好的补骨脂中，搅拌均匀，闷置4小时左右，中间应翻动2~3次，至食盐水被吸尽。食盐水被吸尽也可摊开晾2~4小时，以减少炒制时间。

③取上述补骨脂，用滚筒式炒药机，设定温度240℃（220~250℃），待温度显示240℃左右时（探枪探测温度200℃左右），投入定量的补骨脂，中快速转动（翻动），炒至微鼓起，表面颜色稍深时，出锅摊开晾凉。炒制时间约10~20分钟。如果检测水分超标，可再适当干燥一下。

陈皮

【来源】为芸香科植物橘 *Citrus reticulata* Blanco 及其栽培变种的干燥成熟果皮。药材分为"陈皮"和"广陈皮"。采摘成熟果实，剥取果皮，晒干或低温干燥。

【重点工艺】

（1）净制：拣去杂质及霉变、含残果瓢及污染的橘皮。

（2）洗润：每次取少量橘皮倒入清水中快速冲撞，并立即捞出，置漏水的容器中，停置1.5小时即可。

（3）切制：用链条往复式切药机（剁刀机）或皮带往复式切药机或转盘式切药机，压实切0.3~0.5cm宽丝。

（4）干燥：晒干或机械耗能干燥，耗能干燥设60℃以下，烘4~6小时。过孔径2mm筛网，筛去碎屑。也可根据客户要求或者内部设定的规格过筛。

（5）炒陈皮：以小文火，设定温度150℃（120~160℃），待温度显示140℃左右时（探枪探测温度100℃左右），将上述陈皮肉投入炒药锅内，炒制5~8分钟即可出锅，摊开晾凉。

青皮

【来源】为芸香科植物橘 *Citrus reticulata* Blanco 及其栽培变种的干燥幼果或未成熟果实的果皮。5~6月收集自落的幼果，晒干，习称"个青皮"；7~8月采收未成熟的果实，在果皮上纵剖成四瓣至基部，除尽瓢瓣，晒干，习称"四花青皮"。

【重点工艺】

1.个青皮

（1）净制：拣去杂质及霉变等。

（2）洗润：置洗润药池以清水冲洗干净，淋润约6小时。

（3）切制：用加压式刨片机切0.3cm厚片。

（4）干燥：晒干或机械耗能干燥，耗能干燥设60℃以下，烘6~7小时。筛去碎屑。

2.四花青皮

（1）净制：拣去杂质及霉变、含果瓢的青皮。

（2）洗润：每次取少量倒入清水中快速冲撞，并立即捞出，置漏水的塑料筐中，停置 1.5 小时即可。

（3）切制：用链条往复式切药机（剁刀机）或皮带往复式切药机或转盘式切药机，压实切 0.3~0.5cm 宽丝。

（4）干燥：同个青皮。

【工艺流程图】

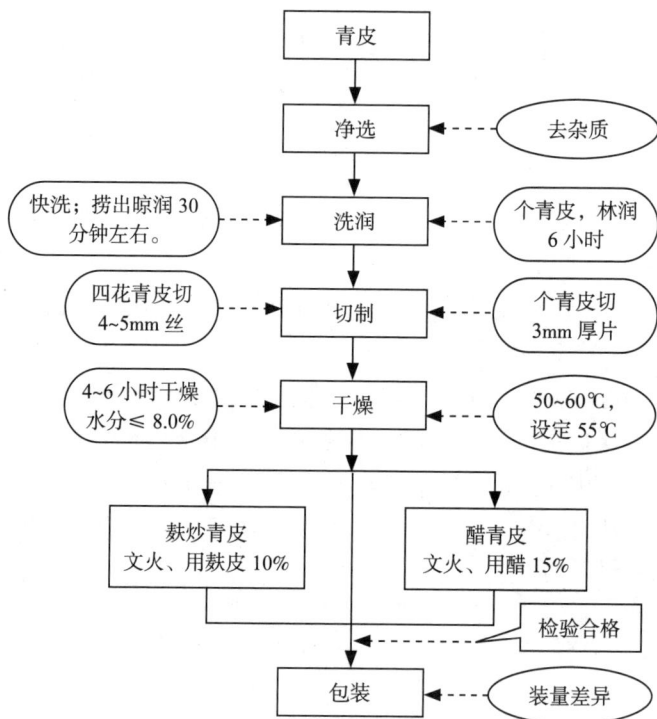

苦杏仁（甜杏仁）/ 桃仁

【来源】

（1）苦杏仁：蔷薇科植物山杏 *Prunus armeniaca* L.var.ansu Maxim.、西伯利亚杏 *Prunus sibirica* L.、东北杏 *Prunus mandshurica*（Maxim.）Koehne 或杏 *Prunus armeniaca* L. 的干燥成熟种子。夏季采收成熟果实，除去果肉和核壳，取出种子，晒干。

（2）桃仁：蔷薇科植物桃 *Prunus persica*（L.）Batsch 或山桃 *Prunus davidiana*（Carr.）Franch. 的干燥成熟种子。果实成熟后采收，除去果肉和核壳，取出种子，晒干。

【重点工艺】

（1）净制：拣去杂质、霉变及核壳。有条件的话，可用色选机拣去杂质、霉变及核壳。如果原料大小悬殊较大，可过孔径 1.2cm 的筛网，筛分成 2 级，并分别焊制，分别脱皮。

（2）焯苦杏仁

1）取净苦杏仁，用蒸煮锅加入饮用水，通蒸气加热至沸，加入药材苦杏仁，翻动至种皮由皱缩至舒展、易搓去时，快速捞出，放入冷水中。

2）脱皮

①手工去皮：将少量焯制好的苦杏仁置宽敞的筐笼的一边，另取老房子上的瓦片洗净（新瓦也行）。然后将苦杏仁在筐笼当中薄摊一层，用手卡住瓦片两沿，对苦杏仁用适当的力度前后翘压轧搓以搓掉外皮，将搓好的推到前部，如此反复。

②对辊式去皮机去皮：先调整上下对辊之间的间隙，上对辊要稍大于下对辊。一般情况下，小粒的上对辊间隙为 0.6cm，下对辊间隙为 0.5cm；大粒的上对辊间隙为 0.8cm，下对辊间隙为 0.7cm。调试好后，将焯制好的苦杏仁匀速地投入入料口。组合式脱皮机：设备调试好后，将焯制好的苦杏仁投入入料口即可完成脱皮甚至皮仁分离。

③杏仁湿法脱皮机（组合式多胶轮齿轧式）去皮：将焯制好的苦杏仁投入入料斗，设备自行完成脱皮机分离过程。

（3）干燥：将脱皮后的苦杏仁干燥（晒干、烘干均可）至外脱皮 9 成干，收起，用风机吹去红皮。将吹后的仁用手工或色选机将未去净皮的苦杏仁拣出，重新加工。

（4）炒苦杏仁：取焯苦杏仁，置滚筒式炒药机中（预热至达到设定温度），用（260~280℃）炒 10~15 分钟，炒至有苦杏仁的焦香气逸出，表面呈黄色至浅棕黄色（焯苦杏仁：表面乳白色或黄白色），微带焦斑。反转倒出，摊开晾凉。

（5）麸炒苦杏仁：用小武火，待锅将红，撒 10%~18% 麸皮，待冒黄烟，迅速投入焯苦杏仁，中速旋转 60 秒左右，炒至表面黄色，偶有焦斑。立即出锅，筛去麸皮。注意：避免小文火低温慢炒，如此易导致成分破坏，含量降低。如果是电磁加热锅，仪表设定显示温度宜在 320℃，燃油加热锅，仪表设定显示温度宜在 440℃，中速旋转 2 分钟左右。检查炒制结果，达到外表面黄色，折断面微黄。

（6）蜜苦杏仁

①生蜂蜜：取净苦杏仁重量约 12.5%（含水分）的蜂蜜，置炒锅或炒药机内，用文火加热至起小泡时，立即倒入定量的苦杏仁，炒至深黄色，不粘手，出锅摊开晾凉。

②炼蜜：取定量的苦杏仁，置炒锅或滚筒式炒药机内，添加苦杏仁重量 12.0%

的炼蜜，翻动或转动，至均匀，以文火加热，炒至深黄色，不粘手，出锅摊开晾凉。注意：晾凉后须及时包装或密封。

【工艺流程图】

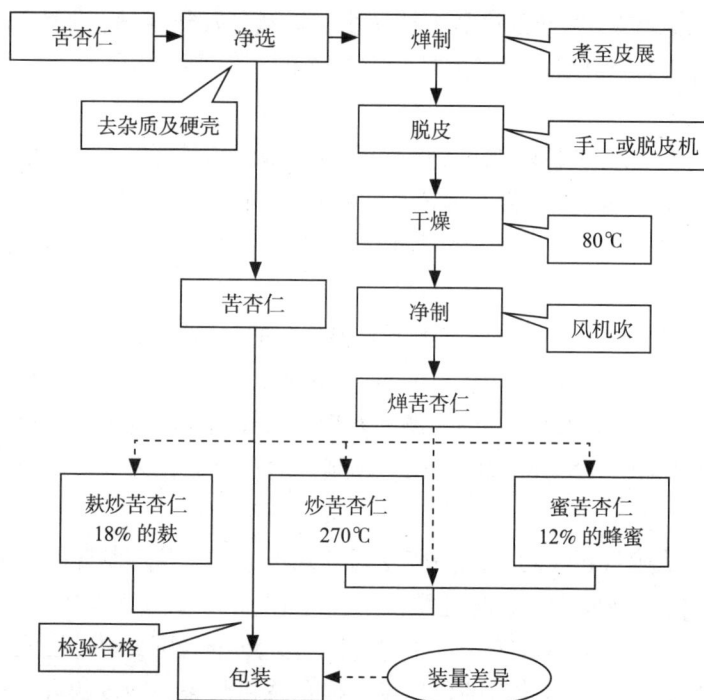

甜杏仁、桃仁炮制方法同苦杏仁。

金樱子

【来源】为蔷薇科植物金樱子 *Rosa laevigata* Michx. 的干燥成熟果实。10~11月果实成熟变红时采收，干燥，除去毛刺。

【重点工艺】

（1）净制：过孔径 0.8cm 筛网，筛去刺毛及碎屑，同时拣去其他杂质。

（2）金樱子肉：去核毛。

①手工：取净金樱子，浸泡 30 分钟左右，捞出，覆盖润透，用刀片纵切成两瓣，用自制的小铁勺（一般可用 6 号铁丝，一头折圆圈，一头敲平，再用小锤的圆头敲出凹窝，似勺状即可）挖去毛核，干燥。

②机器（此法加工出来较碎，性状不佳，宜制剂投料用）：取净金樱子，浸泡 30 分钟左右，捞出，覆盖润透，置压力式刨片机或者离心式旋料式切药机内，定切 0.5cm 厚度，晒至九成干，过孔径 0.4cm 筛，筛去核毛。

（3）蜜金樱子

①生蜂蜜炙：取净金樱子重量约18.7%（含水分）的蜂蜜，置炒锅或炒药机内，用文火加热至起小泡时，立即倒入定量的苦杏仁，炒至表面红棕色，不粘手，出锅摊开晾凉。

②炼蜜炙：取定量的金樱子，置炒锅或滚筒式炒药机内，添加金樱子重量18.0%的炼蜜，翻动或转动，至均匀，以文火加热，炒至表面红棕色，不粘手，出锅摊开晾凉。注意：晾凉后须及时包装或密封。

【工艺流程图】

```
金樱子 ──→ 洗润 ──→ 润至皮软
                │
                ▼
           剪壳，去核
                │
                ▼
水分≤10.0% ┄→ 干燥 ──→ 50~80℃
                │         设定 75℃
        ┌───────┴───────┐
        ▼               ▼
   蜜炙金樱子         金樱子肉
   18% 炼蜜
        │               │
        │               ▼
        │           检验合格
        │               ┊
        ▼               ▼
       包装 ┄← 装量差异
```

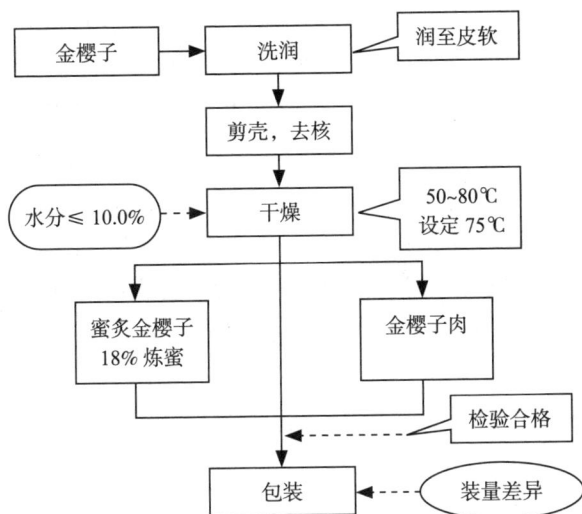

枳壳 / 衢枳壳 / 香橼

【来源】

（1）枳壳：为芸香科植物酸橙 *Citrus aurantium* L. 及其栽培变种的干燥未成熟果实。7月果皮尚绿时采收，自中部横切为两半，晒干或低温干燥。其栽培变种主要有黄皮酸橙、代代花、朱栾、塘橙等。

（2）衢枳壳：来源于芸香科植物常山胡柚 *Citrus Changshan-huyou* Y.B.Chang 的干燥未成熟果实。采收与初加工同枳壳。主产于浙江湖州。2015年，被《浙江省中药炮制规范》（2015版）收录，命名为"衢枳壳"。

（3）香橼：为芸香科植物枸橼 *Citrus mesica* L. 或香圆 *Citrus wilsonii* Tanaka 的干燥成熟果实。秋季果实成熟时采收，趁鲜切片，晒干或低温干燥。香圆亦可整个或对剖两半后，晒干或低温干燥。

【重点工艺】

（1）净制：拣去霉变及杂质，优质货可省略此项。注意：原料直径最好大于3.5cm。

（2）洗润

①将净药材置洗润药池或漏水容器中，用清水冲洗干净，用塑料布覆盖，停2小时后再喷洒少量清水1~2次（最多2次），仍用塑料布盖封，闷置16~24小时至软。注意：切制前勿再喷洒清水，否则切制时易打滑。

②将洗净的药材置蒸煮锅中，盖盖，开蒸汽，常压下，开半汽（60℃）蒸30分钟左右，出锅，趁热切制，边出边切；入口蒸汽压力为0.15MPa时加热蒸润约12分钟，然后趁热边出边切。

③将洗净的药材置润药机中，设定压力值在-0.07MPa，抽真空时间10~20分钟，加湿热蒸汽10分钟左右，开始启动完成，取出趁热切制。

④鸭嘴（凤眼）片前处理（江西炮制规范）：传统上将去除果瓤并润好的枳壳向内面对折，装在专用的轧板器（枳壳榨）上，压制72小时左右，至少干定型，取出，手工横向切成条状片。或现代可用专用对折机，对折后堆压定型24小时左右，取出切制。

（3）切制：用皮带式直线切药机，正反面交叉单层平摆，或链式转盘机平放压实，切0.2cm左右厚的片。鸭嘴枳壳：在皮带式直线切药机上，平齐一边靠在物料槽壁一面或平行物料槽面，且0.2~0.3cm厚的条状。

（4）干燥

①枳壳/衢枳壳：在洁净地面上晒干或机械耗能干燥，耗能干燥设80℃以下，烘6~7小时。

②香橼：在洁净地面上晾干。

（5）筛分：筛去碎屑及脱落的果瓤［如果果瓤较多，可装入滚筒（或炒药机）内，转动撞击5~6分钟再筛］，并按上述要求分档。

（6）麸炒枳壳/衢枳壳：用小武火（电磁加热炒药机参考温度300℃左右），待锅将红，撒入少量麸皮，观察麸皮冒烟情况，到撒入即冒黄烟或见火星时，加入10%麸皮，待冒黄烟，迅速投入枳壳（衢枳壳），中速旋转100秒左右，至浅焦黄色，偶有焦斑。立即出锅，筛去麸皮。注意：避免小文火低温慢炒，如此易导致成分破坏，含量降低。如果是电磁加热锅，仪表设定显示温度宜在320℃，燃油加热锅，仪表设定显示温度宜在440℃，中速旋转2分钟左右。检查炒制结果，达到外表面焦黄色，折断面微黄。

（7）过筛：在振动筛上装2层筛网，上层放孔径6mm筛，下层放2mm筛，将麸炒的物料过筛，底层为碎麸皮及碎屑，上层为洁净的饮片，中层的是麸皮和小的物料，需再用风机吹分。用风机调整风力，吹去残留的麸皮（现代加工的麸皮片子较大，4mm筛筛不净）。

【规格参数】

表 3-2-4 枳壳 / 衢枳壳 / 香橼饮片规格参数

规格	片型	丝长（cm）	片厚（cm）	碎屑（%）	含糊片（%）
精片	丝	3.5~7	0.2~0.3	0	0
选片	丝	2~7	0.2~0.3	< 0.2	0
统片	丝	1~5	0.2~0.3	< 0.3	0
麸炒	丝	1~5	0.2~0.3	< 0.3	< 1

【工艺流程图】

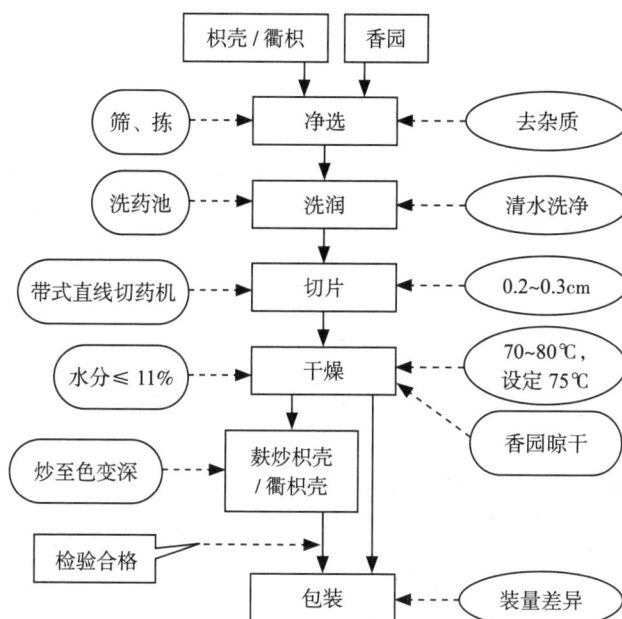

枳实

【来源】 为芸香科植物酸橙 *Citrus aurantium* L. 及其栽培变种或甜橙 *Citrus sinensis* Osbeck 的干燥幼果。5~6 月收集自落的果实，除去杂质，自中部横切为两半，晒干或低温干燥，较小者直接晒干或低温干燥。

【重点工艺】

（1）净制：拣去霉烂果实及石块，优质货可省略此项。如果大小悬殊，应过筛分级，一般可过孔径 1.5cm 的筛网，分成大小 2 级。

（2）洗润

①将分级的净枳实分别置洗润药池或漏水容器中，用清水冲洗干净，撇去浮杂物，沥出余水，用塑料布覆盖，每停 2 小时后再喷洒少适量清水 2~4 次，并翻动。仍用塑料布盖封，闷置 16~32 小时至无干硬心，针刺可透即可。注意：要药

透水尽，不留余水。

②将洗净的药材分别置蒸煮锅中，盖盖，开蒸汽，常压下，开半汽（60℃）蒸40分钟左右，出锅，趁热切制，边出边切；入口蒸汽压力为0.15MPa时加热蒸润约15分钟，然后趁热边出边切。

③将洗净的药材置润药机中，设定压力值在 –0.07MPa，抽真空时间10~20分钟，加湿热蒸汽10~15分钟左右，开始启动完成，取出趁热切制。

（3）切制：用加压式刨片机或离心式旋切机，切2mm左右薄片。

（4）干燥：在洁净地面上晒干或机械耗能干燥，耗能干燥设80℃以下，烘4~6小时。

（5）筛分：分别过孔径3mm筛网，筛去碎屑。如果需要分等，按客户要求或内控标准筛分。

（6）麸炒枳实：用小武火，待锅将红，撒10%麸皮，待冒黄烟，迅速投入枳实片，中速旋转60秒左右，炒至色变深，偶有焦斑。立即出锅，筛去麸皮。注意：避免小文火低温慢炒，如此易导致成分破坏，含量降低。如果是电磁加热锅，仪表设定显示温度宜在320℃，燃油加热锅，仪表设定显示温度宜在440℃，中速旋转2分钟左右。检查炒制结果，达到外表面焦黄色，折断面微黄。

（7）炒枳实：取净枳实片，置加热的滚筒式炒药机内，以小中火（参考温度260℃左右）炒至外表面深黄白色至深黄棕色，略显焦斑时出锅。

（8）枳实炭：取净枳实片，用武火（参考温度340~420℃），慢翻转，炒12分钟左右，炒至外表面呈黑褐色。

延伸话题：有一定比例枳实的辛弗林含量不达标，可能与品种有关，注意鉴别。另外在炮制的时候，要注意浸润时间及炒制时间。

【工艺流程图】

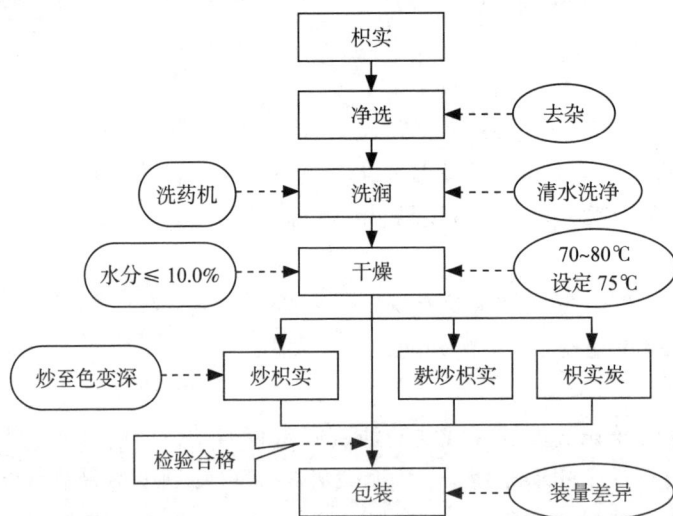

柏子仁

【来源】为柏科植物侧柏 *Platycladus orientalis*（L.）Franco 的干燥成熟种仁。秋、冬二季采收成熟种子，晒干，除去种皮，收集种仁。

【重点工艺】

（1）净制：取原药，除去残留硬壳（外种皮）及油黑者。筛去灰屑。

（2）炒柏子仁：取净柏子仁，以文火（参考温度180℃左右）炒至表面微黄色，略具焦斑时，取出，摊凉。

（3）柏子仁霜

①取净柏子仁，先用粉碎机打成粗颗粒或糊状，置压榨机（也可自制，即用无底不锈钢桶，周围钻 0.5~1mm 的细密网孔，上面用压板压住，由丝杠顶住压板中心，推动丝杠旋转，增加压力，将油脂轧出），压榨出约 25%~30% 的油脂即可。注意：制霜以夏天为宜，如果在冬天，应在 25℃以上温度下压榨。制霜后，取出搓散。

②如果产量较少，可采用传统方法，即取柏子仁，研成糊状，摊放于多层吸水纸上，上面再覆盖吸水纸，厚度不超过 2cm，可多层叠放。置烘房内，温度 80℃左右，间隔一小时更换一次吸水纸，换纸时要研散。如此反复多次，至油几尽，质地松散时，研成粉末。

【工艺流程图】

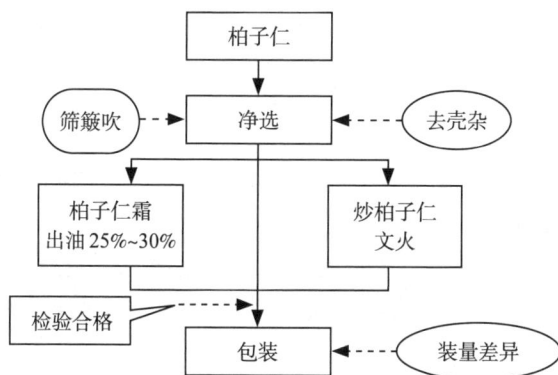

砂仁

【来源】本品为姜科植物阳春砂 *Amomum villosum* Lour.、绿壳砂 *Amomum villosum* Lour.var.*xanthioides* T.L.Wu et Senjen 或海南砂 *Amomum longiligulare* T.L.Wu 的干燥成熟果实。夏、秋二季果实成熟时采收，晒干或低温干燥。

【重点工艺】

（1）砂仁：拣或吹去杂质及果梗、瘦瘪、空壳、霉变的。

（2）砂仁米：剥去壳皮，拣或吹去皮屑及霉变的。

注意：调剂处方时要捣碎。

莱菔子

【来源】为十字花科植物萝卜 *Raphanus sativus* L. 的干燥成熟种子。夏季果实成熟时采割植株，晒干，搓出种子，除去杂质，再晒干。

【重点工艺】

（1）净制：莱菔子药材往往含有红色的土石、果荚等杂质，一般均需洗涤，利用浮力将石子分离。

①土法：取原药材，倒入适宜大小的容器中（容器最好是圆形，上大下小，底部较尖），立即用笊篱翻动，先撇去水面上的漂浮果荚、瘪子及杂质等，然后用笊篱在水中单向旋转，逆水流旋转方向捞取水中悬浮的莱菔子置漏水的容器内，如此反复，直至将莱菔子捞净。如果底部剩少量的莱菔子不易分离，直接废弃就可以了。漂洗完毕，将净莱菔子干燥达标即可。

②机器：取莱菔子原药材，先用风车吹去果荚等杂质，然后再加入去石机中，将土石去除。

（2）炒莱菔子：取净莱菔子，以文火（参考温度200℃左右）炒至表面颜色加深，表面微鼓起，略具焦斑时（有香气逸出），取出，摊开晾凉。

莲子

【来源】为睡莲科植物莲 *Nelumbo nucifera* Gaertn. 的干燥成熟种子。秋季果实成熟时采割莲房，取出果实，除去果皮，干燥。

【重点工艺】目前，莲子多为产地加工好的莲子瓣或莲子桶，有的是白莲子桶。如果是较洁净的莲子瓣，直接分装即可，如果是红皮莲子桶，还要破桶，如果是原莲子，需进行如下操作。

（1）净制：拣去霉烂果实及残留的硬壳，优质货可省略此项。

（2）去心

①传统手工：取净莲子，置适宜大小的容器中，加入净莲子量80%的清水浸泡，每间隔2小时翻动一次，直至将水液吸尽，莲子泡透。夏天要注意防止发黏发霉，要勤翻动，一般需浸泡12小时，冬天一般24小时，如果用温水，时间会再短一些。将泡透的莲子纵向剖开，用刀尖剔出。

说明：此法加工出来的商品符合现行版《中国药典》的性状标准。

②切片去心法：将上法浸泡好的莲子，用刨片机刨 0.4cm 厚片子，晒干，过 0.5cm 筛网，筛去莲子心。

说明：此法加工出来的商品为片状，不符合现行版《中国药典》的性状标准。但制剂投料用可以。

③莲子去心机：将净制好的干莲子，用莲子去心机去除心芽，过筛，筛去碎屑碎芽。

说明：此法加工出来的商品为圆筒状，不符合现行版《中国药典》的性状标准。但制剂投料用可以。如果要达到药典的性状要求，需再破一次。

特别提示：目前，市场上很多用的是去了红皮的白莲子，是不符合现行版《中国药典》的性状标准的。做中药饮片，一定要注意药用部位和性状要求。切记"呈类半球形，表面红棕色"。

益智

【来源】姜科植物益智 *Alpinia oxyphylla* Miq. 的干燥成熟果实。夏、秋间果实由绿变红时采收，晒干或低温干燥。

【重点工艺】

（1）净制：拣去霉变及杂质，过孔径 0.8cm 和 1.1cm 的筛网，将大小分离开来，0.8cm 以下的可弃去，0.8~1.1cm 和 1.1cm 以上的分别酥壳和破壳。优质货可省略此项。

（2）益智仁：脱壳。

①酥壳：取洁净的砂子（中砂）放炒药锅内武火加热至流利，手感烫手（电磁加热显示温度达 320~335℃，红外探枪温度测温仪显示 290~320℃），然后将干燥的、与河砂等体积的益智倒入锅内，快速转动，锅内产生爆鸣声，益智皮鼓起。待爆鸣声激烈，益智皮全部鼓起，达黄褐色至近黑褐色（时间约 1~1.5 分钟）时，迅速出锅，筛去砂子，放凉。控制点：原料的干度，砂子的温度。

②破壳：待烫后的益智完全凉透后，大小过筛分档，用花生剥壳机去壳，或用麦冬压扁机调至大的在 0.9cm 左右间距，小的在 0.6cm 左右间距，轧碎外壳。控制点：压碎时的间距。

③去壳：将上述益智用风车调整风力，吹去外壳灰屑得益智仁。控制点：调整风力。

（3）盐益智仁：取益智仁，加入 2% 的食盐水，搅拌均匀，闷置 3 小时左右至无食盐水，然后用文火（170℃左右）炒干。

菟丝子

【来源】为旋花科植物南方菟丝子 *Cuscuta australis* R.Br. 或菟丝子 *Cuscuta chinensis* Lam. 的干燥成熟种子。秋季果实成熟时采收植株，晒干，打下种子，除去杂质。

【重点工艺】

（1）净制：用风机吹去土屑、瘪子及杂质。如果有表面不洁净，可置滚筒炒药机或搅拌机内，并放置数条湿毛巾，旋转擦拭，擦拭干净后，取出晾干即可。如果进一步加工盐菟丝子，可直接拌入食盐水。

（2）炒制（盐菟丝子）

①先取净菟丝子重量 2% 的食盐（尽量勿用含碘的食盐）及 5.6% 的饮用水，将食盐倒入饮用水中，搅拌令充分溶解，制成近饱和的食盐水。

②将配制好的食盐水倒入净制好的菟丝子中，搅拌均匀，闷置 4 小时左右，中间应翻动 2~3 次，至食盐水被吸尽。食盐水被吸尽也可摊开晾 2~4 小时，以减少炒制时间。

③取上述菟丝子，用滚筒式炒药机，设定温度 240℃（220~250℃），待温度显示 240℃左右时（探枪探测温度 200℃左右），投入定量的菟丝子，中快速转动（翻动），炒至表面鼓起，呈现深褐绿色或深灰褐色时，出锅摊开晾凉。炒制时间约 10~20 分钟。如果检测水分超标，可再适当干燥一下。

紫苏子

【来源】本品为唇形科植物紫苏 *Perilla frutescens*（L.）Britt. 的干燥成熟果实。秋季果实成熟时采收，除去杂质，晒干。

【重点工艺】

（1）净制：用风机吹去土屑、瘪子及杂质。如果有表面不洁净，可置滚筒炒药机或搅拌机内，并放置数条湿毛巾，旋转擦拭，擦拭干净后，取出晾干即可。

（2）炒制

①炒紫苏子：将炒锅加热至手心试探略烫（文火）时，取净紫苏子适量倒入炒锅内，快速翻动并摇晃炒锅，待有较强烈的爆鸣声时出锅，摊开晾凉；如果批量较大用炒药机炒（电磁炒药锅设定温度 210℃左右），中速旋转，炒至表面颜色加深，有爆声时（有香气逸出）出锅，时间一般 6~8 分钟。摊开晾凉。

②蜜紫苏子：取净紫苏子重量约 25% 的蜂蜜（原蜂蜜，含水分），置炒锅或炒药机内，用文火加热至起小泡时，立即倒入定量的紫苏子，炒至不粘手，出锅摊开晾凉即可。

【工艺流程图】

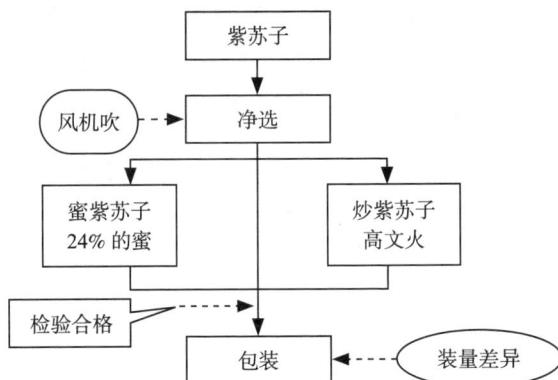

延伸话题：

炒紫苏子炒过导致水分偏低的补救措施

炒紫苏子时，时间或温度一旦掌握不好可能会炒过，导致水分偏低及含量不合格。可将炒过的紫苏子放在潮湿的地面上，回潮 12 小时左右，一般可以恢复到正常状态。

蒺藜

【来源】 蒺藜科植物蒺藜 *Tribulus terrestris* L. 的干燥成熟果实。秋季果实成熟时采割植株，晒干，打下果实，除去杂质。

【重点工艺】

（1）净制：用风机吹去土屑、瘪子及杂质。如果有表面不洁净，可置滚筒炒药机或搅拌机内，并放置数条湿毛巾，旋转擦拭，擦拭干净后，去除晾干即可。如果进一步加工盐菟丝子，可直接拌入食盐水。

（2）盐蒺藜

①先取净蒺藜重量 2% 的食盐（尽量勿用含碘的食盐）及 5.6% 的饮用水，将食盐倒入饮用水中，搅拌令充分溶解，制成近饱和的食盐水。

②将配制好的食盐水倒入净制好的蒺藜中，搅拌均匀，闷置 4 小时左右，中间应翻动 2~3 次，至食盐水被吸尽。食盐水被吸尽也可摊开晾 2~4 小时，以减少炒制时间。

③取上述蒺藜，用滚筒式炒药机，设定温度 240℃（220~250℃），待温度显示 240℃左右时（探枪探测温度 200℃左右），投入定量的蒺藜中快速转动（翻动），炒至微黄色，或有焦斑时，出锅摊开晾凉。炒制时间约 10~20 分钟。如果检测水分超标，可再适当干燥一下。

（3）炒蒺藜：取净蒺藜，用滚筒式炒药机，设定温度 220℃（210~230℃），待温度显示 230℃左右时（探枪探测温度 200℃左右），投入定量的蒺藜，中快速转动（翻动），炒至微黄色，偶有焦斑时，出锅摊开晾凉。炒制时间约 8~15 分钟。

槐角

【来源】为豆科植物槐 *Sophora japonica* L. 的干燥成熟果实。冬季采收，除去杂质，干燥。

【重点工艺】

（1）净制：用去梗机去除梗棒及杂质。如果量少可用手工拣去。

（2）蒸槐角：取净槐角，用清水冲洗干净，置蒸煮锅内，常压蒸 2~4 小时，焖 12 小时左右，至表面色泽黑润时，取出，干燥。

（3）蜜槐角

①生蜂蜜炒：取净槐角重量约 5.5% 的蜂蜜，置炒锅或炒药机内，用文火加热至起小泡时，立即倒入定量的槐角，炒至外皮光亮，不粘手，出锅摊开。

②炼蜜炒：取定量的槐角，置炒锅或滚筒式炒药机内，添加炼蜜 5%，翻动或转动，至均匀，以文火加热，炒至外皮光亮，不粘手，出锅摊开。注意：晾凉后立即密封或包装。

（4）槐角炭：锅边备适量清水，用武火将锅体（滚筒式炒药机或手炒锅）加热至温度约 350~500℃，投入净槐角，低速转动 15~20 分钟，待槐角表面呈焦黑色时快速出锅，有火星的部分喷洒适量清水。关键点：烧炭存性，外黑内褐，防止灰化和燃烧。

【工艺流程图】

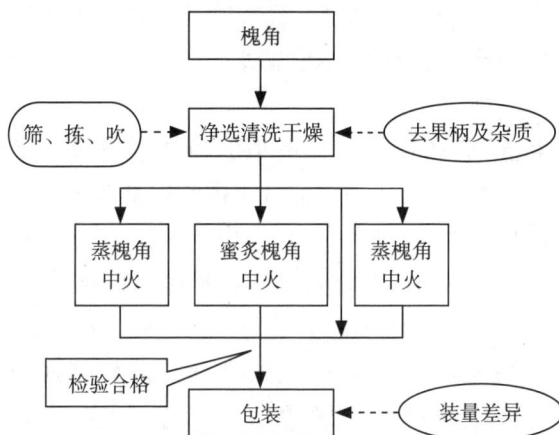

槟榔

【来源】为棕榈科植物槟榔 *Areca catechu* L. 的干燥成熟种子。春末至秋初采收成熟果实，用水煮后，干燥，除去果皮，取出种子，干燥。

【重点工艺】

槟榔其实大都为产地切片，如果是产地片，拣去霉变的即可进行炒制等工序，如果是个子，按下列方法加工。

（1）净制：拣去果皮（大腹皮）及杂质，并过筛，大小分级。

（2）洗润

方法一：取上述不同大小的槟榔分别置洗润药池或不锈钢桶中，添加清水至淹没槟榔为宜，分别浸泡5~8小时，放出水液，闷润，间隔1小时淋水并翻动一次，淋润时间分别为18~24小时。夏天可缩短2小时左右，冬天可延长2小时左右。选各池中相对大的用刀劈开，检查中间有无干心。注意：大个的宜先浸泡2天。另外，由于槟榔润制时间较长，此法尽量避免夏天使用，以防霉变。

方法二：将洗净的槟榔分别置润药机中，设定压力值在 –0.07MPa，抽真空时间15~25分钟，加湿热蒸汽，大个25分钟左右，小个20分钟左右，开始启动完成，取出趁热切制。注意：建槟榔的加湿热蒸汽时间需延长2~5分钟左右。

方法三：将净槟榔置洗药池内，先用清水冲洗，然后添加清水达药材重量的1/3，每间隔2小时翻动一次，夏、秋季节（25℃以上）26小时左右，冬、春季节（25℃以下）48小时左右；至水被吸尽，选个大的切开或以针刺检查心部，如心部较硬，喷洒适量清水继续闷润，达无干心或微有干心后，取出，晾2~3小时，至表面稍硬，便可切制。关键点：浸润用水宁少勿多，忌伤水。说明：上面是以大个槟榔的闷润时间，小的可缩短4~5小时。

（3）切制：用加压式刨片机，切2mm左右薄片。

（4）干燥：在室内洁净地面阴干，或机械耗能干燥，耗能干燥设50℃以下，烘4~6小时。注意：干燥时切勿日晒，否则切面容易发红，影响质量。

（5）筛分：分别过孔径3mm筛网，筛去碎屑。如果需要分等，按客户要求或内控标准筛分。

（6）炒槟榔：取上述的槟榔片，用大文火（120~250℃），慢翻转，炒10分钟左右，至表面微黄色，边缘略有焦斑即可。出锅，摊开晾凉。

（7）焦槟榔：取上述的槟榔片，用大中火（250~350℃），慢翻转，炒10分钟左右，炒至表面焦黄色即可。立即出锅，摊开晾凉。

酸枣仁

【来源】 为鼠李科植物酸枣 *Ziziphus jujuba* Mill. var.*spinosa*（Bunge）Hu ex H.F. Chou 的干燥成熟种子。秋末冬初采收成熟果实，除去果肉和核壳，收集种子，晒干。

【重点工艺】

（1）净制：拣去酸枣仁硬壳及杂质，如有瘪子，用风选机吹去。如有色选机，调色色差，用色选机拣去硬壳。

（2）炒酸枣仁：取上述净酸枣仁，用大文火（150~230℃），中速翻转，炒8分钟左右，炒至表面颜色微变深，可微具焦斑，形体鼓起，有香气逸出时立即出锅，摊开晾凉。

重点提示：酸枣仁炒制温度不宜太低，时间不要长，要热锅快炒，及时出锅晾开，也就是轻炒快翻，否则含量容易不合格（轻炒可适当提高斯皮诺素含量，高温长炒可降低斯皮诺素含量）。另外，对酸枣仁的原料，尽量选择紫红饱满的。瘪子的斯皮诺素含量往往偏低。

第三节　全草类

全草类药材是中药中相对多的一类，大都体轻价廉，由于其往往与其他杂草共生，并且价格较低廉，原药材常带杂草，净制是其成本点。多需切制。关键点在清洗与干燥。有的品种水洗后其含量容易不达标。此类药材一般需要干切处理或表面雾水稍闷再切。比如车前草、蒲公英、茵陈、马鞭草、地锦草、垂盆草、积雪草、淫羊藿、紫花地丁等。

广藿香

【来源】 为唇形科植物广藿香 *Pogostemon cablin*（Blanco）Benth. 的干燥地上部分。枝叶茂盛时采割，日晒夜闷，反复至干。

此药材在市场上多为茎秆，含叶比例较少。《中国药典》的采收来源规定：在"枝叶茂盛时采割"，并且检查项要求：含叶子的比例"不应少于20"%。因此，在采购验收时应注意检查。

【重点工艺】

（1）净制：拣去杂草杂质，除去残根和老梗。另抖下叶子，筛净另放。

（2）洗润：将广藿香置洗润药池内，用清水冲洗干净，压实，覆盖，夏秋季节（25℃以上）闷润6~7小时，冬春节（25℃以下）闷润12~24小时。中间适量喷淋清水。

（3）切制：用链条往复式切药机（剁刀机）理顺压实切1.0~1.5cm长段。

（4）干燥：晒干或低温45℃烘6~7小时。

（5）处理：筛去碎屑，将上面（1）抖下的叶子均匀拌入混匀。

【工艺流程图】

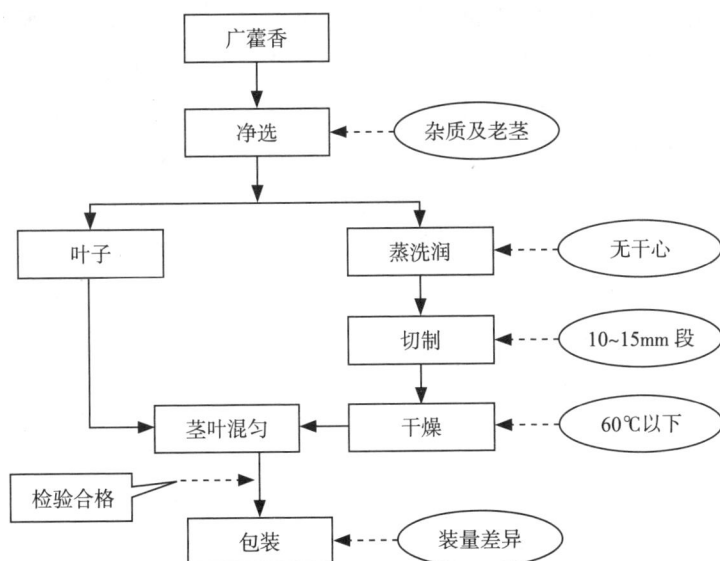

车前草

【来源】为车前科植物本品为车前科植物车前 *Plantago asiatica* L. 或平车前 *Plantago depressa* Willd. 的干燥全草。夏季采挖，除去泥沙，晒干。

【重点工艺】按现行版《中国药典》的含量标准要求，如果进行洗涤的话，其含量（大车前苷）极不易合格，所以，车前草的加工应该十分谨慎，最好干切。

另外，车前草的商品，大都为平车前的干燥全草。

（1）净制：将车前草置于较宽大的竹席上，用叉子（铁叉、木叉）拍打翻抖几遍，拍打掉根部及叶部表面的泥土灰尘，挑到一边。然后拣去杂草及杂质。

（2）切制：干切，切勿水洗。用链条往复式切药机（铡刀机）理顺压实切1.0~1.5cm 长段。

（3）处理：过孔径 3mm 的筛网，筛去土屑及碎屑。

石斛

【来源】为兰科植物金钗石斛 *Dendrobium nobile* Lindl、霍山石斛 *Dendrobium huoshanense* C.Z.Tang et S.J.Cheng、鼓槌石斛 *Dendrobium chrysotoxum* Lindl. 或流苏石斛 *Dendrobium fimbriatum* Hook. 的栽培品及其同属植物近似种的新鲜或干燥茎。全年均可采收，鲜用者除去根和泥沙；干用者采收后，除去杂质，用开水略烫或烘软，再边搓边烘晒，至叶鞘搓净，干燥。

【重点工艺】石斛干燥后是很难润软的，因此，石斛最好是在将近干时切片。

（1）净制：剁去根头及残根。然后拣去杂草及杂质。

（2）洗润：将净石斛置洗润药池中，上压重物，放水至淹没石斛，浸润 4 小时左右。取适当大小的可移动池（容器大小参考值：1m×0.6m×0.6m。如果是流苏石斛，长度可加长），底部放 2cm 左右高的网板，然后将待润制品置于池内（容器），上面覆盖保温物（棉被、油毡、多层蛇皮袋等均可），通入 100℃热蒸汽，蒸润 30~60 分钟（根据石斛的品种调整蒸润时间），移动至切药机边，趁热切制。切制时，随取随盖，保持温度。

（3）切制：用链条往复式切药机（剁刀机）理顺压实切 1.0~1.5cm 长段。

（4）干燥：晒干或不高于 80℃烘 6~7 小时。

（5）处理：根据石斛的品种选择筛网号，筛去的根头。再过风车，吹去脱落的叶鞘和碎屑。

仙鹤草

【来源】为蔷薇科植物龙芽草 *Agrimonia pilosa* Ledeb. 的干燥地上部分。夏、秋二季茎叶茂盛时采割，除去杂质，干燥。

【重点工艺】

（1）净制：少量的话，先剁去残留的根。然后拣去杂草及杂质。如果是机压包，先去除外包，然后直接放入洗药池中，待切制时再挑拣。

（2）洗润

①先拣润：将上述散开的仙鹤草铺放于漏水的地面上，放清水冲洗 2 遍，收起堆放于漏水的垫板或网格上，用塑料布覆盖，自然闷润 3~6 小时，用折弯法检查下部情况，如果较硬，可适量喷洒清水。

②后拣润：如果是机压包，去除外包后，直接放入洗药池中，放水至淹没药材，停置 10 分钟左右，放出水液，停置 3~6 小时至易弯。

（3）切制：对先拣的，直接用链条往复式切药机（剁刀机）理顺压实切 1.0~1.5cm 长段。对机压包直接浸润的，散开后，剁去残留的根，并拣去杂草及杂质，边拣边切。切法同前。

（4）干燥：晒干或不高于 80℃烘 3~6 小时。

（5）处理：过孔径 2mm 筛网，筛去碎屑。

白花蛇舌草

【来源】本品为茜草科耳草属植物白花蛇舌草 *Hedyotis diffusa* Willd. 的干燥全草。夏秋采集，洗净，晒干。

【重点工艺】

（1）净制：如果是产地水洗货，撕开拣去杂质杂草（特别是水线草）。如果是未水洗的割拉货就比较脏了，需用叉子挑开翻抖拍打数遍，抖去泥土石块等杂质，然后再挑拣杂草树叶等杂质。

（2）洗涤：未水洗的割拉货，在洗药池中用大量的清水淘洗干净。

（3）除水：将淘洗干净的舌草装入离心机中，离心甩干 1~2 分钟，取出。

（4）切制：用链条往复式切药机（剁刀机）理顺压实切 1.5~2.0cm 长段。

（5）处理：过孔径 0.5mm 筛网，筛去土屑。

半枝莲

【来源】为唇形科植物半枝莲 *Scutellaria barbata* D.Don 的干燥全草。夏、秋二季茎叶茂盛时采挖，洗净，晒干。

【重点工艺】

（1）净制：摊开，拣去杂质杂草。如果是优质品，可免去此工序。

（2）切制：用链条往复式切药机（剁刀机）理顺压实切 1.5~2.0cm 长段。

（3）处理：过孔径 1mm 筛网，筛去碎屑。

肉苁蓉

【来源】为列当科植物肉苁蓉 *Cistanche deserticola* Y.C.Ma 或管花肉苁蓉 *Cistanche tubulosa*（Schenk）Wight 的干燥带鳞叶的肉质茎。春季苗刚出土时或秋季冻土之前采挖，除去茎尖。切段，晒干。

【重点工艺】

（1）净制：拣去杂质。大小分档。

（2）润制

①肉苁蓉：用清水冲洗干净，置托盘中晾置 3 小时左右。

②管花肉苁蓉

方法一：将上述不同大小的管花肉苁蓉分别置洗药池内，先用清水冲洗，然后添加清水达药材重量的 1/3，每间隔 2 小时翻动一次，夏、秋季节（25℃以上）26小时左右，冬、春季节（25℃以下）48 小时左右；至水被吸尽，选个大的切开或以针刺检查心部，如心部较硬，喷洒适量清水继续闷润，达无干心或微有干心后，取出，晾 2~3 小时，至表面稍硬，便可切制。关键点：浸润用水宁少勿多，忌伤水。说明：上面是以大个管花肉苁蓉的闷润时间，小的可缩短或延后 6~8 小时浸泡。

方法二：上述不同大小的管花肉苁蓉分别置洗润药池或不锈钢桶中，添加清水至淹没管花肉苁蓉为宜，分别浸泡 4~8 小时（视粗细大小），放出水液，闷润，间隔1小时淋水并翻动一次，淋润时间分别为24~36小时。夏天可缩短4小时左右，冬天可延长4小时左右。选各池中相对大的用刀劈开，检查中间有无干心。注意：大个的易提前1天时间浸泡。另外，由于管花肉苁蓉润制时间较长，此法尽量避免夏天使用，以防霉变。

方法三：将管花肉苁蓉先浸泡6小时左右，然后，按粗细大小分别置润药机中，设定压力值在 –0.07MPa，抽真空时间15~25分钟，加湿热蒸汽，大个60分钟左右，小个40分钟左右，开始启动完成，取出趁热切制。

（3）切制：转盘式切药机理顺压实切3mm左右厚片。

（4）干燥：晒干或不高于80℃烘4~8小时。

（5）处理：过孔径4mm筛网，筛去碎屑。

（6）酒肉苁蓉

①酒蒸法（为主流加工方法）：取净肉苁蓉片，加20%的黄酒拌匀，润至黄酒被吸尽，置蒸煮锅内，常压蒸6~10小时，焖12小时左右，至表面色泽黑润时，取出，干燥。如果表面有白色粉霜状结晶物析出，入锅复蒸15分钟左右，出锅干燥即可。

②酒炖法（今此法用者极少）：取净肉苁蓉，加20%的黄酒拌匀，装入不锈钢容器内，密闭。放置于蒸煮锅内，隔水蒸煮10~12小时，至黄酒被吸尽，表面色泽黑润时即可。

灯心草

【来源】为灯心草科植物灯心草 *Juncus effusus* L. 的干燥茎髓。夏末至秋季割取茎，晒干，取出茎髓，理直，扎成小把。

【重点工艺】

（1）净制：手工拣去残留的草茎皮及杂质。

（2）切制

①手工：理顺，用报纸包实，用手工铡刀铡成6.0cm左右长段，然后拣去报纸条。

②切药机：直接用链条往复式切药机（剁刀机）理顺压实切4.0~6.0cm长段。

（3）灯心炭：取净灯心草，取成把置压扁机中压实，照煅炭法制炭，方法如下。

①现代法：将上述灯心草置煅制容器内，装量以能盖上盖为宜，盖盖密封，上盖贴上一张白纸，初用大文火（参考温度180℃左右）煅烧1小时左右，后改为小武火（参考温度250℃左右）煅烧2小时左右，至贴在盖锅底上的白纸显黄色，断开电源或取出炭火，自然冷却12小时后，出锅。

②土法：取上述灯心草置铁锅内，装量以能盖上盖为宜，上面再覆盖上同样

大小的铁锅，两锅之间的缝隙用黄泥封严，上锅上最好压一重物，在上面锅底上贴上一张白纸，缓缓加热，火力逐渐增加，煅烧至白纸呈黄色，经冷却后（一般需要 12 小时）取出即成。

（4）朱砂拌灯心草（安徽）：取净灯心草段，用喷雾器喷淋清水少许（大约 1kg 灯心草喷水 100ml），翻匀稍润，将灯心草散开，取 80 目的箩网，将 2% 的朱砂细粉筛箩于灯心草上，边箩边翻，至表面挂匀朱砂，然后晾干。

（5）青黛拌灯心草（安徽）：取净灯心草段用喷雾器喷淋清水少许（大约 1kg 灯心草喷水 100ml），翻匀稍润，将灯心草散开，取 80 目的箩网，将 15% 的朱砂细粉筛箩于灯心草上，边箩边翻，至表面挂匀朱砂，然后晾干。

伸筋草

【来源】为石松科植物石松 *Lycopodium japonicum* Thunb. 的干燥全草。夏、秋二季茎叶茂盛时采收，除去杂质，晒干。

【重点工艺】

（1）净制：摊开，用叉子翻抖，挑落泥土灰尘，拣去杂质杂草。优质货可省略此项。

（2）洗润：堆放于漏水池中，喷洒清水至均匀，堆置 3 小时左右。

（3）切制：用链条往复式切药机（铡刀机）理顺压实切 2.0cm 左右长段。

（4）处理：过孔径 2mm 筛网，筛去碎屑。

败酱草

【来源】为败酱科植物黄花败酱 *Patrinia scabiosaefolia* Fisch. ex Link 或白花败酱（败酱）*Patrinia villosa*（Thunb.）Juss. 的干燥地上部分。秋季采收，干燥。

【重点工艺】

（1）净制：少量的话，先剁去残留的根。然后拣去杂草及杂质。如果是机压包，先去除外包，然后直接放入洗药池中，待切制时再挑拣。

（2）洗润

①先拣润：将上述散开的败酱草铺放于漏水的地面上，喷淋清水至均匀，收起堆放于漏水的垫板或网格上，用塑料布覆盖，自然闷润 3~6 小时，用折弯法检查下部情况，如果较硬，可适量喷洒清水。

②后拣润：如果是机压包，去除外包后，直接放入洗药池中，放水至淹没药材，停置 10 分钟左右，放出水液，停置 3~6 小时至易弯。

（3）切制：对先拣的，直接用链条往复式切药机（铡刀机）理顺压实切 1.5~2.0cm 长段。对机压包直接浸润的，散开后，剁去残留的根，并拣去杂草及杂质，边拣边切。切法同前。

（4）干燥：晒干或不高于 80℃烘 3~6 小时。

（5）处理：过孔径 2mm 筛网，筛去碎屑。

金钱草

【来源】为报春花科植物过路黄 *Lysimachia christinae* Hance 的干燥全草。夏、秋二季采收，除去杂质，晒干。

【重点工艺】

（1）净制：摊开，用叉子翻抖，挑落泥土灰尘，拣去杂质杂草。

（2）切制：用链条往复式切药机（剁刀机）理顺压实（越实越好）切 2.0cm 左右长段。

（3）处理：过孔径 1mm 筛网，筛去碎屑。

鱼腥草（干鱼腥草）

【来源】为三白草科植物蕺菜 *Houttuynia cordata* Thunb. 的新鲜全草或干燥地上部分。鲜品全年均可采割；干品夏季茎叶茂盛花穗多时采割，除去杂质，晒干。

【重点工艺】

（1）净制：剁去残留的根，拣去杂草及杂质。

（2）洗润：喷淋适量清水，有 1/2 见水即可。堆放 3 小时左右。

（3）切制：用链条往复式切药机（剁刀机），理顺压实切 1.5~2.0cm 长段。

（4）干燥：晒干或不高于 80℃烘 3~6 小时。

（5）处理：过孔径 2mm 筛网，筛去碎屑。

泽兰

【来源】为唇形科植物毛叶地瓜儿苗 *Lycopus lucidus* Turcz. var. *hirtus* Regel 的干燥地上部分。夏、秋二季茎叶茂盛时采割，晒干。

【重点工艺】

（1）净制：拣去杂草及杂质。

（2）洗润：取净泽兰，喷淋适量清水，使药材表面均匀布满水液，覆盖塑料布。堆放 3 小时左右。

（3）切制：用链条往复式切药机（剁刀机），理顺压实切 1.5~2.0cm 长段。

（4）干燥：晒干或不高于 80℃烘 3~6 小时。

（5）处理：过孔径 2mm 筛网，筛去碎屑。

荆芥

【来源】为唇形科植物荆芥 *Schizonepeta tenuifolia* Briq. 的干燥地上部分。夏、秋二季花开到顶、穗绿时采割，除去杂质，晒干。

【重点工艺】

（1）净制：挑拣并剁去残留的根，拣去杂草及杂质。

（2）洗润：喷淋适量清水，表面有 1/2 见水即可。堆放 3 小时左右。

（3）切制：用链条往复式切药机（剁刀机），理顺压实切 1.5~2.0cm 长段。

（4）干燥：晒干或不高于 50℃烘 3~6 小时。

（5）处理：过孔径 2mm 筛网，筛去碎屑。

（6）炒荆芥（河南）：用土锅或滚筒式炒药机炒制。用文火将锅体加热，滚筒式电磁加热炒药机加热温度设置在 160~240℃，待温度达到设定后投入定量的荆芥，中低速运转，炒至微黄色，取出放凉。

（7）荆芥炭：锅边备适量清水，用武火将锅体（滚筒式炒药机或手炒锅）加热至温度约 300~400℃，投入上述荆芥段，低速转动，待荆芥表面呈焦黑色时快速出锅，有火星的部分喷洒适量清水。关键点：防止灰化和燃烧，达到表面焦黑色，内部焦黄色。

茵陈

【来源】为菊科植物滨蒿 *Artemisia scoparia* Waldst. et Kit. 或茵陈蒿 *Artemisia capillaris* Thunb. 的干燥地上部分。春季幼苗高 6~10cm 时采收或秋季花蕾长成至花初开时采割，除去杂质和老茎，晒干。春季采收的习称"绵茵陈"，秋季采割的称"花茵陈"。

【重点工艺】

1. 绵茵陈（为市场商品主流）

（1）净制

①先用叉子翻挑，抖去泥土沙尘，并挑拣并剁去残留的根及老茎等，拣去杂草及杂质。

②拣去杂草及杂质。

（2）切制：取上述①的净茵陈，用链条往复式切药机（剁刀机），理顺压实切 1.0~1.5cm 长段。

（3）制绒：取上述②的茵陈，用制绒机或榔头式破碎机（箩格宽 1.5~2.0cm），打制成段绒状。

（4）处理：对上述（2）切制的茵陈段，过孔径 2mm 筛网，筛去碎屑即可。对上述（3）打制的茵陈绒，用振动筛分离。振动筛底层放孔径 1.5mm 筛网，上层放孔径 12mm 筛网。底层筛网以下的废弃，中间是收起为净茵陈绒，上层的视情况，残留叶子不多就废弃，如果残留叶子较多，可重复打制，再过筛即可。

2. 花茵陈（此商品市场少用）

（1）净制：挑拣并剁去残留的根，拣去杂草及杂质。

（2）洗润：喷淋适量清水，有 1/2 见水即可。堆放 3 小时左右。

（3）切制：用链条往复式切药机（剁刀机），理顺压实切 1.5~2.0cm 长段。

（4）干燥：晒干或不高于 60℃烘 3~6 小时。

（5）处理：过孔径 2mm 筛网，筛去碎屑。

穿心莲

【来源】为爵床科植物穿心莲 *Andrographis paniculata*（Burm.f.）Nees 的干燥地上部分。秋初茎叶茂盛时采割，晒干。

此药材在市场上多为茎秆，含叶比例较少。《中国药典》的采收来源规定：在"茎叶茂盛时采割"，并且检查项要求：含叶子的比例"不应少于 30"%。因此，在采购验收时应注意检查。

【重点工艺】

（1）净制：拣去杂草及杂质；另用叉子拍打挑落其叶子，另放待用。

（2）洗润：取上面的穿心莲茎秆，喷淋适量清水，有 2/3 见水即可。堆放 3 小时左右。

（3）切制：用链条往复式切药机（剁刀机），理顺压实切 1.5~2.0cm 长段。

（4）干燥：晒干或不高于 80℃烘 3~6 小时。

（5）处理：过孔径 2mm 筛网，筛去碎屑。将上面（1）抖落下的叶子拌入混匀。

益母草（干益母草）

【来源】为唇形科植物益母草 *Leonurus japonicus* Houtt. 的新鲜或干燥地上部分。鲜品春季幼苗期至初夏花前期采割；干品夏季茎叶茂盛、花未开或初开时采割，晒干，或切段晒干。

【重点工艺】

（1）净制：拣去杂草及杂质。

（2）洗润：取净益母草，喷淋适量清水，使药材表面均匀布满水液。堆放 3 小时左右。

（3）切制：用链条往复式切药机（剁刀机），理顺压实切 1.5~2.0cm 长段。

（4）干燥：晒干或不高于 80℃烘 3~6 小时。

（5）处理：过孔径 2mm 筛网，筛去碎屑。

麻黄

【来源】为麻黄科植物草麻黄 *Ephedra sinica* Stapf、中麻黄 *Ephedra intermedia* Schrenk et C.A.Mey. 或木贼麻黄 *Ephedra equisetina* Bge. 的干燥草质茎。秋季采割绿色的草质茎，晒干。

【重点工艺】

（1）净制：拣去杂草杂质及部分老茎。

（2）切制：用直线往复式切药机切 1cm 左右长段。晒干，用 1.5# 筛筛去碎屑。

（3）过筛：用振动筛，放 2 层筛网，底层放孔径 0.5mm 筛网，上层放孔径 6mm 筛网，物料从上徐徐倒入。孔径 0.5mm 筛网以下的弃去，孔径 6mm 筛网以上的再重新筛一次，收取中间的为麻黄商品。

（4）麻黄根处理：将孔径 6mm 筛网以上的麻黄根，用清水冲洗润软，再在直线往复式切药机切 0.5cm 左右长段，过孔径 4mm 的筛网，以下的弃去，以上的做麻黄根用。

（5）蜜麻黄

方法一：将上述麻黄段置适宜的容器内，加麻黄量的 20% 新炼制的炼蜜，搅拌均匀，闷置 2~4 小时，置半圆形炒（拌）药机或滚筒式炒药机，以文火（电磁加热温度显示 160~200℃）炒至黄色至深黄色，手握不粘手，紧握成团，放开轻弹即散时取出，晾凉。

方法二：将半圆形炒（拌）药机加热，加麻黄炒制量 23% 的蜂蜜，文火（电磁加热温度显示 160~200℃）加热至沸腾，然后加入麻黄段，翻动搅拌，继续炒制至方法一的程度，出锅晾凉。注意：晾凉后须及时包装或密封。

淫羊藿 / 巫山淫羊藿

【来源】淫羊藿为小檗科植物淫羊藿 *Epimedium brevicornu* Maxim.、箭叶淫羊藿 *Epimedium sagittatum*（Sieb.et Zucc.）Maxim.、柔毛淫羊藿 *Epimedium pubescens* Maxim. 或朝鲜淫羊藿 *Epimedium koreanum* Nakai 的干燥叶。夏、秋季茎叶茂盛时采收，晒干或阴干。

巫山淫羊藿为小檗科植物巫山淫羊藿 *Epimedium wushanense* T. S. Ying 的干燥叶。夏、秋季茎叶茂盛时采收，除去杂质，晒干或阴干。

【重点工艺】药典标准是用淫羊藿的叶子（叶子带叶柄是可以的），可是，市场上纯叶淫羊藿极少，几乎均为带茎秆的地上部分。因此，如何处理其茎秆是加工时的要点。

（1）净制：拣去残根、黑叶、黄叶、杂草等杂质。

（2）洗润：喷淋适量清水，有 1/2 见水即可。堆放 3 小时左右。

（3）切制：用直线切药机切 0.6cm 宽丝，摊开晒干。

（4）处理：除去茎秆是目的。叶子含叶柄，其叶柄不超过 5cm，应该都是符合要求的。另外，还有部分茎秆可能分离不干净，要控制不超过 3%，总的细枝不高于 4% 就应该算符合标准。

①筛法：用孔径 0.6cm 筛网，筛去碎短的茎秆及碎屑。

②吹法：用风机，调整适宜的风力，用风机分离叶子与茎秆，收起远处的叶子。

（5）炙淫羊藿：取 20% 的炼羊板油置地锅中加热熔化，加入定量的淫羊藿丝，用文火炒，并不断翻动，炒至均匀有光泽，出锅。

（6）拣去长梗，用 1.5# 筛筛去碎屑，按上述要求（选装滤去枝梗）分级包装。

【规格参数】

表 3-3-1　淫羊藿饮片规格参数

规格	色泽	丝宽（cm）	枝梗率（%）	碎屑（%）	生丝糊品（%）
选	黄绿	0.6	< 4	< 0.5	0
统	黄绿	0.6	< 8	< 2	0
炙、选	微黄、油亮	0.6	< 4	< 0.5	< 1
炙、统	微黄、油亮	0.6	< 8	< 2	< 2

淡竹叶

【来源】为禾本科植物淡竹叶 *Lophatherum gracile* Brongn. 的干燥茎叶。夏季未抽花穗前采割，晒干。

【重点工艺】

（1）净制：拣去残根、黄叶、杂草等杂质。

（2）切制：用直线切药机理顺压实，切 1.5~2.0cm 长段。

（3）处理：过孔径 3mm 筛网，筛去碎屑。

锁阳

【来源】为锁阳科植物锁阳 *Cynomorium songaricum* Rupr. 的干燥肉质茎。春季采挖，除去花序，切段，晒干。

【重点工艺】

（1）净制：拣去杂质。锁阳一般可免去此工序。粗细反差较大的应大小分等。

（2）洗润

方法一：将锁阳按大小粗细分别置洗润药池内，先用清水冲洗，封闭，然后添加清水达药材重量的1/4，每间隔2小时翻动一次，夏、秋季节（25℃以上）26小时左右，冬、春季节（25℃以下）20小时左右；至水被吸尽，选个大的切开或以针刺检查心部，如心部较硬，喷洒适量清水继续闷润，达无干心或微有干心后，取出，晾2~3小时，至表面稍硬，便可切制。关键点：浸润用水宁少勿多，忌伤水。说明：上面是大个锁阳的闷润时间，大的应提前4~5小时浸泡，小的可缩短4~5小时。

方法二：将锁阳按大小分别装入洗润药池或不锈钢容器内，加入药材量20%左右的清水，每间隔2小时翻动一次，至将水液吸尽，然后置润药机中，80℃左右蒸润1~2小时，取出适量趁热切制，边出边切。

方法三：用上法将锁阳浸润至六成左右。取适当大小的可移动容器，底部放2cm左右高的网板，然后将浸润的锁阳置于池内（容器），然后上面覆盖保温物（棉被、油毡、多层蛇皮袋等均可），通入热蒸汽，蒸润90~120分钟，趁热切制。切制时，随取随盖，保持温度。

（3）切制：用直线切药机或转盘式切药机理顺压实，切2.0mm左右薄片。

（4）干燥：晒干或80℃以下干燥。

（5）处理：过孔径3mm筛网，筛去碎屑。

蒲公英

【来源】为菊科植物蒲公英 *Taraxacum mongolicum* Hand.–Mazz.、碱地蒲公英 *Taraxacum borealisinense* Kitam. 或同属数种植物的干燥全草。春至秋季花初开时采挖，除去杂质，洗净，晒干。

蒲公英的原料选择：①目前甘肃陇南的含量比较高，但其价格目前也较高。②蒲公英用的是带根的全草，注意，没有根的不符合性状要求。③由于蒲公英中咖啡酸本不易符合标准，且其又容易溶于水，所以，水洗增加了其不合格的风险，故而，蒲公英目前多采用干切的方式。

另外提示，由于蒲公英絮毛较多，生产时须戴上口罩，在空气流通较好的空旷的大房间里进行。

【重点工艺】

（1）净制：摊开，用叉子挑散，并拍打，叉去一边，挑拣去里面的杂草及杂质。对挑落下的土石及碎叶，用风选机分离，土块石头等弃去，蒲公英碎叶另放待用。

（2）洗润：一般要干切。如果太干，则选在阴天，在潮湿的土地上铺一纱网，将蒲公英置于纱网上，自然回潮 12~24 小时，收起待切。

（3）切制：干切，切勿水洗。用履带直线往复式切药机或转盘式切药机压实，切 2.0cm 左右长段。如果是回潮后的，需晾晒干燥后再处理。

（4）处理：过孔径 2.5mm 和 1.6cm 筛网，筛去碎屑，筛出根头块，将根头块再切一次混入。然后，将上述（1）分离的蒲公英碎叶混入其中，翻匀即可。

薄荷

【来源】为唇形科植物薄荷 *Mentha haplocalyx* Briq. 的干燥地上部分。夏、秋二季茎叶茂盛或花开至三轮时，选晴天，分次采割，晒干或阴干。

【重点工艺】

（1）净制：拣去杂草、杂质。有残根的剁去残根。

（2）洗润：将薄荷用叉子挑散，在表面喷淋适量清水，有 1/2 见水即可。堆放 2 小时左右。

（3）切制：用履带直线往复式切药机理顺压实，切 1.0cm 左右短段。

（4）干燥：在阴凉通风处，薄摊，自然干燥为佳。或用敞开式烘箱，控制温度在 50℃以下烘干。

（5）处理：过孔径 1.5mm 筛网，筛去碎屑。

瞿麦

【来源】为石竹科植物瞿麦 *Dianthus superbus* L. 或石竹 *Dianthus chinensis* L. 的干燥地上部分。夏、秋二季花果期采割，除去杂质，干燥。

【重点工艺】

（1）净制：拣去杂草杂质。有残根的剁去残根。

（2）洗润：将净瞿麦置漏水的容器上，用叉子挑散，在表面喷淋适量清水，边翻边喷水，至均匀湿润，堆放 3 小时左右。

（3）切制：用履带直线往复式切药机理顺压实，切 1.5cm 左右长段。

（4）干燥：在洁净的地面上晒干。或用敞开式烘箱，控制温度在 80℃以下烘干。

（5）处理：过孔径 1.5mm 筛网，筛去碎屑。

第四节　花叶类

花叶类品种不多，炮制多简单。关键点在保持色泽上。

丁香

【来源】为桃金娘科植物丁香 *Eugenia caryophyllata* Thunb. 的干燥花蕾。当花蕾由绿色转红时采摘，晒干。

【重点工艺】净制：拣去附带的干枝、花柄及杂质。

大青叶

【来源】为十字花科植物菘蓝 *Isatis indigotica* Fort. 的干燥叶。夏、秋二季分 2~3 次采收，除去杂质，晒干。

【重点工艺】

（1）净制：先用叉子抖挑去土块杂石，再拣去干黄叶、茎秆及杂草杂质。对含根的部分拣出分离。

（2）洗润：将净大青叶置漏水的容器上，用叉子挑散，抢水快速冲洗，边翻边喷水。淋净水液。摊开少晾。

（3）切制：用履带直线往复式切药机理顺压实，切 1.5cm 左右长段或宽片。

（4）干燥：在洁净的地面上晒干。或用敞开式烘箱，控制温度在 80℃ 以下烘干。

（5）处理：过孔径 1.0mm 筛网筛去碎屑。

延伸话题： 大青叶的靛玉红含量也容易不达标，可能是采收过早或过晚，或者含有较多的老干叶。因此在选择原料的时候，宜选取较厚实的叶面呈黛色及暗灰绿色的。

玉米须

【来源】本品为禾本科植物玉蜀黍 *Zea mays* L. 的干燥花柱和柱头。夏、秋二季收获玉米时采收，干燥。

【重点工艺】净制：拣去夹带的玉米包皮、玉米心尖、黑须及杂质。

艾叶

【来源】为菊科植物艾 *Artemisia argyi* lévl. et Vant. 的干燥叶。夏季花未开时采摘，除去杂质，晒干。

【重点工艺】

（1）净制：捋去老的茎秆，拣去杂草杂质。

（2）切制：按现行版《中国药典》是无须切制的，但由于艾叶较大，且常用嫩的茎秆，不便调剂，所以，在实际生产中要再切一下。可用履带直线往复式切药机，调整刀口至 2.5cm 左右，压实切断。

（3）处理：过孔径 2.0mm 筛网，筛去碎屑。

（4）醋艾炭：取上述净艾叶，以小武火（参考温度 340℃左右）将滚筒式炒药机加热，当温度达到设置温度时，投入定量的艾叶，中低速运转（设定 12 转 / 分），炒至表面黑褐色时，喷入净艾叶数量 15% 的米醋，继续翻炒至干，出锅。

（5）艾绒：选取净艾叶或陈艾，手工捣碾或用粉碎机（加粗箩底）粉碎成丝粉状，筛去细粉，使成绒状。往往需要反复捣碾或粉碎 3~5 遍。

石韦

【来源】为水龙骨科植物庐山石韦 *Pyrrosia sheareri*（Bak.）Ching、石韦 *Pyrrosia lingua*（Thunb.）Farwell 或有柄石韦 *Pyrrosia petiolosa*（Christ）Ching 的干燥叶。全年均可采收，除去根茎和根，晒干或阴干。

【重点工艺】

（1）净制：置竹帘上，叉挑，拍打，拣去残根及杂质，叉挑收起。

（2）切制：用履带直线往复式切药机，压实切 1cm 长左右段。过孔径 2mm 筛网，筛去碎屑。拣去过长的段，复切。

（3）处理：过孔径 1.5mm 筛网，筛去碎屑。

红花

【来源】为菊科植物红花 *Carthamus tinctorius* L. 的干燥花。夏季花由黄变红时采摘，阴干或晒干。

【重点工艺】净制：拣去夹带的花托、种子、叶子及杂质。

谷精草

【来源】为谷精草科植物谷精草 *Eriocaulon buergerianum* Koern. 的干燥带花茎的头状花序。秋季采收，将花序连同花茎拔出，晒干。

【重点工艺】

（1）净制：此药名曰草，其实为带花茎的头状花序，在商品中很多都带有草的部分，有的甚至为全草。而全草部分是不能用的，对含有少量草叶的，手工拣去。因手工挑拣成本特高，控制量要不高于 3%。

（2）切制：用链条往复式切药机切 2cm 左右的段。

枇杷叶

【来源】为蔷薇科植物枇杷 Eriobotrya japonica（Thunb.）Lindl. 的干燥叶。全年均可采收，晒至七八成干时，扎成小把，再晒干。

【重点工艺】

（1）净制：拣去残留枝梗及杂质。

（2）洗润：将挑拣过的枇杷叶置洗药池内，添加清水至刚没药材，用扫帚头来回反复冲撞（撞刷绒毛），放出脏水，再放清水冲洗至干净，取出，停置 1~2 小时，沥出水液。

（3）切制：用直线往复式切药机，切成 8mm 左右的宽丝。

（4）干燥：在平整洁净的水泥地上摊约 3mm 厚晒干，或 80℃ 以下耗能干燥。

（5）过筛：一般过孔径 3mm 筛网，筛去碎屑及脱离的叶柄。

（6）蜜枇杷叶：取上述净枇杷叶片，拌入枇杷叶重量 20% 的炼蜜，搅拌均匀后闷置 2 小时左右。将拌好的枇杷叶丝置半圆形炒（拌）药机或滚筒式炒药机，以文火（电磁加热温度显示 180~220℃）炒至表面黄棕色或红棕色，微显光泽，略带黏性时，出锅，摊开晾凉。并及时包装或密封储存。

侧柏叶

【来源】为柏科植物侧柏 Platycladus orientalis（L.）Franco 的干燥枝梢和叶。多在夏、秋二季采收，阴干。

【重点工艺】

（1）净制：拣去残留枝梗、果壳及杂质。也可晒干后放在袋子内捶碎，过孔径 0.5mm 和 1.2mm 筛网，筛去碎屑和杂梗。

（2）侧柏炭：锅边备适量清水，用武火将锅体（滚筒式炒药机或手炒锅）加热至温度约 300~400℃，投入上述净侧柏叶，低速转动，待侧柏叶表面呈黑褐色时快速出锅，有火星的部分喷洒适量清水。关键点：防止灰化和燃烧，达到表面焦黑色，内部焦黄色。

桑叶

【来源】为桑科植物桑 Morus alba L. 的干燥叶。初霜后采收，除去杂质，晒干。

【重点工艺】《中国药典》要求，饮片规定要去除叶柄，叶柄就属于非药用部位，因而含叶柄则为杂质。不过去除叶柄比较困难，用手工捋去效率太低，成本太高，需采用物理方法处理。

（1）净制：拣去杂质。

（2）切制：用链条往复式切药机切 1cm 宽片。

（3）处理：在风机上调整风力，将叶柄和叶片分离，收起中部不含叶柄的碎叶。含叶柄部分可再风吹分离一到两次，直至叶柄低于 3%。

注意：①切前叶子要相对干燥，便于压碎；②对于梗和碎叶接合部，需再吹。

款冬花

【来源】为菊科植物款冬 *Tussilago farfara* L. 的干燥花蕾。12 月或地冻前花尚未出土时采挖，除去花梗和泥沙，阴干。

【重点工艺】

（1）净制：除去残梗及杂质。如果颜色差，也不可用硫黄熏，否则发白。

（2）蜜款冬花

方法一：将上述款冬花段置适宜的容器内，加 25% 新炼制的炼蜜，搅拌均匀，闷置 2~4 小时，置滚筒式炒药机，以文火（电磁加热温度显示 160~200℃）炒至手握不粘手，紧握成团，放开轻弹即散时取出，晾凉。

方法二：将滚筒式炒药机加热，加净款冬花炒制量 28% 的蜂蜜（炼蜜 25%），文火（电磁加热温度显示 160~200℃）加热至沸腾，然后加入净款冬花段，翻动搅拌，继续炒制至方法一的程度，出锅晾凉。注意：晾凉后须及时包装或密封。

棕榈

【来源】为棕榈科植物棕榈 *Trachycarpus fortunei*（Hook.f.）H.Wendl. 的干燥叶柄。采棕时割取旧叶柄下延部分和鞘片，除去纤维状的棕毛，晒干。

【重点工艺】

（1）净制：除去残余的纤维状的棕毛，拣去杂质。

（2）洗润：清水冲洗干净。生用，浸泡 4 小时左右，取出覆盖润软。

（3）切制：用链条往复式切药机切 2cm 左右的段。

（4）棕榈炭

①现代法：将上述净棕榈条块置煅制容器内，装量要略高于下部容器的上平面，盖盖密封，上盖贴上一张白纸，用武火（参考温度 450℃左右）煅烧 4 小时左右，至贴在盖锅底上的白纸显焦黄色，断开电源或取出炭火，自然冷却 12 小时后，出锅。

②土法：取上述净棕榈条块置铁锅内，上面再覆盖上同样大小的铁锅，两锅之间的缝隙用黄泥封严，上锅上最好压一重物，在上面锅底上贴上一张白纸，大火加热，使锅底发红，煅烧至白纸呈焦黄色，经冷却后（一般需要 12 小时）取出即成。

紫苏叶

【来源】为唇形科植物紫苏 *Perilla frutescens*（L.）Britt. 的干燥叶（或带嫩枝）。夏季枝叶茂盛时采收，除去杂质，晒干。

【重点工艺】

（1）净制：除去附着的老梗、黄枯叶及杂质。

（2）洗润：喷淋少量清水，约 1/3 见水则可。停置 3 小时左右。

（3）切制：用链条往复式切药机切 2cm 左右的丝片。

（4）干燥：摊开在洁净的地面上晾干。

（5）处理：过孔径 1.5mm 筛网，筛去碎屑。

番泻叶

【来源】为豆科植物狭叶番泻 *Cassia angustifolia* Vahl 或尖叶番泻 *Cassia acutifolia* Delile 的干燥小叶。

【重点工艺】

（1）净制：拣去果荚、残留枝柄及杂质。

（2）处理：过孔径 1.5mm 筛网，筛去碎屑。

蒲黄

【来源】为香蒲科植物水烛香蒲 *Typha angustifolia* L.、东方香蒲 *Typha orientalis* Presl 或同属植物的干燥花粉。夏季采收蒲棒上部的黄色雄花序，晒干后碾轧，筛取花粉。剪取雄花后，晒干，成为带有雄花的花粉，即为草蒲黄。

【重点工艺】

1. 精蒲黄

（1）净制：过 120 目筛网，筛去花丝。

（2）炒蒲黄：取净蒲黄，置传统炒药锅内或滚筒式炒药机中，轻轻翻动或低速慢转。用文火，电磁炒药机设定温度在 100~120℃左右，炒至深黄色，取出，晾凉。

（3）蒲黄炭：取净蒲黄，置传统炒药锅内或滚筒式炒药机中，轻轻翻动或低速慢转。用大中火，电磁炒药机设定温度在 180~220℃左右，炒至黑褐色，取出，摊开晾凉。如见明火，喷洒少量清水，翻动使火星熄灭。注意：蒲黄炭极易引燃，炒后晾凉过程中要严密监视，以防燃着。

2. 草蒲黄

（1）处理：过 60 目筛网。

（2）炒蒲黄：同上。

（3）蒲黄炭：同上。

【规格参数】

表 3-4-1　蒲黄饮片规格参数

品名	规格	杂质（%）	色泽	总灰分（%）	筛网
生蒲黄	统	＜8	黄色		120 目
生蒲黄	选	＜5	黄色	＜10.0	120 目
炒蒲黄	统	＜8	焦黄色		120 目
蒲黄炭	统	＜8	焦褐色		120 目

槐花

【来源】为豆科植物槐 *Sophora japonica* L. 的干燥花及花蕾。夏季花开放或花蕾形成时采收，及时干燥，除去枝、梗及杂质。前者习称"槐花"，后者习称"槐米"。

【重点工艺】

（1）净制：拣去叶子、叶柄及杂质。

（2）炒槐花：取净槐花，置传统炒药锅内或滚筒式炒药机中，轻轻翻动或低速慢转。用文火，电磁炒药机设定温度在 100~120℃左右，炒至深黄色，取出，晾凉。

（3）槐花炭：取净槐花，置传统炒药锅内或滚筒式炒药机中，轻轻翻动或低速慢转。用大中火，电磁炒药机设定温度在 180~220℃左右，炒至黑褐色，取出，摊开晾凉。如见明火，喷洒少量清水，翻动使火星熄灭。

第五节　皮类

皮类药材品种也不多，常为根皮或干皮。多需切制及炒制，生品使用比例较大。炮制的关键点在洗与炒。

五加皮

【来源】为五加科植物细柱五加 *Acanthopanax gracilistylus* W. W. Smith. 的干燥根皮。夏、秋二季采挖根部，洗净，剥取根皮，晒干。

【重点工艺】

（1）净制：除去残留的木心及杂质。控制含木心的药材不超于3%。

（2）洗润：用清水冲洗干净，覆盖塑料布闷润6~12小时，至软，前期间隔2~3小时喷洒清水一次，并边喷洒边翻动。

（3）切制：用皮带式切药机切制，在进药槽上加顺隔槽，将五加皮顺放于顺隔槽内，切0.3mm左右厚片。

（4）干燥：摊开在洁净的地面上晾干或机械耗能干燥。

（5）处理：过孔径1.5mm筛网，筛去碎屑。

白鲜皮

【来源】 为芸香科植物白鲜 *Dictamnus dasycarpus* Turcz. 的干燥根皮。春、秋二季采挖根部，除去泥沙和粗皮，剥取根皮，干燥。

【重点工艺】 同五加皮。

地骨皮 / 香加皮

【来源】

（1）地骨皮：茄科植物枸杞 *Lycium chinense* Mill. 或宁夏枸杞 *Lycium barbarum* L. 的干燥根皮。春初或秋后采挖根部，洗净，剥取根皮，晒干。产地选择：以甘肃、河南产者灰分易合格。

（2）香加皮：萝藦科植物杠柳 *Periploca sepium* Bge. 的干燥根皮。春、秋二季采挖，剥取根皮，晒干。

【重点工艺】

（1）净制：除去残留的木心、干皮及杂质。

（2）洗润：用抢水冲洗干净。

（3）切制：一般不须切制，香加皮可用履带往复式切药机切4mm厚片。

（4）干燥：在洁净的地面上晒干或低温干燥。

（5）处理：过孔径3.0mm筛，筛去碎屑。

延伸话题：

地骨皮总灰分不合格怎么办?

按现行的《中国药典》标准，地骨皮总灰分的合格率不高，要想合格，需认真处理，其方法如下。

①先用1#筛筛去浮灰，再用纯化水淘洗两遍，在洁净的地面上晒干。

②在洗药池中放大量的清水，然后在清水里添加30%的啤酒，将地骨皮倒入，反复撞洗，捞出干燥。

③在洗药池中放大量的面糊水，然后将地骨皮倒入，反复撞洗干净，捞出干燥。

肉桂

【来源】为樟科植物肉桂 *Cinnamomum cassia* Presl 的干燥树皮。多于秋季剥取，阴干。

【重点工艺】现行版《中国药典》收载的是"除去杂质及粗皮。用时捣碎"。也就是说其饮片是不需切制的。可是在饮片生产的时候包装是难题，终端调剂的时候也麻烦，因而，实际的肉桂饮片大多是"细丝"，少部分是"块"。因此，下面就以实际情况阐述。

（1）净制：有老厚栓皮的，用刀刮去。

（2）切制：碎切。

①药典法：干切（块），置直线往复式切药机切 2cm 左右碎块。此法性状不佳，市场少见。

②市场法：湿切（丝），置洗药池中，清水淋润，每间隔 2 小时淋水一次，淋润 12 小时左右。上面覆盖，然后通入蒸汽，60℃以下蒸 15 分钟左右，保温取出，趁热切 1.5cm 宽丝，晾干。如果有可移动洗药池，用可移动洗药池更方便。润好后，直接移动到切药机前切制。

（3）干燥：自然晾干为佳。

（4）过筛：过孔径 1.0mm 筛，筛去碎屑。

另外，部分地区传统上有片片的，即斜片片。

合欢皮

【来源】为豆科植物合欢 *Albizia julibrissin* Durazz. 的干燥树皮。夏、秋二季剥取，晒干。

【重点工艺】

（1）净制：拣去杂质。如较洁净，可忽略此项。

（2）洗润：用抢水冲洗干净，沥净水，覆盖塑料布，闷置 4 小时左右。或者洗后，在润药机内，80℃润制 20 分钟左右，切制时取出。

（3）切制：趁热用履带往复式切药机切 8mm 左右宽丝。

（4）干燥：在洁净的地面上晒干或 80℃左右干燥。

（5）处理：过孔径 3.0mm 筛，筛去碎屑。

杜仲

【来源】杜仲科植物杜仲 *Eucommia ulmoides* Oliv. 的干燥叶。夏、秋二季枝叶茂盛时采收，晒干或低温烘干。

【重点工艺】

（1）净制：刮去粗厚栓皮。最好用刮皮机刮皮。

（2）洗润：用抢水冲洗干净，停置 4 小时左右。

（3）切制：用履带往复式切药机切 5~10mm 宽丝。或者用皮类切块机（此切块机在切块的同时也进行了刮皮，并注意要调整刮皮刀高度，厚薄分别切制），切 1.5cm 见方的方块或矩形块。

（4）干燥：在洁净的地面上晒干或 80℃左右干燥。

（5）盐杜仲：按 2015 年版《中国药典》的要求，盐杜仲其实近似于杜仲炭。

①先取杜仲块或杜仲丝重量 2% 的食盐（尽量勿用含碘的食盐）及 5.6% 的饮用水，将食盐倒入饮用水中，搅拌令充分溶解，制成近饱和的食盐水。

②将配制好的食盐水倒入净制好的杜仲块或杜仲丝中，翻动搅拌均匀，闷置 4 小时左右，中间应翻动 2~3 次，至食盐水被吸尽。食盐水被吸尽也可摊开晾 2~4 小时，以减少炒制时间。

③取上述杜仲，用滚筒式炒药机，设定温度 350℃，待温度显示 350℃左右时（探枪探测温度 300℃左右），投入定量的杜仲，中快速转动（翻动），炒至表面焦黑色，折开易断丝时，迅速出锅并摊开晾凉。炒制时间约 15~25 分钟。有火星的部分喷洒适量清水。如果检测水分超标，可再适当干燥一下。

说明：此法对其化学成分"松脂醇二葡萄糖苷（$C_{32}H_{42}O_{16}$）"含量破坏较大，不易合格，因此，部分在实际生产中，往往以 270℃左右，炒制 20~25 分钟，炒至表面深褐色，胶丝不断。不过，这种改良方法虽然含量是合格了，但加工出来的性状不符合标准。

（6）盐杜仲（砂烫）：取适量河砂置滚筒式炒药机内，以中武火加热至流利，如有温度仪，其读数显示为 300℃左右时，倒入杜仲块或丝，中速转动 4~8 分钟，至断丝、外呈黑色、内呈黑褐色，立即出锅，并筛去河砂，喷洒盐水适量，晾干。每 100kg 杜仲，用盐 1.8kg，清水 6.2kg，充分溶解。注意，此法为《河南省中药饮片炮制规范》特有，其效率高，效果好，但含量容易被破坏，今用之者少。

另外，还有的地方习惯用"炒杜仲"，炒得就比较轻，不过没有标准。

处方调配应用：如果写的是杜仲、炒杜仲、焦杜仲、杜仲炭均付盐杜仲；如果写的是生杜仲，付生杜仲。

【工艺流程图】

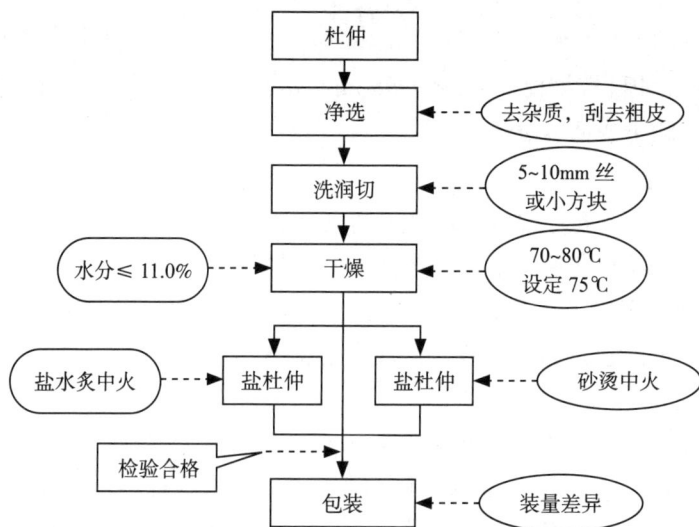

牡丹皮

【来源】 为毛茛科植物牡丹 *Paeonia suffruticosa* Andr. 的干燥根皮。秋季采挖根部，除去细根和泥沙，剥取根皮，晒干或刮去粗皮，除去木心，晒干。前者习称连丹皮，后者习称刮丹皮。

【重点工艺】

（1）净制：除去残留的木心及杂质。控制含木心的药材不超于3%。刮丹，补刮残皮。

（2）洗润：用清水快速冲洗，覆盖塑料布闷润4~8小时，至软，前期间隔2~3小时喷洒清水一次，并边喷洒边翻动。

（3）切制：用皮带式切药机切制，在进药槽上加顺隔槽，将牡丹皮顺放于顺隔槽内，切1~2mm的薄片。

（4）干燥：摊开，在洁净的地面上晒干或60℃以下耗能干燥。

（5）处理：过孔径1.5mm筛网，筛去碎屑。或根据客户需求过筛分级。

（6）炒牡丹皮：取牡丹皮片，用大文火（120~250℃），慢翻转，炒8分钟左右，炒至香气逸出，表面黄色时，出锅，摊开晾凉。

（7）牡丹皮炭：取牡丹皮片，用武火（350~500℃），慢翻转，炒12分钟左右，炒至浓烟上冒、表面焦黑色、内部棕褐色时，微喷水，灭尽火星，立即出锅，随即摊开晾凉。

（8）酒牡丹皮：取牡丹皮饮片，将牡丹皮饮片重量12%的黄酒均匀地拌入，闷润至黄酒被完全吸尽，摊晒2小时左右，至七八成干，然后用文火（电磁炒药锅显示为260℃左右，设置265℃），以中低速转动，炒至外表面色泽加深，有酒香气出锅。

【工艺流程图】

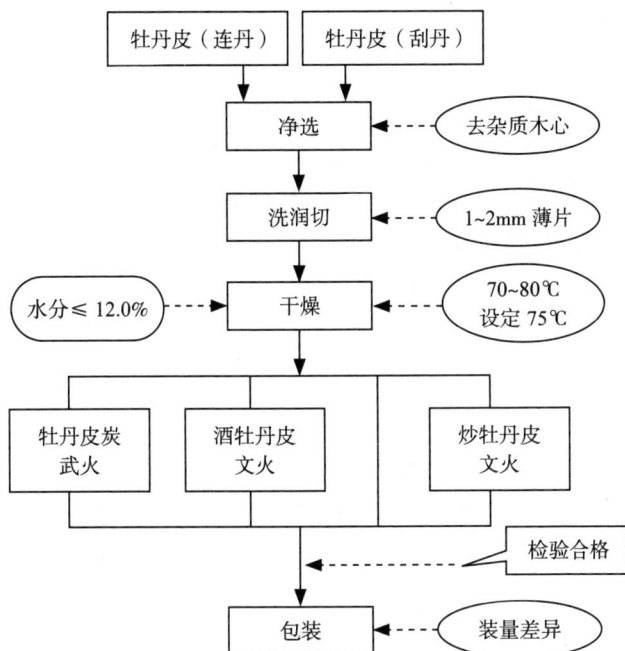

厚朴

【来源】木兰科植物厚朴 *Magnolia officinalis* Rehd.et Wils. 或凹叶厚朴 *Magnolia officinalis* Rehd.et Wils.var.*biloba* Rehd.et Wils. 的干燥干皮、枝皮及根皮。4~6月剥取，根皮及枝皮直接阴干；干皮置沸水中微煮后，堆置阴湿处，"发汗"至内表面变紫褐色或棕褐色时，蒸软，取出卷成筒状，干燥。

【重点工艺】

（1）洗润

①先将成捆的厚朴置洗药池内，添加清水至刚没药材，停留约20分钟，放出脏水，闷润24小时，每间隔2~3小时喷淋清水一次，喷淋2~3次。至折弯而不裂即可，出池。

②将上述清水浸泡的厚朴取出，置烘房中，用塑料布覆盖，以55℃烘热1~2小时，至软，边出边切。

③将上述清水浸泡的厚朴取出，阳光下（选晴朗好天），用塑料布封闭，自然蒸晒2~4小时，至软。

（2）净制：刮去表面厚粗栓皮。

（3）切制：理顺，用链条直线往复式切药机，切成 1cm 左右的宽丝。

（4）干燥：以在平整洁净的水泥地上摊约 3mm 厚，晒干为佳，或 55℃以下耗能干燥。

（5）过筛：筛去碎屑。

（6）姜厚朴

①制姜汁：用净厚朴 10% 的量的生姜（注意：需用老姜，勿用水泡姜。以博爱或云南姜为佳），洗净榨汁，姜渣加水，反复压榨两次，混合均匀待用。

②拌姜汁：将制好的姜汁均匀地拌入厚朴中，闷润至姜汁被完全吸尽，摊晒 2 小时左右，至七八成干，收起。

③炒制：取上述厚朴，用文火（电磁炒药锅显示为 250~270℃），以低速转动，注意勿损伤片形，水分控制在 9%~10% 为宜。（习惯上厚朴以双卷为佳）

【工艺流程图】

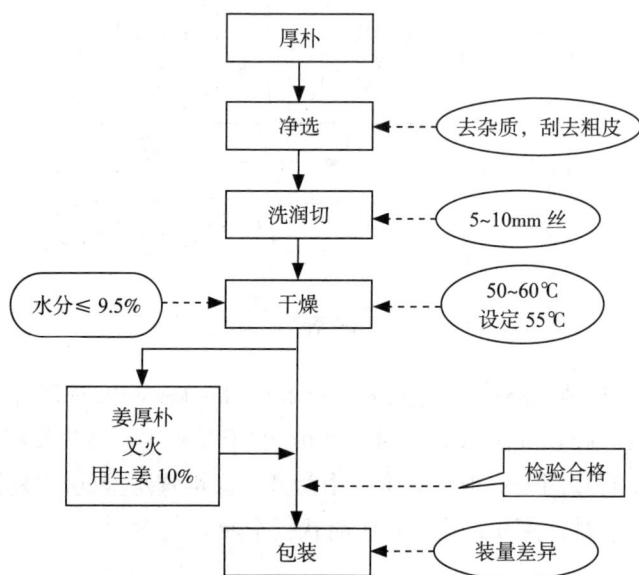

秦皮

【来源】为木犀科植物苦枥白蜡树 *Fraxinus rhynchophylla* Hance、白蜡树 *Fraxinus chinensis* Roxb.、尖叶白蜡树 *Fraxinus szaboana* Lingelsh. 或宿柱白蜡树 *Fraxinus stylosa* Lingelsh. 的干燥枝皮或干皮。春、秋二季剥取，晒干。

【重点工艺】

（1）净制：抖散开，厚薄分开，拣去杂质。

（2）洗润：先将厚皮冲洗（切勿浸泡，含量易流失），停置 2~3 小时后，再冲洗喷淋清水一次，然后冲洗薄皮，闷置 2 小时左右。然后用塑料布覆盖，在太阳下闷置 4~8 小时，或者在烘箱中，45℃闷润 4 小时左右，至软。

（3）切片：用履带直线往复式切药机，理顺顶刀切 4mm 左右的丝。

（4）干燥：自然晒干，或装入盘内，用热风循环烘箱以 70~80℃温度干燥（烘箱设定温度 75℃）。

桑白皮

【来源】为桑科植物桑 *Morus alba* L. 的干燥根皮。秋末叶落时至次春发芽前采挖根部，刮去黄棕色粗皮，纵向剖开，剥取根皮，晒干。

【重点工艺】

（1）净制：刮去栓皮，截去茎皮，拣去杂质。大小悬殊的话应大小分开。

（2）洗润：分别用饮用水冲洗干净，闷润至软。厚大的应提前洗润 2~3 小时。

（3）切制：用履带直线往复式切药机切 6~10mm 宽丝。

（4）干燥：在平整洁净的水泥地上摊约 5cm 厚，晒干，或用敞开式烘箱，在 80℃以下耗能干燥。

（5）蜜桑白皮

方法一：将上述桑白皮段置适宜的容器内，加 25% 炼蜜，搅拌均匀，闷置 2~4 小时，置半圆形炒（拌）药机或滚筒式炒药机，以文火（电磁加热温度显示 180~220℃）炒至表面棕褐色或紫棕色，手握不粘手，紧握成团，放开轻弹即散时取出，晾凉。

方法二：将半圆形炒（拌）药机加热，加净桑白皮炒制量 28% 的蜂蜜，文火（电磁加热温度显示 160~220℃）加热至沸腾（呈鱼眼泡），然后加入桑白皮段，翻动搅拌，继续炒制至方法一的程度，出锅晾凉。注意：晾凉后须及时包装或密封。

黄柏／关黄柏

【来源】

（1）黄柏：芸香科植物黄皮树 *Phellodendron chinense* Schneid. 的干燥树皮。习称"川黄柏"。剥取树皮后，除去粗皮，晒干。

（2）关黄柏：芸香科植物黄檗 *Phellodendron amurense* Rupr. 的干燥树皮。剥取树皮，除去粗皮，晒干。

【重点工艺】

（1）净制：刮去残留的粗栓皮。

（2）洗润：先用清水在洗药池内冲洗干净，放净水液，上面覆盖塑料布，闷润至透心（中间可适量喷洒补充清水）。如果条件允许，在清洗后，置阳光下，覆盖塑料布，润制效果更好。

（3）切制：用履带直线往复式切药机，理顺顶刀切 4mm 左右的丝。

（4）干燥：在洁净的地面（晾晒布或架子）上晒干，或用热风循环烘箱以 70~80℃温度干燥（烘箱设定温度 75℃）。

（5）盐黄柏/关黄柏

①先取净黄柏/关黄柏丝重量 2% 的食盐（尽量勿用含碘的食盐）及 5.6% 的饮用水，将食盐倒入饮用水中，搅拌令充分溶解，制成近饱和的食盐水。

②将配制好的食盐水倒入净制好的黄柏/关黄柏丝中，搅拌均匀，闷置 4 小时左右，中间应翻动 2~3 次，至食盐水被吸尽。食盐水被吸尽也可摊开晾 2~4 小时，以减少炒制时间。

③取上述黄柏/关黄柏丝，用滚筒式炒药机，设定温度 240℃（220~250℃），待温度显示 240℃左右时（探枪探测温度 200℃左右），投入定量的黄柏/关黄柏丝，中快速转动（翻动），炒至微黄色，或有焦斑时，出锅摊开晾凉。炒制时间约 10~20 分钟。如果检测水分超标，可再适当干燥一下。

（6）黄柏/关黄柏炭：取黄柏/关黄柏丝，用武火（320~400℃），慢翻转，炒 12 分钟左右，炒至外呈焦黑色，内呈焦褐色即可。

（7）酒黄柏/关黄柏：取净黄柏/关黄柏丝，拌入黄酒润透，摊开稍晾，置滚筒式炒药机内以中文火炒干，颜色稍深即可。每 100kg 黄柏片，用黄酒 12kg。

【工艺流程图】

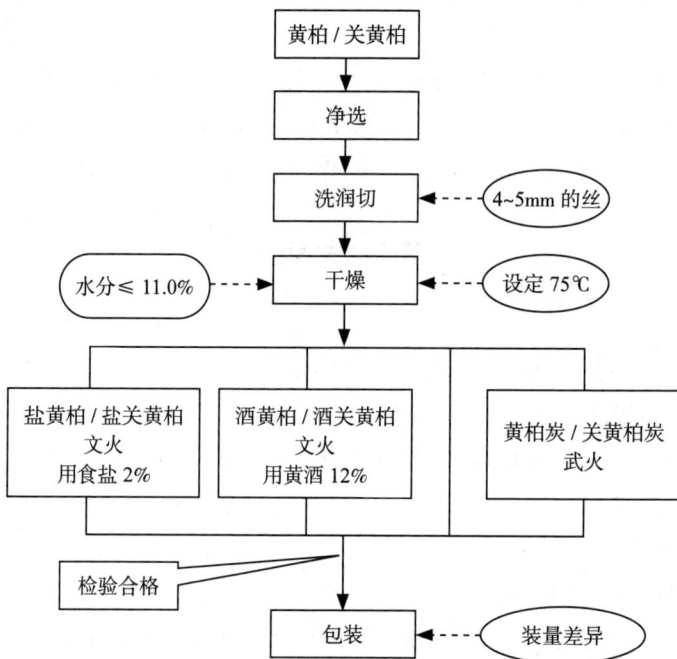

第六节　茎木树脂类

茎木藤茎树脂类药材普遍用量不大，多属于小品种，且常常为产地加工，生产不难；树脂类药材更少，但炒制去油是关键点。

木通 / 川木通

【来源】

（1）木通：木通科植物木通 *Akebia quinata*（Thunb.）Decne. 三叶木通 *Akebia trifoliata*（Thunb.）Koidz. 或白木通 *Akebia trifoliata*（Thunb.）Koidz.var. *australis*（Diels）Rehd. 的干燥藤茎。秋季采收，截取茎部，除去细枝，阴干。

（2）川木通：毛茛科植物小木通 *Clematis armandii* Franch. 或绣球藤 *Clematis montana* Buch.-Ham. 的干燥藤茎。春、秋二季采收，除去粗皮，晒干，或趁鲜切薄片，晒干。

【重点工艺】此二者几乎都为产地加工成片，很难见到个子的。如果是产地切好的片子，净选以后即可包装，如果是个子，按下述方法处理。

（1）净制：拣去杂质。

（2）洗润：用水浸泡 3 小时左右，放出水液，用塑料布覆盖，闷置过夜。

（3）切制：用手持斜入式切药机切成厚 3mm 左右的斜片。

（4）干燥：在洁净的地面（晾晒布或架子）上晒干，或用热风循环烘箱、敞开式烘箱、网带式干燥机，以 70~80℃温度干燥（烘箱设定温度 75℃）

竹茹

【来源】为禾本科植物青秆竹 *Bambusa tuldoides* Munro、大头典竹 *Sinocalamus beecheyanus*（Munro）McClure var.*pubescens* P.F.Li 或淡竹 *Phyllostachys nigra*（Lodd.）Munro var.*henonis*（Mitf.）Stapf ex Rendle 的茎秆的干燥中间层。全年均可采制，取新鲜茎，除去外皮，将稍带绿色的中间层刮成丝条，或削成薄片，捆扎成束，阴干。前者称"散竹茹"，后者称"齐竹茹"。

【重点工艺】目前，市场上均为"散竹茹"，"齐竹茹"很难见到。下面以"散竹茹"为基础介绍。

（1）净制：抖去碎屑，拣去杂质。

（2）切制

①散竹茹：取上述竹茹，用链条（履带）往复式切药机，切成 1.5cm 左右的段。

②竹茹团：取上述较薄且柔软的丝状竹茹3~5g，捋顺，在手指上缠绕几圈，将尾梢塞入孔内，再稍搓，成球团状。

（3）姜竹茹

①制姜汁：按净竹茹数量10%的量的生姜（注意，需用老姜，勿用水泡姜。以博爱或云南姜为佳），洗净榨汁，姜渣加水，反复压榨两次，混合均匀待用。

②拌姜汁：将制好的姜汁均匀地拌入竹茹中，摊晒2小时左右，收起。

③炒制：取上述拌好姜汁的竹茹，用小文火（电磁炒药锅显示为160℃左右，设置165℃），以低速转动，炒至表面呈黄色，微有姜香气时出锅。

苏木 / 檀香 / 降香

【来源】

（1）苏木：豆科植物苏木 *Caesalpinia sappan* L. 的干燥心材。多于秋季采伐，除去白色边材，干燥。

（2）檀香：檀香科植物檀香 *Santalum album* L. 树干的干燥心材。

（3）降香：豆科植物降香檀 *Dalbergia odorifera* T.Chen 树干和根的干燥心材。全年均可采收，除去边材，阴干。

【重点工艺】

（1）净制：苏木、降香刮去外边残存的白色或色浅的边材。

（2）洗润：旧法：锯成长约3cm的段，再劈成片或碾成粗粉。新法：锯成当长度10~20cm长度的段，用啃木机啃破成2cm左右的丝段。

皂角刺

【来源】为豆科植物皂荚 *Gleditsia sinensis* Lam. 的干燥棘刺。全年均可采收，干燥，或趁鲜切片，干燥。

【重点工艺】皂角刺多为采收时趁鲜切的斜面段。如是原刺，按下述方法加工。

（1）净制：剪去并拣去非刺的茎秆部分。

（2）润制

①自然润：将皂角刺浸泡30分钟左右，取出，覆盖，闷润12~24小时，间隔3小时左右喷淋清水一次。

②润药机润：将皂角刺浸泡30分钟左右，取出，置润药机中，设定压力或负压值（一般负压在 –0.07MPa，正压在 0.18 MPa 左右，也可根据不同设备调整），抽真空时间 8 分钟左右，加湿热蒸汽或淋水时间 8~15 分钟，开始启动完成。需趁热切制。

（3）切制

①市场法：取润好的皂角刺用药铡刀或果树剪，切剪成 6mm 左右的圆片或斜片（此片抓方稍不注意就会刺到手）。

②传统法：取润好的皂角刺用药铡刀顺切成 1mm 左右的薄片（此片怎么抓都不会刺手）。

③机器切：先将润好的皂角刺压平，太大的要剪成短条，用刨片机刨切 2mm 左右厚度的顺片和斜片（此片抓方一般不会刺到手）。

注意：机器切制的时候，要用薄刀，刀刃要绝对锋利，刀口间隙要恰到好处。

（4）干燥：自然干燥。

没药 / 乳香

【来源】

（1）没药：橄榄科植物地丁树 *Commiphora myrrha* Engl. 或哈地丁树 *Commiphora molmol* Engl. 的干燥树脂。分为天然没药和胶质没药。

①天然没药：呈不规则颗粒性团块，大小不等。大者直径长达 6cm 以上。表面黄棕色或红棕色，近半透明部分呈棕黑色，被有黄色粉尘。质坚脆，破碎面不整齐，无光泽。有特异香气，味苦而微辛。

②胶质没药：呈不规则块状和颗粒，多黏结成大小不等的团块，大者直径长达 6cm 以上，表面棕黄色至棕褐色，不透明，质坚实或疏松，有特异香气，味苦而有黏性。

（2）乳香：橄榄科植物乳香树 *Boswellia carterii* Birdw. 及同属植物 *Boswellia bhaw-dajiana* Birdw 树皮渗出的树脂。分为索马里乳香和埃塞俄比亚乳香，每种乳香又分为乳香珠和原乳香。

【重点工艺】

（1）净制：先过孔径 1.5cm 的筛网，以下的备用，以上的除去杂质、树皮等。

（2）分级过筛：过孔径 1.6cm（16# 筛）的筛网，对 16# 筛以上的进行破碎处理。

（3）破碎：用颚式破碎机或榔头破碎机破碎成块径不要大于 1.6cm 的小块。乳香珠不用破碎。再拣去树皮杂质。

（4）醋炒（醋乳香、醋没药）：①手工用传统的炒锅炒：取上述净乳香 / 没药置锅内，用文火加热，炒至冒烟，表面微熔，喷淋米醋。再炒至表面显油亮光泽时，取出放凉。每 100kg 乳香，用醋 5kg。②滚筒式炒药机炒：取净乳香 / 没药置炒药机内，勿盖盖，加大排烟力度。加入至 300℃ 左右，炒至冒烟，表面微熔，喷淋米醋。继续旋转，炒至表面显油亮光泽时，急速出锅，并摊开放凉。每 100kg 乳香，用醋 5kg。注意：a. 滚筒式炒药机炒制时，其产生的烟雾要及时排出，避免燃烧；b. 出锅摊开后，停 30 分钟左右，翻动打散。

（5）炒乳香/炒没药：方法同上，但不加醋。（《河南省中药饮片炮制规范》2022 年版、《山东省中药饮片炮制规范》2012 年版、《黑龙江省中药饮片炮制规范》2012 年版、《湖北省中药饮片炮制规范》2018 年版等）

（6）制乳香：取净乳香，放入沸水中，待全部溶化后，除去漂浮的杂质，过滤，将滤液再浓缩成胶状，倒出，压扁，切成小块。（《安徽省中药饮片炮制规范》2018 年版、《上海市中药饮片炮制规范》2018 年版）

（7）麸炒乳香/没药（去油乳香/没药）：取净乳香，大者砸成小块。置锅内用文火炒至出油时，撒入麸皮吸尽、药体发胀呈珠状为度，取出，除去麸皮，放凉。每 100kg 乳香，用麸皮 48kg。（《河南省中药饮片炮制规范》2022 年版）

【工艺流程图】

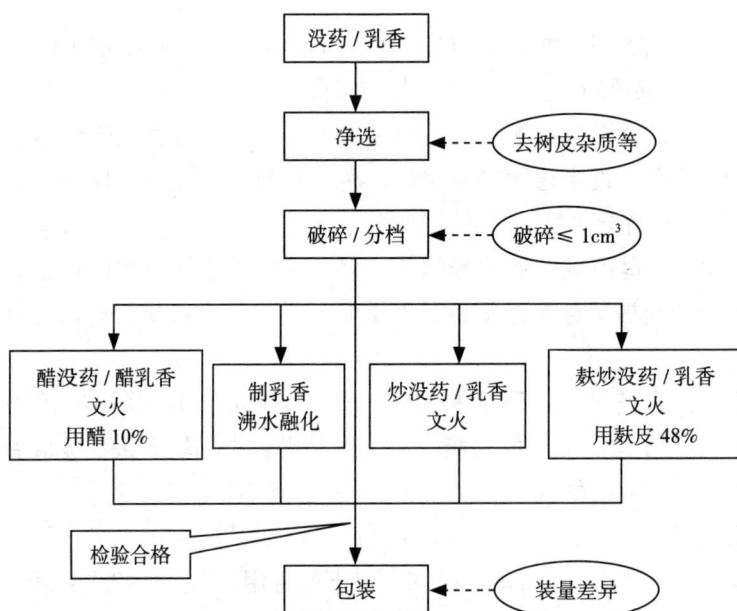

忍冬藤

【来源】为忍冬科植物忍冬 *Lonicera japonica* Thunb. 的干燥茎枝。秋、冬二季采割，晒干。

【重点工艺】忍冬藤目前也多为采收时趁鲜切段。如是原药材，按下述方法加工。

（1）净制：剪去并拣去非刺的茎秆部分。

（2）洗润：将忍冬藤机包在清水中浸泡 20 分钟左右（散开的可用清水冲洗干

净），覆盖，闷润 12~24 小时。粗大的应中间喷淋清水 2~3 次。

（3）切制：理顺，用链条（履带）往复式切药机切 1.5cm 左右长段。

（4）干燥：在洁净的地面上或者晾晒布上晒干。80℃耗能干燥也可以。

钩藤

【来源】为茜草科植物钩藤 *Uncaria rhynchophylla*（Miq.）Miq.ex Havil.、大叶钩藤 *Uncaria macrophylla* Wall.、毛钩藤 *Uncaria hirsuta* Havil.、华钩藤 *Uncaria sinensis*（Oliv.）Havil. 或无柄果钩藤 *Uncaria sessilifructus* Roxb. 的干燥带钩茎枝。秋、冬二季采收，去叶，切段，晒干。

【重点工艺】拣去杂质即可。注意控制含钩比例以及茎秆的长度。按《中国药典》的要求"多数枝节上对生两个向下弯曲的钩（不育花序梗），或仅一侧有钩，另一侧为突起的疤痕"为依据，那么，含钩比例不应低于 65%。

首乌藤

【来源】为蓼科植物何首乌 *Polygonum multiflorum* Thunb. 的干燥藤茎。秋、冬二季采割，除去残叶，捆成把或趁鲜切段，干燥。产地选择：以湖北产者色黄白，有粉性，含 2,3,5,4'- 四羟基二苯乙烯 $-2-O-\beta-D$ 葡萄糖苷（$C_{22}H_{20}O_9$）含量高。

【重点工艺】首乌藤目前也多为采收时趁鲜切段。如是原药材，按下述方法加工。

（1）净制：剪去粗大的老藤茎部分。

（2）洗润：①冷润：将首乌藤整的机包或散开的在清水中浸泡 20 分钟左右，覆盖，闷润 12~24 小时。以后每间隔 2 小时喷淋清水 2~3 次，至柔软。②润药机润：将浸泡过的首乌藤的整机包或散开的置润药机中，设定压力或负压值（一般负压在 -0.07MPa，正压在 0.18 MPa 左右，也可根据不同设备调整），抽真空时间 15~20 分钟，加湿热蒸汽或淋水时间 10~20 分钟，开始启动完成。取出趁热切制。

（3）切制：理顺，用链条（履带）往复式切药机切 0.6cm 左右长段。

（4）干燥：在洁净的地面上或者晾晒布上晒干。80℃耗能干燥也可以。

络石藤 / 石楠藤

【来源】

（1）络石藤：夹竹桃科植物络石 *Trachelospermum jasminoides*（Lindl.）Lem. 的干燥带叶藤茎。冬季至次春采割，除去杂质，晒干。

（2）石楠藤：蔷薇科植物石楠 *Photinia serrulate* Lindl. 的干燥细枝。

【重点工艺】

（1）净制：抖去泥土，剪去并拣去非刺的茎秆部分。

（2）洗润：将药材用清水冲洗干净，覆盖，闷润 3~12 小时。

（3）切制：理顺，用链条（履带）往复式切药机压实切 1.5cm 左右长段。

（4）干燥：在洁净的地面上或者晾晒布上晒干。80℃耗能干燥也可以。

（5）处理：过孔径 2mm 筛，筛去碎屑。

通草 / 小通草

【来源】

（1）通草：五加科植物通脱木 *Tetrapanax papyrifer*（Hook.）K.Koch 的干燥茎髓。秋季割取茎，截成段，趁鲜取出髓部，理直，晒干。

（2）小通草：旌节花科植物喜马山旌节花 *stachyurus himalaicus* Hook.f.et Thoms.、中国旌节花 *Stachyurus chinensis* Franch. 或山茱萸科植物青荚叶 *Helwingia japonica*（Thunb.）Dietr. 的干燥茎髓。秋季割取茎，截成段，趁鲜取出髓部，理直，晒干。

【重点工艺】

（1）通草：直接切制。用专用圆筒直入式切片机切 0.4cm 圆片；也可用皮带式切药机，减轻滚轮压力，选粗细一致的单层摆放，切 0.4cm 圆片。

（2）小通草

①净制：除去茎髓外皮及杂质。

②切制：用链条往复式切药机，理顺压紧切 2.0cm 左右的段。

③处理：对比较长的，过孔径 20mm 筛筛出，再切一次。

藤黄

【来源】为藤黄科植物藤黄 *Garcinia hanburyi* Hook.f. 的干燥树脂。主产泰国、越南、柬埔寨、印度尼西亚。8~9 月，采收，取渗出液凝固的树脂，煮至熔融，置竹筒中凝成筒状，取出，干燥。或在植物开花之前，用铁器钻刻树干，使其渗出浓稠的乳状液，收集后晒干凝固而成。主产泰国、越南、柬埔寨、印度尼西亚。

【重点工艺】

1. 《浙江省中药炮制规范》2015 年版

（1）生藤黄：取原药，除去杂质。研成细粉。

（2）制藤黄：杀取黑山羊取鲜血，放凉，置布袋中，扎紧袋口，与藤黄（除去杂质，刷净，砸成碎块）共置铜锅内，加水煮约 8 小时，捞出布袋，撇去浮沫，浓缩至稠膏状时，趁热倾入涂有麻油的搪瓷盘内，冷却后取出，敲碎，干燥。每

100kg 生藤黄，用黑山羊鲜血 50kg。

2.《广东省中药饮片炮制规范》2011 年版

制藤黄：取藤黄，置适宜容器内，加 10 倍量水，加热使溶解，滤过，滤液煮沸，不断搅拌并随时添加沸水以补充蒸发的水量，煮 5 小时后，浓缩至糊状，取出，干燥，粉碎，即得。每 30g 藤黄，加清水 300ml。

3.《上海市中药饮片炮制规范》2018 年版

制藤黄：将藤黄与鲜山羊血同煮 5~6 小时，除去山羊血，晾干，研粉，过 100 目筛。

每 100kg 藤黄，用鲜山羊血 50kg。

4.《河南省中药饮片炮制规范》2022 年版

（1）生用：取藤黄以湿布拭去灰尘，干燥。

（2）山羊血煮（山羊血制藤黄）：先将鲜山羊血置锅内，加水煮 1~2 小时，捞出羊血块，加入净藤黄块，再煮 5~6 小时，倒出藤黄液，晾干。每 100kg 藤黄，用鲜山羊血 50kg。

（3）豆腐蒸（豆腐制藤黄）：取豆腐放在适宜容器内，中间挖一不透底的方槽，将藤黄置于其中，再用豆腐块盖好，连盘置适宜容器内蒸至藤黄熔化，取出，待藤黄冷凝后，去净豆腐，晾干。每 100kg 藤黄，用豆腐 400~500kg。

5.《中药大辞典》

制藤黄：（1）先用豆腐一大块，平铺于盘内，中间挖一不透底的槽，将藤黄放入，再用豆腐盖严，置于笼屉内，放入锅中，将此锅再置于大锅内，隔水加热，蒸至藤黄熔化，取出，冷却凝固，去豆腐晒干。

（2）先将藤黄放入瓷罐内，加入比藤黄多 10 倍量的鲜荷叶煎汁，将罐放入锅中，隔水加热 40~60 分钟，至罐内溶液呈紫红色时，倒入铜锅内再煎，浓缩成糊状，晒干。（每 1 斤藤黄约用荷叶半斤煎汁，去渣）

（3）将藤黄加入鲜山羊血中，置铜锅内，加水同煮 5~6 小时，去山羊血晾干。（每 1 斤藤黄，用鲜山羊血半斤）

另外，各地炮制规范略有不同，请按各自的炮制规范炮制操作。

第七节　菌藻类

菌藻类药材最少，并且大都炮制简单，加工不难。

马勃

【来源】为灰包科真菌脱皮马勃 *Lasiosphaera fenzlii* Reich.、大马勃 *Calvatia*

gigantea（Batsch ex Pers.）Lloyd 或紫色马勃 *Calvatia lilacina*（Mont.et Berk.）Lloyd 的干燥子实体。夏、秋二季子实体成熟时及时采收，除去泥沙，干燥。

【重点工艺】马勃其孢子粉极易飞扬，因此，加工时注意劳动保护和物料损失。

（1）净制：戴上口罩和手套，除去杂质。

（2）剪切：装入适当大小的可视箱体或者透明的塑料袋内，剪子放入，扎边留两个小口，双手伸入里面，用剪刀剪成小块。

（3）包装：将包装袋放入剪好的箱体或塑料袋内，按规定重量先使装一袋，以后，在箱体或塑料袋内参照量装好，取出称量加减。

（4）处理：封口后，用抹布或掸子除去浮物。

灵芝

【来源】为多孔菌科真菌赤芝 *Ganoderma lucidum*（leyss.ex Fr.）Karst. 或紫芝 *Ganoderma sinense* Zhao，Xu et Zhang 的干燥子实体。全年采收，除去杂质，剪除附有朽木、泥沙或培养基质的下端菌柄，阴干或在 40~50℃烘干。

【重点工艺】2015 年版《中国药典》虽然没有饮片的炮制项，但在很多的地方性炮制规范中为切片或切块，在实际商品中也多为切片。

（1）净制：除去残余朽木及杂质。灵芝腿剪掉另处理切片。

（2）洗润：①用清水冲洗干净，置蒸笼内，常压蒸制 10 分钟左右。②用清水冲洗干净，用塑料布覆盖，闷润 12 小时左右。中间喷淋清水 2~3 次。

（3）切制：趁热用皮带式直线切药机，平放切 3mm 左右片。注意：刀片要锋利，刀刃角度要尖锐，一般以 20 度左右为佳。

（4）干燥：在洁净的地面上自然阴干或晒干。

（5）处理：过孔径 3mm 筛网筛去碎屑。

昆布

【来源】为海带科植物海带 *Laminaria japonica* Aresch. 或翅藻科植物昆布 *Ecklonia kurome* Okam. 的干燥叶状体。夏、秋二季采捞，晒干。

【重点工艺】

（1）净制：抖去砂子、小贝壳等杂质。

（2）洗润：置宽敞的洗药池中，用硬扫帚头反复冲撞，放出原水换清水，继续清洗至表面无盐分及附着物后，捞出，置带网孔的容器内，稍淋，然后单层摊开在网布上或挂于绳子上，晾至表面漆皮。

（3）切制：理顺，用链条（履带）往复式切药机压实切 0.8cm 左右宽丝。

（4）干燥：在洁净的地面上或者晾晒布上晒干。80℃耗能干燥也可以。

茯苓

【来源】为多孔菌科真菌茯苓 *Poria cocos*（Schw.）Wolf 的干燥菌核。多于 7~9 月采挖，挖出后除去泥沙，堆置"发汗"后，摊开晾至表面干燥，再"发汗"，反复数次至现皱纹、内部水分大部散失后，阴干，称为"茯苓个"；或将鲜茯苓按不同部位切制，阴干，分别称为"茯苓块"和"茯苓片"。

【重点工艺】此品种目前均为产地加工而成的"丁"或"片"，一般以丁居多。生产企业在加工时仅需根据商品规格及客户需求，拣去杂质或过筛分级即可。

海藻

【来源】为马尾藻科植物海蒿子 *Sargassum pallidum*（Turn.）C.Ag. 或羊栖菜 *Sargassum fusiforme*（Harv.）Setch. 的干燥藻体。前者习称"大叶海藻"，后者习称"小叶海藻"。夏、秋二季采捞，除去杂质，洗净，晒干。

【重点工艺】
（1）净制：抖去砂子、小贝壳等杂质。
（2）洗润：置宽敞的洗药池中，放入清水，反复冲撞翻动，放出原水换清水，再翻洗至干净，捞出，置带网孔的容器内，稍淋。
（3）切制：理顺，用链条（履带）往复式切药机压实切 1.0cm 左右宽丝。
（4）干燥：在洁净的地面上或者晾晒布上晒干。80℃耗能干燥也可以。

第八节　矿物类

矿物类药材用量多不大，常需煅制，如果煅制不透，会影响疗效。另有部分须水飞。关键点是煅制的温度和时间、水飞的细度、干燥条件。

龙骨

【来源】为古代哺乳动物象类、犀类、三趾马、牛类、鹿类等的骨骼化石，由磷灰石、方解石，以及少量黏土矿物组成。主含碳酸钙（$CaCO_3$）、磷酸钙 $[Ca_3(PO_4)_2]$。挖出后，除去泥土及杂质。五花龙骨质酥脆，出土后，露置空气中极易破碎，常用毛边纸粘贴。

根据龙骨的净度、质地、酥脆度及纹理情况，龙骨商品常分为土龙骨、粉龙骨和五花龙骨等。习惯上认为，粉龙骨优于土龙骨，五花龙骨优于粉龙骨。整体以质脆、分层、有五色花纹、吸湿力强者为佳。

另外，由于龙骨资源渐渐稀缺，往往会有用杂骨（牛骨、马骨、猪骨等）净处理后混入的，应注意鉴别。

【重点工艺】

（1）净制：取原药材，拣去杂质，刷去泥土及灰屑，打成碎块。对土龙骨中夹土较多的，在打成碎块后，拣去非骨骼部分的土块。

（2）煅龙骨：取上述净龙骨碎块，均匀地平铺于煅药锅内，盖上盖子，以600℃以上的温度，煅烧3小时左右，煅至红透，取出，放凉，碾碎。

（3）朱龙骨：取上述净龙骨碎块，喷水少许，微润，摊开，将定量的朱砂细粉用80目的筛箩筛于龙骨上，边筛边翻，使龙骨染成拌匀的红色，干燥。每100kg龙骨，用朱砂细粉2kg。

白矾

【来源】为硫酸盐类明矾石族矿物明矾石经加工提炼制成。主含含水硫酸铝钾 $[KAl(SO_4)_2 \cdot 12H_2O]$。

【重点工艺】

（1）净制：取原药材，除去杂质，打成碎块。

（2）枯矾（煅白矾）：取净白矾碎块或粗粉，置铁锅或煅锅内，敞口。用大火煅烧，中间不可断火，不可搅拌，连续煅烧至结晶水完全蒸发，呈膨胀松泡的白色蜂窝状固体即可。放凉后取出，打碎成块，或碾成细粉。

芒硝

【来源】为硫酸盐类矿物芒硝族芒硝，经加工精制而成的结晶体。主含含水硫酸钠（$Na_2SO_4 \cdot 10H_2O$）。

【重点工艺】目前，市场上多为净制好的芒硝，可简单挑拣后使用。如果是含有土杂的天然芒硝（土硝）按下述方法处理。

净制：取适量鲜萝卜，洗净，切片，置锅中，加适量水煮透后，取萝卜汁，加入天然芒硝共煮，至全部溶化，过滤，取滤液，或澄清以后取上清液，容器内放置数根洁净的粗铁丝，放冷。待结晶大部分析出附着在铁丝上，取出，并剥取铁丝上的结晶体，置避风处适当干燥。其未结晶的母液要继续浓缩，使结晶继续析出。如此反复，直至无结晶析出为止。每100kg芒硝，用萝卜20kg。

如果析出的结晶体底部有杂质的话，用刀削去，重新处理即可。

朱砂

【来源】为硫化物类矿物辰砂族辰砂，主含硫化汞（HgS）。采挖后，选取纯净者，用磁铁吸净含铁的杂质，再用水淘去杂石和泥沙。

市场上的朱砂商品有米砂、豆瓣砂、镜面砂、珠宝砂、辰砂（也叫灵砂或合成朱砂）等。

【重点工艺】

（1）预处理：将含夹石的大块用锤砸成小块，拣去石杂。镜面砂、珠宝砂、辰砂可不予处理。

（2）净制：取朱砂矿，用磁铁吸尽铁屑及杂质。

（3）朱砂粉：水飞。目前的水飞方法有以下三种。

①传统的研钵法：取适量的朱砂碎块，置研钵中，添加适量的清水，淹没朱砂。然后用研钵锤左右旋转研磨，待基本呈碎粉后，立即倾倒出上面的混悬液，另存静置。在研钵中再添加适量的清水，继续研磨，如此反复，直至研钵中没有朱砂颗粒，将残剩的石头粉末弃去。最后，将朱砂混悬液静置后，倾倒出上清液，将朱砂泥取出，晾干或40℃以下低温干燥。干燥后再研成细粉末，过200目筛网。

②球磨机法：取适量的朱砂碎块（投料量一般为圆筒容积的1/4~1/3），置球磨机的圆筒中，再放入撞击钢球，然后添加适量的清水（加水量为投料量的1倍），淹没朱砂，封口。开动机器，圆筒开始旋转。3~4小时后，取出，静置，倾去上清液，再加入大量的清水，搅拌，静置，再倾去上清液，如此反复2~3次。干燥同上。

③胶体磨连续水飞：胶体磨是一个连续的生产线，一般包括加循环水冷却的胶体磨体、混悬液分离罐、离心脱水、真空干燥等环节。

操作时，先开启冷却水循环系统，开动胶体磨主机，待运转速度正常后，将朱砂碎块徐徐地加入料口。水飞好的混悬液注入离心机中。当达到一定的容积后，离心脱水，收料干燥（具体工艺参数方面牵涉到国家机密及专利问题，在此省略）。

【工艺流程图】

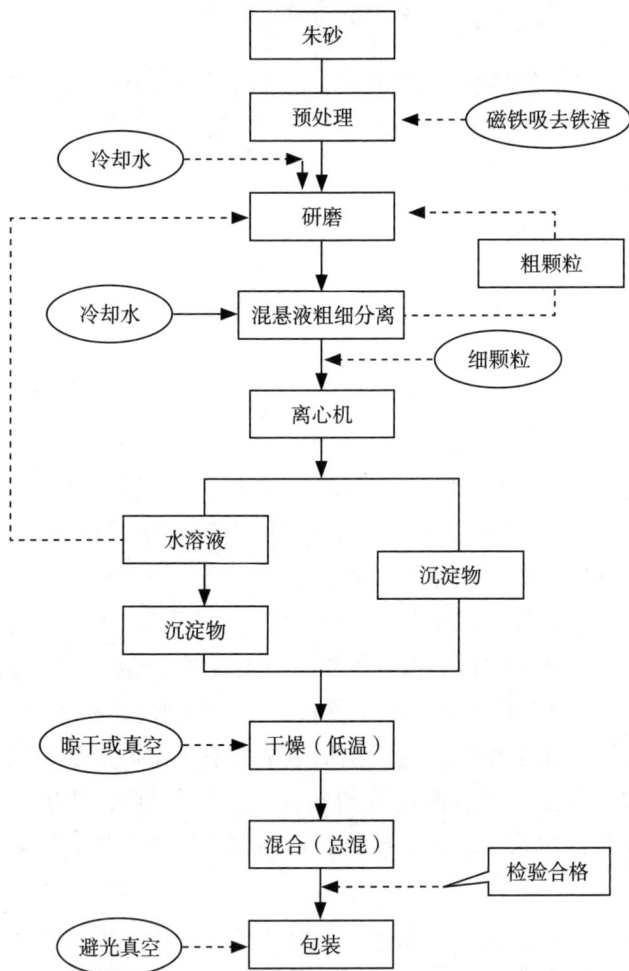

自然铜

【来源】为硫化物类黄铁矿族矿物黄铁矿。主含二硫化铁（FeS_2）。采挖后，除去杂石。

【重点工艺】

（1）自然铜：取原药材，除去杂质，洗净，干燥，打成碎块。

（2）醋自然铜：取上述净自然铜碎块，均匀地平铺于煅药锅内，盖上盖子，以 600℃ 以上的温度，煅烧 3 小时左右，煅至红透，取出，迅速投入净自然铜重量 30% 的米醋中，醋淬使其脆裂。捞出，干燥，碾碎。对未煅透的过孔径 3mm 的筛子，筛取 3mm 以上的继续煅淬至透。

赤石脂

【来源】为硅酸盐类矿物多水高岭石族多水高岭石，主含四水硅酸铝〔Al_4(Si_4 O_{10})(OH)$_8$·$4H_2O$〕。采挖后，除去杂石。

【重点工艺】

（1）赤石脂：取原药材，除去石头等杂质，打成碎块。或碾成细粉。

（2）煅赤石脂

①药典法：取上述净赤石脂细粉，用净赤石脂细粉重量30%的米醋调匀搓成直径2cm左右的条状，再切4cm左右的段，干燥。取赤石脂段均匀地平铺于煅药锅内，盖上盖子，以600℃以上的温度，煅烧3小时左右，煅至红透，取出，放凉。

②实用法：取净赤石脂细粉，用净赤石脂细粉重量30%的米醋搅拌均匀，摊开晾晒至干燥，成碎粒块状。取上面的醋拌赤石脂粒块，均匀地平铺于煅药锅内，盖上盖子，以600℃以上的温度，煅烧3小时左右，煅至红透，取出，放凉。

炉甘石

【来源】为碳酸盐类矿物方解石族菱锌矿，主含碳酸锌（$ZnCO_3$）。采挖后，洗净，晒干，除去杂石。

【重点工艺】

（1）预处理：用锤砸碎，拣去杂石。如果产量较大的话，可用榔头式粉碎机打碎。

（2）煅炉甘石

①煅制：取上述净炉甘石碎块，均匀地平铺于煅药锅内，盖上盖子，以600℃以上的温度，煅烧3小时左右，煅至红透，取出，放凉。

②水飞：方法同朱砂。

③三黄汤制炉甘石（《安徽省中药饮片炮制规范》2019年版）：取净黄连片、黄芩片及黄柏片置锅内，加适量清水煎煮，煮沸约30分钟，滤过，残渣再如法煎煮，滤过，合并2次煎液，加入炉甘石细粉中，拌匀，待吸尽，干燥，碾成细粉。每100kg炉甘石粉，用黄连片、黄芩片、黄柏片各12.5kg。

【工艺流程图】除三黄汤制炉甘石外，其他类似朱砂。

硫黄

【来源】为自然元素硫黄族矿物自然硫，主要用含硫物质或含硫矿物经炼制升华的结晶体。

【重点工艺】

（1）净制：取原药材，除去杂质，打成碎块。

（2）制硫黄

方法一：先将豆腐切成 2cm 左右厚的片，铺一层于锅内，再铺上一层上述的净硫黄块，如此层层铺好，加清水没过药材，用文火加热煮至豆腐显黑绿色，取出，除去豆腐，漂净，阴干。

方法二：先将豆腐块在中间挖一个坑，将上述的净硫黄块填入坑内，盖上挖出的豆腐，置蒸煮锅内，添加清水至没过药材，用文火加热煮至豆腐显黑绿色，取出，除去豆腐，漂净，阴干。

雄黄

【来源】为硫化物类矿物雄黄族雄黄，主含二硫化二砷（As_2S_2）。采挖后，除去泥沙、杂石。

雄黄的商品规格也比较多，商品中常有明雄、泡雄、雄黄土、雄黄膏等。一般以明雄为佳，纯度也高。雄黄膏是经过处理的雄黄，纯度也高，但常用于加工雄黄粉。

【重点工艺】

（1）预处理：对含夹石的大块雄黄矿，用锤砸碎，拣去杂石。如果产量较大的话，可用颚式破碎机或榔头式粉碎机打碎。对明雄一般不需处理，且常以小碎块状销售，拣去杂质杂石即可。

（2）雄黄粉：水飞方法同朱砂（具体工艺参数方面牵涉到国家机密及专利问题，此处省略）。

（3）干燥：45℃低温烘干或真空干燥。

（3）包装：铝箔袋抽真空包装，或装于瓷罐内，密封。

（4）储藏：干燥遮光的房间内。

【工艺流程图】除预处理需要对大块的进行破碎外，其他的同朱砂。

磁石

【来源】为氧化物类矿物尖晶石族磁铁矿，主含四氧化三铁（Fe_3O_4）。采挖后，除去杂石。

【重点工艺】

（1）磁石：取原药材，除去杂质，洗净，用颚式破碎机轧成碎块，或手工打成碎块，放置干燥。

（2）醋磁石：取上述净磁石碎块，均匀地平铺于煅药锅内，盖上盖子，以

600℃以上的温度，煅烧 3 小时左右，煅至红透，取出，迅速投入净磁石重量 30% 的米醋中，醋淬使其脆裂。捞出，干燥，碾碎。未煅透的药材过孔径 3mm 的筛子，筛取 3mm 以上的继续煅淬至透。

赭石

【来源】为氧化物类矿物刚玉族赤铁矿，主含三氧化二铁（Fe_2O_3）。采挖后，除去杂石。

【重点工艺】

（1）赭石：取原药材，除去杂质，洗净，用颚式破碎机轧成碎块或碾成粗粉，或手工打成碎块，放置干燥。

（2）醋赭石：取上述净赭石碎块或粗粉，均匀地平铺于煅药锅内，盖上盖子，以 600℃以上的温度，煅烧 3 小时左右，煅至红透，取出，迅速投入净赭石重量 30% 的米醋中，醋淬使其脆裂。捞出，干燥，碾碎。未煅透的药材过孔径 3mm 的筛子，筛取 3mm 以上的继续煅淬至透。

第九节　动物类

动物类多属贵细类，一类为甲壳类，多需烫制，关键点在温度和时间；一类为皮肉，易泛油，常有异味，

土鳖虫

【来源】为鳖蠊科昆虫地鳖 *Eupolyphaga sinensis* Walker 或冀地鳖 *Steleophaga plancyi*（Boleny）的雌虫干燥体。捕捉后，置沸水中烫死，晒干或烘干。

【重点工艺】

（1）净制：拣去带翅膀的及小的雄性土鳖虫以及颜色不黑的病死虫和杂质。

（2）炒土鳖虫（《浙江省中药炮制规范》2015 年版）：用电磁炒药机，设定温度 225℃，装入定量的土鳖虫（直接 90cm 的炒药机单锅炒制量一般为 40~50kg），低速运转，时间约 6 分钟，炒至香气逸出，表面发亮即可。

延伸话题：

怎样分辨并挑拣出土鳖虫里的雌性？

《中国药典》标准是"土鳖虫用的是雌虫"，但在商品中难免会有雄虫。如果是带翅膀的成虫好区分，但对于未成虫的土鳖虫的雄虫则不易区分，下面介绍关键的 2 点。

①看背部大板的第二及第三板，雌虫均呈圆弧状，雄虫弧边则起凸尖，特别

是第二板。

②看腹部的尾部，也就是生殖器部位。雌虫腹部环节下较宽广，最下面的环节鳞约呈圆的 1/3 弧，尾部腹面具凸起的"岗"，"岗"的两侧似虫翼；雄虫腹部环节下较狭小，最下面的环节鳞约呈半圆状。

注：土鳖虫的总灰分有时候会超标，必要时需进行冲洗。

五灵脂

【来源】本品为鼯鼠科动物复齿鼯鼠 *Trogopterus xanthipes* Milne-Edwards 的干燥粪便。全年可采收，除去杂质，干燥。根据外形的不同常分为"灵脂块"及"灵脂米"。灵脂块也叫"糖灵脂"，灵脂米也称"散灵脂"。

传统习惯上以糖灵脂优于灵脂米。就灵脂块而言，以块状、黑棕色、有光泽、油润而无杂质者佳。

【重点工艺】

（1）五灵脂：取原药材，除去石子、草棒等杂质；块状者砸成小块，拣去石子树枝等杂质。

（2）醋五灵脂

①先拌醋：取上述净五灵脂块置于不锈钢盘或池内，洒入其重量 10% 的米醋，搅拌均匀（以人工翻动为佳），摊开。停置 2 小时左右，置滚筒式炒药机中，设定温度在 220℃，中低速运转（6 转/分左右），炒干，出锅。提示：对灵脂米应避免先拌醋。

②后拌醋：取上述净五灵脂米或块投入滚筒式炒药机中，设定温度在 220℃，中低速运转（6 转/分左右），待有五灵脂的香气逸出时，在锅内撒入其重量 10% 的米醋，继续低速运转，直至炒干，出锅。

五倍子

【来源】为漆树科植物盐肤木 *Rhus chinensis* Mill.、青麸杨 *Rhus potaninii* Maxim. 或红麸杨 *Rhus punjabensis* Stew. var. *sinica*（Diels）Rehd. et Wils. 叶上的虫瘿，主要由五倍子蚜 *Melaphis chinensis*（Bell）Baker 寄生而形成。秋季采摘，置沸水中略煮或蒸至表面呈灰色，杀死蚜虫，取出，干燥。按外形不同，分为"肚倍"和"角倍"。

在习惯上，以"角倍"为佳。

【重点工艺】

（1）破碎：取袋子容积的 1/10 左右，置布袋或编织袋中，压平，用木棍或棒槌捶破；或用用颚式破碎机或压扁机等，调整间隙，轧破。

（2）去虫尸：过孔径 3mm 的筛网筛去敲开的虫尸及碎屑，或者用风机吹去虫尸及碎屑等。

（3）挑拣：拣去木棒等杂质。

瓦楞子

【来源】为蚶科动物毛蚶 *Arca subcrenata* Lischke、泥蚶 *Arca granosa* Linnaeus 或魁蚶 *Arca inflata* Reeve 的贝壳。秋、冬至次年春捕捞，洗净，置沸水中略煮，去肉，干燥。

【重点工艺】

（1）瓦楞子：用高压枪水冲洗干净，在洁净的地面上晒干或晾干，碾碎或用榔头式粉碎机粉碎成粒径 5mm 左右的碎片。

（2）煅瓦楞子：取上述净瓦楞子碎片，均匀地平铺于煅药锅内，盖上盖子，以 600℃以上的温度，煅烧 0.5 小时左右，煅至红透，取出，放凉。另外，也有用炒药锅，用 400℃的温度，煅炒 50 分钟左右的。

水蛭

【来源】为水蛭科动物蚂蟥 *Whitmania pigra* Whitman、水蛭 *Hirudo nipponica* Whitman 或柳叶蚂蟥 *Whitmania acranulata* Whitman 的干燥全体。夏、秋二季捕捉，用沸水烫死，晒干或低温干燥。

【重点工艺】

（1）水蛭：置漏水的池（筐）中，用抢水快速冲洗，用塑料布覆盖，闷置 4 小时左右，用皮带式切药机切成 1.5cm 左右的段，干燥。如果是较小的并且比较干净的商品，可直接省略此项。

（2）烫水蛭：取滑石粉，置炒药机中，设定温度 270℃，加热至流利。待仪表温度显示达到 270℃（红外探枪测试粉体温度约 200~225℃，或用手心在粉面上探试，有灼烫感）时，倒入与滑石粉体积量等量的净水蛭段或水蛭，中速运转，炒至个体的 2/3 鼓起时，迅速出锅，摊开晾凉。出锅时，锅口下为一不锈钢池，锅出口的下方放孔径 2mm 的筛网，出锅同时筛去滑石粉。如果用手工炒，待滑石粉呈似开水的样子时，投入滑石粉 1/2 的水蛭，不停地翻动，待炒至个体的 2/3 鼓起时，用铁笊篱快速捞出，摊开晾凉。

乌梢蛇

【来源】为游蛇科动物乌梢蛇 *Zaocys dhumnades*（Cantor）的干燥体。多于夏、秋二季捕捉，剖开腹部或先剥皮留头尾，除去内脏，盘成圆盘状，干燥。

【重点工艺】

（1）乌梢蛇：少量的话，在蛇体上喷淋少许清水或者黄酒，置蒸笼（锅）中，蒸 5~10 分钟，取出，快速用刷子从尾部向头部，逆鳞片方向刷去鳞片。然后从脖颈上部剁去蛇头，另置，将蛇体用切刀或铡刀切成 3cm 左右的段，干燥。批量生产的话，先将乌梢蛇用清水润软，去头切段。然后置滚筒中或炒药机内（不加热），转动滚筒 10 余分钟，撞去鳞片。

（2）乌梢蛇肉：取乌梢蛇重量 20% 的黄酒盛于适宜的容器中，将乌梢蛇放在黄酒内稍浸（浸润 5 分钟左右），取出，装入塑料袋中，封口闷润至蛇肉变软，或者置蒸笼（锅）中蒸至大气上 1~2 分钟，取出，快速用刷子从尾部向头部，逆鳞片方向刷去鳞片。然后从脖颈上将蛇肉部分切开，用小刀，从上到下将蛇骨剥离。再将肉切成 3cm 左右的段。干燥。

（3）酒乌梢蛇

①少量处理：取乌梢蛇重量 20% 的黄酒盛于适宜的容器中，将乌梢蛇放在黄酒内浸滋，中间适时翻动，至黄酒被吸尽，取出，用刷子从尾部向头部，逆鳞片方向刷去鳞片。然后从脖颈上部剁去蛇头，将蛇体用切刀或铡刀切成 3cm 左右的段（批量较大的情况下，将黄酒润软的乌梢蛇直接切段，然后置炒药机中炒制，以撞去鳞片），晾晒 2 小时左右后炒制。如果是上面的净乌梢蛇段，拌入黄酒后稍晾即可炒制。

如果是未去鳞的乌梢蛇段，则取其重量 20% 的黄酒均匀地洒入其中，边洒边翻动，至均匀，闷润。中间适时翻动，至黄酒被吸尽，鳞片翘起。然后炒制。

②炒制：滚筒式炒药机炒：先将锅体用大文火加热至 200~250℃（设定温度 240℃），倒入定量的乌梢蛇。低速转动，炒至颜色加深出锅。如果水分超标，再干燥至适宜水分。如果是手工炒，先将上述乌梢蛇放入炒药锅中，以文火加热，轻慢翻动，炒 10 分钟左右，至表面颜色加深即可。如果水分超标，再干燥至适宜水分。如果是未去鳞的乌梢蛇段，则炒 12 分钟左右。

③筛分：对未去鳞的乌梢蛇段或酒乌梢蛇段，则待干透后用筛子或者风机除去脱落的鳞片。

石决明

【来源】 为鲍科动物杂色鲍 *Haliotis diversicolor* Reeve、皱纹盘鲍 *Haliotis discus hannai* Ino、羊鲍 *Haliotis ovina* Gmelin、澳洲鲍 *Haliotis ruber*（Leach）、耳鲍 *Haliotis asinina* Linnaeus 或白鲍 *Haliotis laevigata*（Donovan）的贝壳。夏、秋二季捕捞，去肉，洗净，干燥。

【重点工艺】

（1）石决明：先清洗干净，并将其表面的苔藓类或石灰虫等附着物清除干净，其他方法同瓦楞子。

（2）煅石决明：方法同瓦楞子。

地龙

【来源】 为钜蚓科动物参环毛蚓 *Pheretima aspergillum*（E.Perrier）、通俗环毛蚓 *Pheretima vulgaris* Chen、威廉环毛蚓 *Pheretima guillelmi*（Michaelsen）或栉盲环毛蚓 *Pheretima pectinifera* Michaelsen 的干燥体。前一种习称"广地龙"，后三种习称"沪地龙"。广地龙春季至秋季捕捉，沪地龙夏季捕捉，及时剖开腹部，除去内脏和泥沙，洗净，晒干或低温干燥。

【重点工艺】 原料选择，地龙由于是食土动物，其腹内多土，如果腹内泥土清理不净，则总灰分会超标，因此，在原料选购上，要用真正"全开"的，并在初加工时冲洗干净的。

（1）净制：拣去杂质。注意：如果是用于饮片，切勿用水洗，否则，表面发灰，影响美观。

（2）切制：将链条往复式切药机（剁刀机）调成低速，将地龙理顺压实切1.5~2.0cm 长段。

（3）风选：用风机，调整风速，将地龙净肉和夹泥土的头尾部分分离。净肉另放，夹泥土的头尾部分再处理。

（4）碾压：将上面夹泥土的头尾部分用压扁机（没有压扁机的可手工捶砸）压碎。如果一次压不净可重复压或捶，直至泥土被完全压（捶）出。

（5）过筛：将上面压过的地龙过孔径 8mm 的筛网，筛去土屑。

（6）混合：将前面的净肉部分和筛出的部分混合均匀。此为生地龙。

（7）酒地龙：取上述净地龙段与黄酒拌匀，稍润，置锅内用文火（有温度显示的可设定在 180℃）以 120~180℃中速运行，炒至微干，取出，放凉。每 100kg 地龙，用黄酒 18kg。

（8）甘草泡地龙（《广东省中药饮片炮制规范》）

①取净地龙段的 20% 的甘草饮片，添加甘草片 6~8 倍量的清水，煎煮 3 小时左右，捞去甘草渣，取汁备用。

②待甘草汁冷却至约 30~45℃时，投入净地龙段，浸泡 2 小时左右，捞入带网孔的容器内，淋净水分，置洁净的地面晒干。

血余炭

【来源】为人发制成的炭化物。取头发，除去杂质，碱水洗去油垢，清水漂净，晒干，焖煅成炭，放凉。

目前，市场上的血余炭质量多有问题，一是不能保证是健康人体的头发或者可能是其他动物的毛；二是加工时不一定进行了洗涤；三是纯度往往有问题，有的里面可能有土杂；四是可能煅制得不透。因此，血余炭以自己加工为宜，不过成本一定会比较高。

【重点工艺】

（1）原料选择：在理发店或定向收购健康的人体头发。

（2）净制处理：取收集的头发，置大小合适的洗涤容器中，添加头发重量1%~3%的纯碱面（碳酸钠），再添加40℃左右的温水至完全淹没头发，用笊篱或扫帚上下翻动冲撞，捞出，放出脏水。然后，再用清水漂洗2次，至洁净。捞出，沥净水液或用离心机甩干水液，通风放置48小时后待用。

（3）焖煅

①现代法：将上述净头发置煅制容器内，装量要略高于底部容器的上平面，盖盖密封，上盖贴上一张白纸，初用大文火（参考温度180℃左右）煅烧1小时左右，后改为小武火（参考温度350℃左右）煅烧4小时左右，至贴在盖锅底上的白纸显焦黄色，断开电源或取出炭火，自然冷却12小时后，出锅。

②土法：取上述净头发置铁锅内，上面再覆盖上同样大小的铁锅，两锅之间的缝隙用黄泥封严，上锅上最好压一重物，在上面锅底上贴上一张白纸，缓缓加热，火力逐渐增加，煅烧至白纸呈焦黄色，经冷却后（一般需要12小时）取出即成。

（4）收料：待自然冷却12小时后，用手触摸上部锅底不超过40℃时，煅制容器（煅锅）边放置清水一盆和笤帚一把（以防一旦锅内有明火，立即洒水浇灭）。清除锅沿的密封物，并清理干净，开启上盖，沿锅边缘铲出。如果发现锅内有明火，立即用笤帚蘸水洒水浇灭。

全蝎

【来源】为钳蝎科动物东亚钳蝎 *Buthus martensii* Karsch 的干燥体。春末至秋初捕捉，除去泥沙，置沸水或沸盐水中，煮至全身僵硬，捞出，置通风处，阴干。

由于市场上全蝎的质量参差不齐，有较大的质量风险，因此，全蝎的加工，企业最好自己用鲜活的或冷冻的全蝎加工。下面主要介绍鲜品全蝎的加工。

【重点工艺】

（1）取100kg清水，加清水量12%食盐，0.1%碱面，搅拌均匀令充分溶解，倒入 25kg 全蝎，浸洗 1~2 小时，捞出至 100kg 的清水中，漂洗捞出。

（2）取 100kg 清水，加清水量 25%~30% 的食盐，如果想让颜色好看，可放入用纱布包裹的适量的槐米，搅拌均匀并加热至沸腾，然后倒入 25kg 漂洗干净的全蝎，待水沸腾（温度 112℃，密度 1.165）后煮制 22~30 分钟，使全蝎腹部或背部抽沟，身体僵硬，手捏肚子变硬时捞出。

（3）另取 100kg 清水，加热沸腾至 5 分钟，倒出备用。然后将煮好的全蝎倒入，稍搅立即捞出，置离心机甩，转开即停（关闭电源）。

（4）置洁净的托盘中，自然干燥或以 40℃ 以下干燥 2 小时，干燥时注意架子上下每 20 分钟倒换一次。收起后置塑料袋内密封，回润 12 小时，继续干燥，直至水分控制到 17%~18% 为止（以化验室数据为准），再收起后置塑料袋内密封回润 12 小时，待包装。

（5）包装：以 650ml 的吸塑饭盒或透明有机玻璃盒为内包装，包装量 100g/ 袋。包装时各容器要洁净。包装工要避免裸手接触全蝎，要戴口罩和手套（橡胶），用不锈钢叉轻轻铲起装入盒中，左右轻轻抖实拍平，加入干燥剂密封（平封，勿真空包装）。装入全蝎专用袋内封口。

红娘子（红娘虫）

【来源】为蝉科动物黑翅红娘子 *Huechys sanguinea* De Geer、短翅红娘子 *Huechys thoracica* Distant. 或褐翅红娘子 *Huechys philaemata* Fabricius 的干燥全体。

【重点工艺】

1. 安徽炮制规范法

（1）生红娘子：取原药材，除去头、足、翅等杂质。

（2）米炒红娘子：取净红娘子，照米炒法，炒至米呈焦黄色。每 100kg 红娘虫，用米 20kg。

附米炒法：先将锅烧热，撒上浸湿的米（粳米），使其平贴锅上，用中火加热（约 250~280℃），至米冒烟时，投入净药材，不断翻炒，至药材呈黄色，米呈焦黄色时，取出，筛去米，摊开放凉。

2. 浙江炮制规范法（米炒红娘虫）

取红娘虫（除去头、足、翅），照米炒法炒至米呈焦黄色时，取出，筛去米粒，摊凉。每 10g 红娘虫，用米 100g。以小中火（约 230~270℃）炒制。

附米炒法：取规定量的米（粳米），洗净，置热锅中翻动，待其热气上冒，投入净药材，炒至色变深或米呈焦黄色时，取出，筛去米粒，摊凉。

注意：炒制时需认真观察粳米颜色的变化，当米的颜色达到焦黄色时即可出锅。

牡蛎

【来源】为牡蛎科动物长牡蛎 Ostrea gigas Thunberg、大连湾牡蛎 Ostrea talienwhanensis Crosse 或近江牡蛎 Ostrea rivularis Gould 的贝壳。全年均可捕捞，去肉，洗净，晒干。

【重点工艺】

（1）净制：用清水冲洗干净，在洁净的地面上晒干或晾干。

（2）破碎：取净牡蛎，用颚式破碎机或榔头式粉碎机，粉碎成玉米粒大小的碎片。

（3）煅牡蛎：取上述净牡蛎碎片，均匀地平铺于煅药锅内，盖上盖子，以600℃以上的温度，煅烧 0.5 小时左右，煅至红透，取出，放凉。另外，也有用炒药锅，用 400℃的温度，煅炒 50 分钟左右的。

阿胶

【来源】为马科动物驴 Equus asinus L. 的干燥皮或鲜皮经煎煮、浓缩制成的固体胶。

【重点工艺】

（1）制胶：将驴皮浸泡去毛，切块洗净，分次水煎，滤过，合并滤液，浓缩（可分别加入适量的黄酒、冰糖及豆油）至稠膏状，冷凝，切块，晾干，即得。

此为文号管理品种，一般选购大厂产品即可，自用的话，可参考结合家庭煮肉冻的方法。

（2）胶珠（阿胶珠）

①软化：取阿胶板片，散开平铺，置不锈钢托盘内，放热风循环烘箱内，40~50℃焖蒸 25~35 分钟。如果是小批量的，可用塑料布密封，放置在蒸锅中蒸 25 分钟左右，或者在电烤箱中，设定 40~50℃，烘烤 25~35 分钟也可。

②切块：取软化的阿胶板片，置皮带式切药机上，单层摆平先切成 1cm 左右的条，然后，将条再单层摆平，顶刀切成 1cm 左右的丁。注意：边切边取，如果变硬变脆，可再烘软再切。如果数量较小，可用手工切成 1cm 左右的丁块。

③烫制：取粒度均匀的蛤粉，置炒药机中，设定温度 180~220℃（电磁加热），加热至流利。待仪表温度显示达到 180~220℃（红外探枪测试蛤粉温度约 140~145℃，或用手心在蛤粉面上探试，有较强的蒸烫感）时，投入蛤粉体积 1/2 的阿胶丁，快速转动，约 1.5 分钟，待阿胶块全部鼓起，立即出锅，要出在炒药机锅出口下方备好的筛子上，边出边筛，并立即摊散开，勿压。如果是小批量的，用手工炒锅，将蛤粉炒至滑利，用手心在蛤粉上面上探试有较强的蒸烫感时，倒

入适量的阿胶块，快速翻动，并晃动炒锅，至阿胶块全部鼓起，立即出锅，筛去蛤粉。

说明：蛤粉可重复利用，将热蛤粉收入锅中继续炒制。

关键点：①要控制块的大小，切块太大，不易炒透，太小，阿胶珠体积偏小，影响美观，因此，炒前要先将切好的块丁过筛分级，分别炒烫；②温度控制，蛤粉凉则难以炒鼓起，蛤粉过热则易皮焦里生，虽鼓起而溏心，严重者焦化报废。

鸡内金

【来源】为雉科动物家鸡 *Gallus gallus domesticus* Brisson 的干燥沙囊内壁。杀鸡后，取出鸡肫，立即剥下内壁，洗净，干燥。

【重点工艺】

（1）净制：拣去鸡毛杂质等。

（2）淘洗：在淘洗池中，加80℃左右的温水，然后倒入鸡内金，并用笊篱压入水中，停置10分钟左右，冲撞翻洗两次，第二次可用常温水，至洗净，置室内漏掉水分，然后干燥。

（3）干燥：最好自然干燥，尽量少翻。晒至足干（水分13%~14%）。

（4）炒鸡内金

①取干净的河砂，过20目和40目筛子（或过1#和2#筛），选取中间砂子并淘洗干净，干燥备用。

②取上述河砂，置炒药机中，设定温度280℃，加热至流利。待仪表温度显示达到280℃（红外探枪测试砂体温度约235~240℃，或用手心在砂面上探试，有较强的蒸烫感）时，投入与河砂等体积的鸡内金，快速转动，约2圈半（可在锅壁边缘和锅体外侧划对应的观察标记），急速出锅。含砂鸡内金出落在炒药机锅出口下方备好的筛子上，边出边筛，并立即摊散开。

说明：砂子可反复利用，将热砂子收入锅中继续炒制。待炒3~5锅或鸡内金碎屑稍多时应更换新砂。

关键点：①温度控制，砂凉则炒死，色暗不泡；砂过热则易焦化、糖化结块，且河砂附着在鸡内金上，轻者灰分超标，重者直接报废；②时间控制，因炒鸡内金需快速反应，时间很短，时间偏短则起泡不完全，时间稍长则易糊化变黑。③速度，鸡内金在锅内翻动速度宜适中，出锅与筛砂宜快。④冷却，筛后须立即摊散开，快速晾凉。

【规格参数】

表 3-9-1　鸡内金版片规格参数

规格	水分（%）	碎屑（%）	生品糊品（%）	大小边长（cm）
生选	7~10	< 2	0	1.2 以上
生统	7~10	< 5	0	0.3 以上
炒选	6~8	< 4	< 2	1.2 以上
炒统	6~8	< 8	< 4	0.3 以上

延伸话题：

为什么现在鸡内金的厚度很难达到"厚约 2mm"？

过去的鸡都是家庭散养，没有专用的精饲料，常以在地里的虫蚁及找来的豆粟谷物为食，喂食的时候基本上是完整的玉米、高粱等不易消化的食物。由于鸡没有牙齿，它们吞食食物后，就要靠胃（鸡的储食沙囊）的收缩蠕动与胃中沙子或小石头磨碎食物，以促进消化，因此，就增加了其沙囊内壁的厚度，同时一只鸡要存活数年，日积月累其沙囊内壁自然就变厚了，一般均可达《中国药典》标准的"厚约 2mm"了。现在，鸡都多为集约化养殖，喂食的都是专用精饲料，鸡的储食沙囊收缩蠕动需求减弱，功能退化，加之一只鸡从孵出到出栏，据说也就40 多天，其沙囊内壁自然就达不到药典标准了。

刺猬皮

【来源】 为刺猬科动物刺猬 *Erinaceus europaeus* L. 的干燥皮。全国大部分地区均产。全年均可捕捉，将皮剥下，用竹片撑开，固定，撒上适量石灰，干燥。

【重点工艺】

（1）切块：切成 2cm×2cm 左右的方块。

（2）净制（去油污）

①洗涤法：加入纯碱溶液，煮沸，浸泡，洗净油垢，取出，用水反复漂去碱性，干燥。

②吸附法：每 1kg 的刺猬皮，用 0.5kg 的面粉，0.5kg 的滑石粉，拌匀，散布于刺猬皮上，然后置托盘上，用剩余的面粉、滑石粉覆盖掩埋，置烘箱内，100℃烘 2 小时，中间抖动换粉 2 次，至油污去净，面粉几乎无油渍即可。然后抖去面粉、滑石粉，清水冲洗干净，干燥，待后续加工。

（3）分级：用叉子挑，将整块和裸刺分开。

（4）炒制（烫刺猬皮）：整块和裸刺分别炒制。

①取干净的河砂，过网孔孔径 1mm 和 2mm 筛子，选取中间砂子并淘洗干净，

干燥备用。

②取上述河砂，置炒药机中，设定温度 360℃，加热至流利。待仪表温度显示达到 350~360℃（红外探枪测试砂体温度约 310~320℃，或用手心在砂面上探试，有较强的灼烫感）时，先炒较大的块，倒入砂子体积量的 1.5 倍量的刺猬皮块，中速运转，烫制至刺、皮鼓起、刺尖已枯焦、弯曲时，取出。时间约 1~2 分钟。及时筛去砂子，摊凉。

③炒裸刺：方法同上，温度设定 310℃，时间同上。

珍珠

【来源】为珍珠贝科动物马氏珍珠贝 *Pteria martensii*（Dunker）、蚌科动物三角帆蚌 *Hyriopsis cumingii*（Lea）或褶纹冠蚌 *Cristaria plicata*（Leach）等双壳类动物受刺激形成的珍珠。自动物体内取出，洗净，干燥。

【重点工艺】

（1）清洗：取珍珠，用 80℃左右的热水洗涤两次，晾干。

（2）珍珠粉：取净珍珠，根据产量，选择大小型号适宜的粉碎机粉碎成细粉，然后再用研钵或球磨机水飞成极细粉，干燥。干燥后再过 120 目筛网。

（3）制珍珠：取净珍珠，用布包好，加豆腐（打碎）与水煮约 2 小时，取出，洗净，打碎或捣碎，加水少许、研磨成极细粉，干燥。每 100kg 珍珠，用豆腐 50kg。

（4）煅珍珠：取净珍珠，大小分开，置铁锅内，上面扣一碗，用中火煅至爆炸声尽，取出，晾凉，水飞或粉碎成极细粉，过 150 目筛网。

珍珠母

【来源】为蚌科动物三角帆蚌 *Hyriopsis cumingii*（Lea）、褶纹冠蚌 *Cristaria plicata*（Leach）或珍珠贝科动物马氏珍珠贝 *Pteria martensii*（Dunker）的贝壳。去肉，洗净，干燥。

【重点工艺】

（1）珍珠母：方法同瓦楞子。

（2）煅珍珠母：方法同瓦楞子。

海螵蛸

【来源】为乌贼科动物无针乌贼 *Sepiella maindroni* de Rochebrune 或金乌贼 *Sepia esculenta* Hoyle 的干燥内壳。收集乌贼鱼的骨状内壳，洗净，干燥。

【重点工艺】

（1）净制：取原药材，除去杂质，用刀削去表面有污渍的部分。

（2）破碎：用刀破成 2cm 左右见方的小块或砸成小碎块。投料用可直接用榔头式粉碎机机打成小碎块。

（3）炒海螵蛸：取海螵蛸饮片，置炒药锅内低速旋转，以高文火（约 280℃）炒至表面焦黄色时，出锅，摊开放凉。

（4）处理：无论是海螵蛸还是炒海螵蛸，包装前过 4# 筛网，筛去碎屑。

桑螵蛸

【来源】为螳螂科昆虫大刀螂 *Tenodera sinensis* Saussure、小刀螂 *Statilia maculata*（Thunberg）或巨斧螳螂 *Hierodula patellifera*（Serville）的干燥卵鞘。以上三种分别习称"团螵蛸""长螵蛸"及"黑螵蛸"。深秋至次春收集，除去杂质，蒸至虫卵死后，干燥。

【重点工艺】

（1）消杀：取桑螵蛸装入适宜的容器内，装入润药机或者蒸煮锅中，常压下，蒸制 30 分钟左右。取出。

（2）净制：将消杀后的桑螵蛸，趁热除去上面残存的树枝棍棒，拣去杂质。也可置热风循环烘箱内，80℃干烘 1.5 小时左右。

（3）干燥：置洁净的地面或者晒布上晒干。

（4）炒桑螵蛸（浙江）：取上述净桑螵蛸，以 200℃左右的文火炒制 20 分钟左右，至表面微具焦斑时，取出，晾置 2 小时后收起。

（5）盐桑螵蛸：取桑螵蛸重量 2%~2.5% 的食盐溶解成近饱和的食盐水（一般兑入食盐量 3 倍的清水），均匀地撒入净桑螵蛸中，翻动搅拌，闷置 1~2 小时，用滚筒式炒药机炒，以 200℃左右的文火炒制 25 分钟左右，至炒干，颜色变深或见部分焦斑，出锅，晾置 4 小时后收起。

鹿角

【来源】为鹿科动物马鹿 *Cervus elaphus* Linnaeus 或梅花鹿 *Cervus nippon* Temminck 已骨化的角或锯茸后翌年春季脱落的角基，分别习称"马鹿角""梅花鹿角""鹿角脱盘"。多于春季拾取，除去泥沙，风干。

【重点工艺】洗净，锯段，用温水浸泡，捞出，镑片，晾干；或锉成粗末。

（1）镑片：取鹿角，锯成 30cm 以下的段，置温水中浸泡 24~48 小时，或洗净后置蒸笼蒸 6~8 小时，取出趁热镑薄片。镑片用专用镑片机或电刨均可。

（2）打粉：①粉碎法：同羚羊角 / 水牛角。②挫磨法：同羚羊角 / 水牛角。

鹿茸

【来源】为鹿科动物梅花鹿 *Cervus nippon* Temminck 或马鹿 *Cervus elaphus* Linnaeus 的雄鹿未骨化密生茸毛的幼角。前者习称"花鹿茸"，后者习称"马鹿茸"。夏、秋二季锯取鹿茸，经加工后，阴干或烘干。

【重点工艺】

鹿茸片

（1）去绒毛：取乙醇适量，置不锈钢容器中，点燃。拿鹿茸在距离火苗上部燎烤，要不断地晃动拉松和旋转（也可直接在煤气灶上燎烤），燎去茸毛（注意离火苗不可太近，也不可在一个位置久燎，否则易燎裂皮，使鹿茸外皮张翘，影响整体感官质量）。对凹陷及角弯部分未燎净的，用刮刀刮净残毛。

（2）软化处理：用约 4cm 宽的棉布条，自上而下紧密缠绕茸体 2 层。对个体较长的鹿茸，鹿茸锯口朝上，自锯口面小孔向茸体内灌入热白酒，至罐满为止，然后装在塑料袋内，闷置 4~8 小时（根据鹿茸的老嫩程度），对个体较短的鹿茸及嫩鹿茸，可直接放入适量的白酒内，将酒吸尽为止。然后再将灌酒的鹿茸置蒸笼内蒸制 10~20 分钟（视鹿茸的老嫩程度），取出，去掉布条趁热切片。

（3）切制：少量的话，用砧部为半 U 的切刀，手工顶刀切薄片。批量的话，将分叉的叉枝锯掉，分别用专用的鹿茸切片机切薄片。注意：趁热切制，如果变硬，稍蒸后再切。

（4）片形处理：对切好的鹿茸片，平铺于棉布上，上面再压上木板，压晾 4 小时左右。

（5）干燥：在浅子上摊开晾干。

羚羊角 / 水牛角

【来源】

（1）羚羊角：牛科动物赛加羚羊 *Saiga tatarica* Linnaeus 的角。猎取后锯取其角，晒干。

（2）水牛角：牛科动物水牛 *Bubalus bubalis* Linnaeus 的角。取角后，水煮，除去角塞，干燥。

【重点工艺】

（1）镑片：取羚羊角，置温水中浸泡，捞出，镑片，干燥。

（2）打粉

①粉碎法：取去除骨塞的羚羊角 / 水牛角，锯成小段或片，再破成小块片，再砸碎，然后用粉碎机粉碎成细粉。

②搓磨法：用专用的搓磨机搓磨成粉。备料：带骨塞的羚羊角可直接挫磨，水牛角需先锯成短段。挫磨：将备好的物料从箱子的孔洞中伸入，在铁砂轮的侧边放一方木或木板，将带挫磨的物料置于方木（木板）上面，开动砂轮，将物料顶部抵住砂轮进行挫磨。到骨塞部分沿骨塞周围挫磨，留下骨塞不挫磨。最后的碎片可置小粉碎机中粉碎即可。注意如果起热冒烟，立即离开砂轮或减轻抵住砂轮的力度。

搓磨机为一个密封的方箱子，上面是玻璃盖，箱内有一铁砂轮（轮面是齿状），箱体的对面一侧有两个圆孔，孔沿上有布筒。

斑蝥

【来源】为芫青科昆虫南方大斑蝥 *Mylabris phalerata* Pallas 或黄黑小斑蝥 *Mylabris cichorii* Linnaeus 的干燥体。夏、秋二季捕捉，闷死或烫死，晒干。

【重点工艺】

（1）生斑蝥：取原药材，除去头、足、翅及杂质。

（2）米（炒）斑蝥：每 100kg 斑蝥，用大米 20kg。按比例称取净斑蝥与大米，同时置炒锅中用文火徐徐加热，并不断翻炒，待米呈现黄棕色（炒焦前的色泽，似刮去粗皮的厚朴外皮的颜色）时出锅。放凉后筛去米粒。然后除去头、雄黄翅、足。由于斑蝥用量小，多为手工炒制。炒制时重点观察大米颜色的变化，勿过勿欠。另外需注意防止中毒，佩戴口罩、手套，做好安全防护。米炒法可参考红娘子。

蜂房

【来源】为胡蜂科昆虫果马蜂 *Polistes olivaceous*（DeGeer）、日本长脚胡蜂 *Polistes japonicus* Saussure 或异腹胡蜂 *Parapolybia varia* Fabricius 的巢。秋、冬二季采收，晒干，或略蒸，除去死蜂、死蛹，晒干。习称"软蜂房"。注意：质酥脆或坚硬者为"硬蜂房"，不可供药用。

【重点工艺】

（1）蜂房：取原药材，先晒干，在粗筛网上摔打。用手撕成 2cm 左右的块状，并除去树枝或细木棒及杂质，筛去碎屑。

（2）炒蜂房：取上述净蜂房块，以 200℃左右的文火炒制 15 分钟左右，至表面微具焦斑时，取出，晾置 1 小时后收起。

（3）蜂房炭：取上述净桑蜂房，以 300℃左右的中火炒制 20 分钟左右，至焦褐色时，迅速取出，如见明火需在明火处喷洒少量清水，晾置 2 小时后收起。

僵蚕

【来源】为蚕蛾科昆虫家蚕 *Bombyx mori* Linnaeus 4~5 龄的幼虫感染（或人工接种）白僵菌 *Beauveria bassiana*（Bals.）Vuillant 而致死的干燥体。多于春、秋季生产，将感染白僵菌病死的蚕干燥。

【重点工艺】

（1）僵蚕：除去残丝及杂质，用水枪快速冲洗，边翻边冲，至干净，80℃以下烘干或自然晒干。

（2）炒僵蚕（麸炒僵蚕）：用小武火（电磁加热炒药机参考温度 300℃左右）加热，待锅将红，撒入少量麸皮，观察麸皮冒烟情况，达撒入即冒黄烟或见火星时，加入僵蚕量 10% 的麸皮，待冒黄烟，迅速投入上述净僵蚕，中速旋转 100 秒左右（手工炒时抄底快翻），至表面呈黄色，立即出锅，筛去麸皮，摊开晾凉。

（3）蜜麸僵蚕（浙江）：用小武火（电磁加热炒药机参考温度 300℃左右）加热，待锅将红，撒入少量蜜炙麸皮，观察麸皮冒烟情况，达撒入即冒黄烟或见火星时，加入 10% 蜜炙麸皮，待冒黄烟，迅速投入上述净僵蚕，中速旋转 100 秒左右（手工炒时抄底快翻），至表面呈棕黄色，立即出锅，筛去蜜炙麸皮，摊开晾凉。

【工艺流程图】

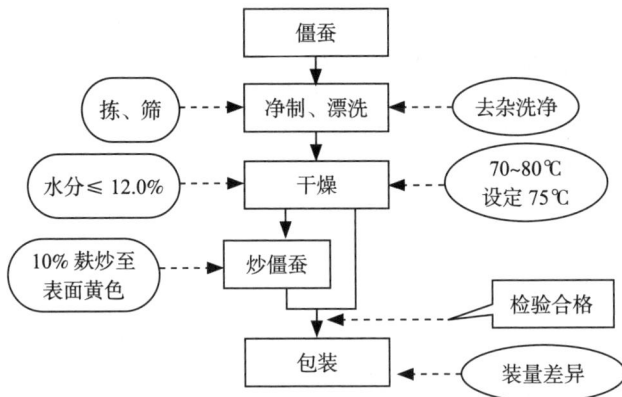

鳖甲 / 龟甲

【来源】

（1）鳖甲：鳖科动物鳖 *Trionyx sinensis* Wiegmann 的背甲。全年均可捕捉，以秋、冬二季为多，捕捉后杀死，置沸水中烫至背甲上的硬皮能剥落时，取出，剥取背甲，除去残肉，晒干。

（2）龟甲：龟科动物乌龟 *Chinemys reevesii*（Gray）的背甲及腹甲。全年均可捕捉，以秋、冬二季为多，捕捉后杀死，或用沸水烫死，剥取背甲和腹甲，除去残肉，晒干。腹甲称为龟板，习惯认为质量优于背甲。

【重点工艺】

（1）净制：将药材用清水或30℃左右温水浸泡4小时左右，置蒸锅内，常温常压蒸40分钟左右，取出，放温水中，立即用硬刷除净皮肉，洗净，砸成小块，晒干。

（2）醋鳖甲/醋龟甲

①准备：领取待炮制品重量20%的米醋，倒入大小适宜的容器（根据每锅炒制的量而定，够一锅的容量即可，一般情况下，手工炒，脸盆大小的不锈钢盆即可，机炒，容积0.5立方左右的大盆即可）内一部分，待用。另取适量的洁净砂土，备用。

②烫制：取河砂，置炒药机（锅）中，大中火或设定温度360℃，加热至流利。待仪表温度显示达到360℃（红外探枪测试砂体温度约320~330℃，或用手心在砂面上探试，有较强的蒸烫感）时，投入与河砂等重量的鳖甲/龟甲，快速转动，约3分钟，炒至表面淡黄色时，快速出锅。将含物料出落在炒药机锅出口下方备好的筛子上，边出边筛，将筛出的鳖甲/龟甲投入到醋中，翻动，淹没。停置3分钟左右，捞出。

③处理：将捞出的物料，对有残留皮肉的，用钢刷刷去，在清水中漂洗干净。

④干燥：置洁净的地面上，晒干。

⑤破碎：将上述的物料砸压成1.5cm左右的块状或者自然条片状（鳖甲）。

说明：砂子可反复利用，将筛出的热砂子收入锅中继续炒制。待砂子颜色较深时需更换新砂。容器中的淬用的醋需及时添加，每淬一次，就补充一次。

【工艺流程图】

鳖甲 / 龟甲
↓
蒸 ←---- 蒸 45 分钟
↓
洗药池或不锈钢桶 ---→ 净制 ←---- 刮、刷去残肉，洗净
↓
水分 ≤ 5% ---→ 干燥 ←---- 80℃
↓
大小筛分 ---→ 破碎 ←---- 直径 2cm 左右小块
↓
360℃砂烫至黄酥 ---→ 醋鳖甲 / 龟甲 醋淬用醋 20%
↓
检验合格 ---→ 包装 ←---- 装量差异

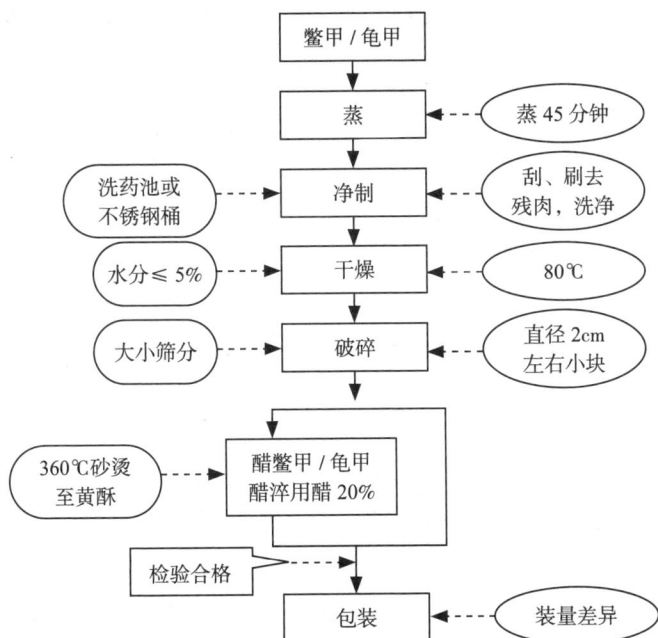

第十节　其他类

六神曲（神曲）

【来源】以苦杏仁、赤豆、麦粉、麸皮为基质，加入鲜苍耳草、鲜辣蓼、鲜青蒿的液汁拌制，经发酵后制得的干燥曲块。

六神曲加工的版本比较多，目前，《中国药典》中尚未收载，最权威的标准就是卫生部的部颁标准了。六神曲不同的标准有不同的处方配比，但其加工工艺基本上是一样的，个别地区或标准会略有不同，并附于后面（表 3-10-1）。

表 3-10-1　六神曲部分标准处方对比

品种	安徽	上海	大辞典1	大辞典2	四川	浙江	河南、原卫生部
鲜辣蓼草	7	20	12	4.5	10	10	5
苍耳草	7	10	12	1.5	10	10	5
鲜青蒿	7	20	12	1.5	10	10	5
赤小豆	4	10	6	6	1.5	9	1
苦杏仁	4	7.5	6	6	1.5	9	1
麸皮	—	250	100	—	35	10	50

品种	安徽	上海	大辞典1	大辞典2	四川	浙江	河南、原卫生部
面粉	100	100	60	150	15	10	25

【重点工艺】

（1）主料处理：按比例将苦杏仁、赤小豆粉碎成粗粉，与面粉、麦麸混匀。

（2）辅料处理：按比例取辣蓼、青蒿、苍耳草用清水冲洗干净，切成2cm左右长段，共同投入蒸煮锅中，加辅料量3~4倍量的清水，煎煮1小时，滤过，滤液浓缩成清膏，清膏量控制到主料量的12%左右。

（3）混合制粒：称取主料置搅拌机内，另取单次主料量12%的清膏，趁热倒入搅拌机中，制成"握可成团，动之即散"的散穗状。如果没有搅拌机，用手工搅拌成散穗状。

（4）压坨：将上述搅拌成的散穗状料，投入六神曲压块机中，制成1.5cm见方的方块或1cm左右的柱状。如果量少或者没有压块设备，可将上面的散穗状面料放置在高度为1.5cm的模具（以木制为佳）中，然后压实，切成1.5cm左右见方的方块；也可将上面的散穗状面料放置在高度为8cm左右的模具中，然后压实，大块发酵。

（5）发酵：将上述压制或切制好的六神曲块，均匀地摆放于上面铺有纱布的竹匾（竹席、竹笆、苇笆、竹席或苇席）上，坨与坨间要保持2~5cm的间隙，上面覆盖苘麻叶（荷叶、南瓜叶、粗纸均可），保持室内温度在28~35℃间，相对湿度70%~80%，自然发酵4~7天，待药块表面生出黄白色霉衣时，除去覆盖的苘麻叶或其他覆盖物。

机制的六神曲块料，均匀地摊放于上面铺有纱布的竹席（竹笆、苇笆、苇席或专业的发酵池）上（内），堆放厚度不宜超过15cm，其他同上。

（6）切块：大块的坨块，用刀切成1.5cm左右见方的方块。如果是发酵前切成的小块或者是机制的小块料，可无须再切。

（7）干燥：自然干燥或放入不锈钢托盘内，用热风循环烘箱干燥，控制温度在80℃左右，干燥至水分不高于13%即可。

（8）炒六神曲

①手工炒：取净六神曲，加入用文火烧热的炒药锅中，轻慢翻动，炒10分钟左右，炒至表面微黄色，偶见焦斑即可。

②滚筒式炒药机炒：先将锅体用大文火加热至200~250℃（设定温度240℃），倒入定量的六神曲。低速转动，炒制10分钟左右，待表面呈现微黄色，偶见焦斑时出锅，摊开晾凉。

（9）焦六神曲

①手工炒：取净六神曲，加入用中火烧热的炒药锅中，轻慢翻动，炒10分钟

左右，炒至表面焦黄色，有焦香气外逸，即可出锅。

②滚筒式炒药机炒：先将锅体用大中火加热至 260~280℃（设定温度 270℃），倒入定量的六神曲。低速转动，炒制 10 分钟左右，待表面呈现焦黄色，有焦香气外逸时即可出锅，摊开晾凉。

（10）麸炒六神曲：用小武火，待锅将红（电磁加热炒药机参考温度 340℃左右），撒入六神曲重量 10% 的麸皮，待冒黄烟，迅速投入六神曲片，中速旋转 1 分钟左右，炒至表面深黄色，可见焦斑。立即出锅，筛去麸皮。注意：如果是电磁加热锅，仪表设定显示温度宜在 340℃，燃油加热锅，仪表设定显示温度宜在 400℃，中速旋转 1 分钟左右。

延伸话题：关于选择处方，各地可根据自己的传统习惯定夺。另附：

《安徽省中药饮片炮制规范》2019 年版：取苦杏仁、赤小豆粉碎成粗粉，与面粉混匀，加入鲜辣蓼、鲜苍耳草、鲜青蒿药汁，揉搓成捏之成团、掷之即散的粗颗粒状软材，置模具中压制成扁平方块，用苘麻叶包严，放入箱内，按"品"字形堆放，上面覆盖鲜青蒿。保持适当温度（30~37℃）和湿度（70%~80%），经 4~6 天发酵，待药面生出黄白色霉衣时取出，除去苘麻叶，切成 2.5cm 见方块，干燥，即得。

每 100kg 面粉，用苦杏仁、赤小豆各 4kg，鲜青蒿、鲜辣蓼、鲜苍耳草各 7kg。

《中药大辞典》1 法：用鲜青蒿、鲜苍耳、鲜辣蓼各 12 斤，切碎；赤小豆碾末、杏仁去皮研各 6 斤，混合拌匀，入麦麸 100 斤，白面 60 斤，加水适量，揉成团块，压平后用稻草或麻袋覆盖，使之发酵，至外表长出黄色菌丝时取出，切成约 3cm 见方的小块，晒干即成。

《中药大辞典》2 法：用鲜蓼子 4.5 斤，鲜青蒿、鲜苍耳各 1.5 斤，洗净切碎，加水浸泡；杏仁去皮研碎，6 斤；赤小豆研碎，6 斤，加水煮成粥状，混合拌和，入白面 150 斤，略加清水，反复揉匀，然后压成方块，用麻叶包裹，置温室中经发酵后，切成小块，晒干即成。

《浙江省中药炮制规范》2015 年版：取麦粉 100kg、麸皮 100kg，过筛混匀，另取赤豆 90kg、苦杏仁 90kg，研粉混匀，再取鲜青蒿 100kg、鲜苍耳草 100kg、鲜辣蓼 100kg，捣烂，加水适量，压榨取汁。与上述麦粉、麸皮、赤豆、杏仁混合，搅匀，制成长宽约 1.5cm 的软块，摊于匾中，将米曲霉孢子（加 10 倍量面粉稀释）装入纱布袋中，均匀地拍在软块上。置 28℃，相对湿度 70%~80% 的温室里，待其遍布"黄衣"时，取出，干燥。

【工艺流程图】

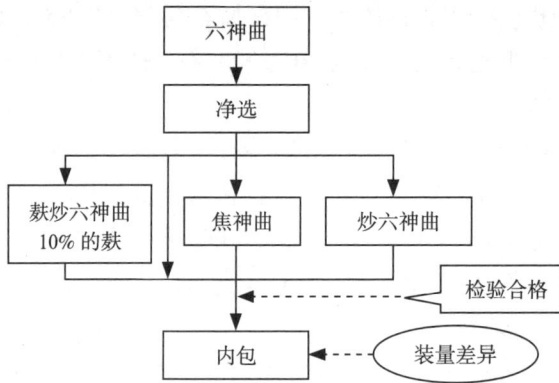

淡豆豉

【来源】为豆科植物大豆 *Glycine max*（L.）Merr. 的成熟种子的发酵加工品。

目前，市场上的淡豆豉质量多不佳，有的或为加工何首乌煎煮提汁后的黑豆，或发酵不良，或卫生状况差，因此，淡豆豉最好为自己加工。

【重点工艺】

（1）淡豆豉制备

①取大豆（最好是黑豆），净制冲洗干净待用。

②分别取以净大豆重量各 7%~10% 的桑叶、青蒿，加桑叶和青蒿总重量 6 倍的清水，煎煮 3 小时左右，捞取药渣备用，将煎煮液用 60 目筛网过滤，收取滤液（滤液重量应大约为净大豆重量的 45%，如果比例较大，可适当进行浓缩）。趁热拌入定量的净大豆中，间隔 2 小时翻动一次，使滤液被完全吸尽，大豆被浸润膨胀鼓起无干心。

③取吸尽汁液并膨胀鼓起后的大豆，置蒸煮锅中，常压蒸制 4 小时左右，至透，出锅。

④将蒸透的大豆置适宜的容器上铺放的纱布上（以竹笆、竹匾、苇笆、竹席或苇席等为佳，竹笆、苇笆、竹席或苇席上铺放纱布），均匀摊平，厚度为 8~10cm。待温度晾凉至 30℃ 左右时，上面覆盖纱布，然后将煎过的桑叶、青蒿渣摊布覆盖在纱布上。室内控制温度保持在 25~35℃ 间，相对湿度 70%~80%，待初现白毛时翻动一次，仍将桑叶、青蒿渣摊布覆盖在纱布上。待发酵至表面普遍出现黄衣时，除去覆盖的药渣，继续闷 15~20 天，至充分发酵、香气逸出时，取出。

⑤将发酵好的大豆再蒸制 60 分钟左右出锅，摊开干燥，即得。

（2）炒淡豆豉：取净淡豆豉，以大文火（电磁炒药锅显示为 220℃ 左右，设置 225℃），以低速转动，炒至香气逸出，微具焦斑时，取出，摊凉即可。

第四章
思考与讨论

一、关于炮制方法联想

其实，中药炮制起源于生活，那么，它的方法就如同咱们在家里炒菜一样，净治就像摘菜、炒药就像炒菜、蒸煮加工就类似咱们蒸馍煮汤、切药好比切菜、润药好比发菜、辅料就等于是调料等，异曲同工，只是对象和细节要求不同罢了。当然，厨师级别的高低做出来的菜味肯定不一样，那么，炮制水平的高下，炮制出来的饮片的质量和疗效一定会不同的。要善于总结，不断提高！

所谓火候，就是火力的大小与放置物料及佐料/辅料的时间节点的掌握控制。就像炒青菜和炒肉片，加佐料的时机和加辅料控制点一样，调料的比例有要求，辅料的比例有规范。不然，菜就无味，药就不灵。

二、关于炮制时火候与温度的讨论

《中国药典》炮制通则、地方性炮制规范和炮制习惯，对炮制火候描述上皆要求，中药饮片炮制需根据待炮制品炒制规定的不同，其火候有"文火""中火"和"武火"之别。文火常用于炒黄、酒炙、醋炙（或中火）、蜜炙、盐炙、姜汁炙、油炙、煨制等；中火常用于炒焦、麸炒、蛤粉炒、滑石粉炒；武火常用于炒炭、砂炮等。

那么，"文火""中火"和"武火"如何取舍和判定呢？

传统的火源由柴火到煤火，继而出现了电加热（电炉丝）、汽加热、油加热，如今多已采用了电磁加热。原来的"文火""中火"和"武火"是在传统加热的方式下，靠经验来判断的，如今的数字显示难以和传统的火候画等号！

传统的加热方式与现代的加热方式各有利弊。其问题就在于温度探测仪的灵敏度和安放探测点的不同。

现代的机械设备，如果是用天然气加热则前述火候尚可参考，如是电加热或者是电磁加热设备，是看不到火苗大小的，只有温度显示和控制，如何设置就需要斟酌。到底什么样的温度属文火、中火或武火呢？药典及习惯所述的"文火""中火"和"武火"对应的该是多少温度呢？目前尚无专业机构给予界定，也无典籍及研究资料记载可循。这对现代制药人来讲是一个值得探究的课题。

传统上讲，文火是说火苗较小，飘而轻；中火是讲火焰旺盛连续，火苗较大，分布较广；武火则火焰要猛烈而旺盛，火苗分布更充分。其实，火候的大小是相对的，它不仅要看直接燃烧的火焰，还要看火焰燃烧的面积，锅体和火焰分布的面积比例，以及投入锅内物料的多少等。比如用酒精灯加热，烧试管就属武火，加热水壶烧水就属文火，但酒精灯的温度是不变的。

关于文火，有的资料显示在 80~120℃间，有的文献说在 120~170℃间，也有的说在 300℃左右等。笔者认为，上述皆存偏颇。因为不知道其所谈温度指的是何部位或时段。正如上面所讲，所谓文武火之分是相对的。探测出温度数值的高低与所测试设备的部位、加药前后、炒制容器加热面积的大小、加药量的多少等密不可分。如果探测的是热（火）源处，则温度就高；如果在锅壁外则温度次之，如果在锅内侧，则温度又低之；空锅时温度高，加药后温度会低；加药多则温度下降就大，加药少则温度下降就小；加热面积大则炒药锅温度就高，反之则低。

因此，根据《中国药典》对文火炒黄，炒制的饮片偶见焦斑，香气逸出以及鼓起或现爆鸣声（种子开裂）等；中火炒焦，炒焦的饮片表面要显焦褐色，断面焦黄色为度，"炒焦时易燃者，或出现火星的，可喷淋清水少许，再炒干"；武火炒炭，炒炭的饮片表面显焦黑色、内部棕褐色的现象要求以及"喷淋清水少许，熄灭火星"的说法，加之常规炒制时间每锅不超过 10 分钟的情况进行分析与实验，在此笔者给予建议：（1）探测点以锅壁 95% 以上的面积温度为宜。（2）所测得温度须为炒制时的持续温度。（3）文火温度宜为 120~250℃，中火温度宜为250~350℃（锅底会见到火星），武火温度宜为 350~500℃（出锅时见到明显火星）。

至于煅制温度，根据《中国药典》煅炭和明煅的"煅至酥脆或红透"描述，温度宜在 600~900℃之间，达到锅壁发红为宜。白矾等个别品种除外。

值得提示的是，此建议是指锅内壁的实际温度，但由于探测点或者探测计敏感度的不同，实际温度和显示温度会存在很大差异，因此，我们在每一台炒药机初次炒制之时，应先利用传统经验，验证出最为恰当的显示温度。比如，麸炒白术的时候，还要在锅内先少撒点麸皮，看看麸皮反应情况，以总结最适合炒制此药的最佳设定温度。

传统的加热方式有传统的优势，现代的加热方式有现代的弊端！其问题就在于温度探测仪的灵敏度和安放探测点的不同。

附：

我国中药饮片炮制规范的历史沿革

中药炮制是一项独特的制药技术，是中医临床用药最显著的特色之一。从古至今，我国对于中药饮片的炮制都非常重视，相关中医药名家名著以及政府组织编订的本草著作，为中药饮片炮制规范的发展奠定了基础。中华人民共和国成立后，我国中药饮片炮制规范的制修订工作不断推进，各地相继颁行了地方中药饮片炮制规范，形成了各地炮制规范不统一的现象。同时，我国对中药炮制的研究和总结也在不断开展，出版了数十部中药炮制相关的专著，为中药饮片炮制规范的研究和制订奠定了基础。随着历版《中国药典》修订，中药炮制和饮片标准也在不断完善，特别是2010年以来，中药饮片的质量标准持续得到提高。近来，我国颁布了《国家中药饮片炮制规范》（以下简称《国家炮制规范》），这为全国统一中药饮片炮制规范迈出了里程碑式一步。

1. 古代中药饮片炮制规范历史

我国古人对中药饮片炮制的要求，主要体现在早期散存的医生处方脚注，之后历代的本草著作在处方脚注基础上，不断发展，逐渐形成了中药炮制的系统理论、要求以及论述，同时也构成了中药饮片炮制规范的历史沿革。

南北朝时期，梁代的陶弘景（公元456~536年）在其所著的《本草经集注》中提出："今诸药采治之法，既并用见成，非能自掘，不复具论其事，惟合药需解节度，列之如下……"分别阐述了根、茎、花、叶、果实、种子类等植物类药材的有关采收时节、加工、调配及制剂有关剂量的要求，值得关注的是书中重点在"合药分剂料理法则"中根据剂型要求对各类药物及不同入药部位的炮制要求进行了记载。作为法则，该部分就是"规范"，这是我国最早的中药炮制规范。不仅记述了汤、酒、丸、散、膏药等不同剂型对药物炮制的要求，还对典型药物的炮制方法进行了分别表述，作为示范，使业界可以遵循。

唐朝时期，公元659年，政府颁行了《新修本草》，在其卷一中全文收载了陶弘景提出的"合药分剂料理法则"，这个内容可以说是法定的中药饮片炮制规范，这也是其在历史上首次以法典的形式颁布施行。

宋朝时，政府组织对具有国家药典性质的本草如《本草图经》《开宝本草》《绍兴本草》《嘉祐本草》《政和本草》等进行多次修订，而且都收载了"合药分剂料理法"。同时，政府还创办惠民合剂局，编撰了世界上第一部成药标准《太平惠民和剂局方》，在各法定处方中对药物的炮制做了说明，附有《指南总论》，详细记载了炮制规范，这部分内容相当于目前《中国药典》的"炮制通则"，有"凡有修合，依法炮制，分两无差，胜也"的记述，这是"炮制"这个词在法定规范中首次出现。

明朝时期，公元1505年，官方组织完成《本草品汇精要》的编著，该书是明代唯一的官修本草，收载药品1815种，每个药有二十四项，其中"制"项，指的就是炮制，这一时期对中药炮制方法和成品的要求，体现了我国中炮制工艺的不断进步，特别是发展了应用中药作为炮制辅料用于改变药性。

到了明朝后期，医药学家陈嘉谟编著了《本草蒙筌》，在书中有"凡药制造贵在适中，不及则功效难求，太过则气味反失"的论述，说明了炮制有"不及"或"太过"的问题，介绍了各种炮制方法，并明确了辅料在中药炮制中的重要作用。

到了公元 1596 年，著名医药学家李时珍编著了《本草纲目》，在每个药的项下专门列了"修治"这一项，目的就是规范其炮制，保证饮片质量。

清朝时期，中药饮片品种、炮制技术以及炮制理论等没有明显发展和新的创制，基本是沿用了元、明时期的炮制理论和技术。

2. 中华人民共各国成立后中药饮片炮制规范历史

1949 年中华人民共和国成立后，我国中药产业特别是中药饮片的生产能力不断增强，并且逐渐实行机械化生产，为了保证饮片的质量，炮制工艺亟待进行规范统一。于是国家开始号召继承和发扬中药炮制技术，制定规范，建立标准。编制了《中华人民共和国药典》1963 年版一部，作为国家中药标准，根据中药的特色和我国用药的实际，在附录中设立了中药炮制通则，对常用中药炮制方法进行规范。同时，在具体的中药材标准正文项下，有【炮炙】项，收载中药饮片及其炮制方法。

此后，随着《中国药典》的不断修订，中药炮制逐步得到规范，特别是《中国药典》2010 年版首次确立了中药饮片的药品法定地位，对中药饮片进行了定义，规定了中药材不能直接入药，经过炮制以后的中药饮片可直接用于中医处方调配和制剂生产。之后的 2015 年版及 2020 年版《中国药典》，对中药饮片的质量标准进行了不断完善。

从 20 世纪 50 年代末开始，各地卫生行政部门陆续以地方性法规的形式，编订并颁行了地方一级的《中药炮制规范》。到 20 世纪 70 年代末期，已有北京、上海、河南、山东、云南、辽宁、陕西、天津、湖南、广东、贵州、吉林、四川、湖北、江西、浙江、宁夏、甘肃、江苏、黑龙江、新疆、青海、安徽、河北、广西及内蒙古等 26 个省、市、自治区颁布施行了本地中药饮片炮制规范。20 世纪 80 年代，原卫生部委托当时的中国中医研究院中药研究所牵头，组织有关单位编写《全国中药炮制规范》，完成了 1988 年版《全国中药炮制规范》，本规范收载常用中药 554 种及其常用的炮制品，每个规范正文分 9 项内容，附录中有"中药炮制通则""全国中药炮制法概况表""中药炮制方法分类表"。当时，这本《全国中药炮制规范》暂定的是部级中药饮片炮制标准，要求各地在执行中应力求统一。但是由于各地的政策侧重于"各地各法"，所以全国统一炮制规范未能实现，各省市饮片炮制仍按照各地的《中药炮制规范》进行生产。目前，全国有 30 个省级行政区（海南省除外）均颁布了地方中药饮片炮制规范。在修订次数上，各省中药饮片炮制规范的修订次数差异很大，上海市颁布了 7 版，居全国之首，浙江省颁布了 6 版次之，贵州、湖北、湖南颁布了 5 版，河南、北京、天津、广东、吉林、云南、甘肃等颁布了 4 版，山西、西藏等省、区仅颁布了 1 版饮片炮制规范。

除了编制中药炮制规范外，国家还从搜集整理，汇编传统中药炮制经验，辑要历代中药炮制资料入手，陆续编写出版了至少 40 部中药炮制专著，这些专著对促进中药炮制规范的研究和制订起到了积极的作用。

3.《国家炮制规范》的编制

进入21世纪以来，随着我国中药产业的发展，国家适时出台了一系列有利于中药饮片产业发展和饮片质量监管的政策措施，同时，《中国药典》每5年进行一次修订，收载的中药标准也不断得到完善，促进了中药饮片产业的健康发展。但是在中药饮片标准和炮制规范方面，由于多种原因，《中国药典》还在持续完善中。虽然全国各地对本地的中药饮片炮制规范不断进行修订和增补，但各地"各地各法""一药多法"的现象比较普遍。《中国药典》与地方标准收载的中药炮制方法不统一，不同地方标准收载的同样的饮片炮制方法不同，而且炮制方法缺少可控性的具体工艺参数，因此，饮片质量不一致，达不到统一质量要求。鉴于以上原因，在《中国药典》一部收载的中药饮片标准的基础上，编制国家炮制规范，统一饮片炮制方法，逐步成为行业关注的重点问题。2018年，国家药典委员会委托中国中药协会中药饮片专业委员会组织中药饮片生产企业，开展全国中药饮片炮制规范编制工作。2019年，中共中央、国务院发布《关于促进中医药传承创新发展的意见》，在"促进中药饮片和中成药质量提升"一条中提出"健全中药饮片标准体系，制定实施全国中药饮片炮制规范"。国务院印发的《"十四五"中医药发展规划》中，也进一步明确了"制定实施全国中药饮片炮制规范，继续推进中药炮制技术传承基地建设，探索将具有独特炮制方法的中药饮片纳入中药品种保护范围"。这为国家炮制规范的编制提供了政策支持。2019年，编制工作正式启动。在借鉴《全国中药炮制规范》（1988年版）和"全国中药饮片炮制规范技术研究"行业专项课题成果的基础上，通过实地调研，组织企业代表与编审组相关专家进行多轮研讨后，最终确定《国家中药饮片炮制规范》所收载的中药饮片品种为《中国药典》一部已有中药饮片品种，按照求大同存小异、成熟一批发布一批的原则，分批推进饮片炮制方法的规范、统一。国家在炮制规范编制过程中，先后组织了全国90余家中药饮片企业和业界专家学者共同参与规范起草。2022年12月30日，国家药品监督管理局发布了关于实施《国家中药饮片炮制规范》有关事项的公告（2022年第118号）。2023年1月9日，国家药典委员会网站转发第一批22个品种的国家炮制规范。2023年3月30日国家药典委员会网站转发国家药品监督管理局已批准颁布女贞子等61个品种（含第一批22个品种）国家炮制规范，并明确了每个品种的具体实施日期。随着工作的不断推进，以后将会有更多品种的国家炮制规范陆续颁布。

《国家中药饮片炮制规范》与《中国药典》都是国家标准，在执行上相互补充，都是中药饮片质量标准体系的重要组成部分。《中国药典》侧重于质量标准，《国家中药饮片炮制规范》侧重于炮制工艺。中药饮片的《国家中药饮片炮制规范》收载项目主要包括来源、炮制、性状、贮藏项。《国家中药饮片炮制规范》收载的中药饮片品种，其来源、炮制、性状、贮藏项执行《国家中药饮片炮制规范》相应规定，质量控制的其他要求按照《中国药典》相同品种的相应规定执行。

《国家中药饮片炮制规范》的颁布，填补了饮片国家标准的空白，与《中国药典》和地方炮制规范共同组成了我国的中药饮片标准体系，为中药饮片监管工作提供了有力的技术支撑，有利于中药饮片质量的提高和临床用药安全有效，促进我国中药饮片产业健康发展，也为中药饮片全国大流通提供了标准支持。

附录

附录1：中药炮制常用辅料标准（《河南省中药饮片炮制规范》2022年版）

炼蜜
Lianmi

【来源】本品为蜜蜂科昆虫中华蜜蜂 *Apis cerana* Fabricius 或意大利蜂 *Apis mellifera* Linnaeus 所酿的蜜的加工炮制品。

【制法】

（1）取净蜂蜜置适宜容器内，用文火熬炼，滤去沫，炼至"搭丝"，取出，放凉。

（2）取滤过的蜂蜜加水3%~5%，在蜜温90~96℃炼制8~10分钟。

【性状】本品为半透明、带光泽、浓稠的液体，白色至淡黄色或橘黄色至黄褐色，放久或遇冷渐有白色颗粒状结晶析出。气芳香，味极甜。

【检查】水分　不得过27.0%（《中国药典》2020年版四部通则0622折光率测定法进行测定）。取本品（有结晶析出的样品置于不超过60℃的恒温水浴中温热使融化）1~2滴，滴于棱镜上（预先连接阿贝折光计与恒温水浴，并将水浴温度调至40℃±0.1℃至恒温，用新沸过的冷水校正折光计的折光指数为1.3305）测定，读取折光指数，按下式计算：

$$X=100-[78+390.7(n-1.4768)]$$

式中 X 为样品中的水分含量，% ；n 为样品在40℃时的折光指数。

酸度　取本品10g，加新沸过的冷水50ml，混匀，加酚酞指示液2滴与氢氧化钠滴定液（0.1mol/L）4ml，应显粉红色，10秒钟内不消失。

淀粉和糊精　取本品2g，加水10ml，加热煮沸，放冷，加碘试液1滴，不得显蓝色、绿色或红褐色。

【性味与归经】甘，平。归肺、脾、大肠经。

【类别】中药炮制辅料。

【炮制作用】用炼蜜炮制药物，能与药物起协同作用，增强药物疗效或起解毒、缓和药性、矫味矫嗅等作用。

【贮藏】置阴凉处。

姜汁
Jiangzhi

【来源】本品为姜科植物姜 *Zingiber officinale* Rosc. 的新鲜根茎压榨所得的汁液。

【制法】取生姜洗净，捣烂，加水适量，压榨取汁，姜渣再加水适量重复压榨一次，合并汁液得到，姜汁与生姜比例为 1∶1。

【性状】本品为黄白色或淡黄色不透明液体，放置后有粉末样沉淀，具有特殊的辛辣气味。

【鉴别】取本品 1ml，加乙酸乙酯 20ml，超声处理 10 分钟，滤过，滤液蒸干，残渣加乙酸乙酯 1ml 使溶解，作为供试品溶液。另取 6- 姜辣素对照品，加甲醇制成每 1ml 含 0.5mg 的溶液，作为对照品溶液。照薄层色谱法（《中国药典》2020 版四部通则 0502）试验，吸取供试品溶液 6μl、对照品溶液 4μl，分别点于同一硅胶 G 薄层板上，以石油醚（60-90）- 三氯甲烷 - 乙酸乙酯（2∶1∶1）为展开剂，展开，取出，晾干，喷以香草醛硫酸试液，在 105℃加热至斑点显色清晰，供试品色谱中，在与对照品色谱对应的位置上，显相同颜色的斑点。

【性味与归经】辛，微温。归肺、脾、胃经。

【类别】中药炮制辅料。

【炮制作用】药物经姜汁制后能缓和寒性，增强止呕作用。

【贮藏】一般临用新制。必要时密闭，冷藏。

醋
Cu

【来源】本品系含淀粉、糖或乙醇等的物料经微生物发酵酿制而成。

【制法】以米、麦、高粱及酒糟等为原料，经固态发酵或液态发酵酿制而成的酸性液体。

【性状】本品为淡黄色至深褐色的澄清液体，气微香，味酸。

【检查】相对密度　不得低于 1.01（《中国药典》2020 年版四部通则 0601）。

游离矿酸　（1）取百里草酚蓝 0.10g，溶于 50ml 乙醇中，再加 6ml 氢氧化钠溶液（4g/L），加水至 100ml，将滤纸浸透此液后晾干，作为试纸。用毛细管或玻璃棒沾少许供试品，点在试纸上，试纸不得显紫色斑点或紫色环（中心淡紫色）。

（2）称取 0.10g 甲基紫，溶于 100ml 水中，将滤纸浸于此液中，取出晾干作为试纸。用毛细管或玻璃棒沾少许供试品，点在试纸上，试纸不得显蓝色或绿色斑点。

总固体　精密量取本品 2ml，置 105℃恒重的蒸发皿中，在水浴上蒸干后，于 105℃干燥至恒重。总固体不得少于 0.7g/100ml。

【含量测定】总酸　精密量取本品10ml，置100ml量瓶中，加水至刻度，摇匀。精密量取20ml，加水60ml，摇匀，用氢氧化钠滴定液（0.050mol/L）滴定至pH值为8.2（以pH计指示滴定终点），并将滴定的结果用空白试验校正，计算公式：

$$X = \frac{(V_1 - V_2) \times c \times 0.060}{V \times 10/100} \times 100$$

式中：

X：样品中总酸的含量（以乙酸计），g/100ml；

V_1：消耗氢氧化钠滴定液的体积，ml；

V_2：空白试剂消耗氢氧化钠滴定液的体积，ml；

c：氢氧化钠滴定液的浓度，mol/L；

0.060：与1.00ml氢氧化钠滴定液［c（NaOH）=1.000mol/L］相当的乙酸质量，g；

V：样品体积，ml。

本品含总酸以乙酸计，应为4.0~6.0g/100ml。

【性味与归经】酸、苦，温。归肝经。

【类别】中药炮制辅料。

【炮制作用】引药入肝，增强活血、散瘀、止痛的作用；降低毒性，缓和药性；矫臭矫味。

【贮藏】密闭，置阴凉干燥处。

黄酒
Huangjiu

【来源】本品为低度酿造酒，系稻米、黍米、小麦等经蒸煮，加酒曲、酵母等发酵酿制而成。

【炮制】以稻米、黍米、小麦等为主要原料，经蒸煮，加酒曲（或加酒曲，蒸煮），糖化，发酵，压榨，过滤，煎酒（除菌），贮存，勾兑而成的干黄酒或半干黄酒。

【性状】本品为橙黄色至深褐色的澄清液体，允许容器底有微量聚集物。气醇香特异，味醇厚或柔和、无异味。

【检查】乙醇量　不得低于15.0%（ml/ml）（《中国药典》2020年版四部通则0711）。

pH值　应为3.5~4.6（《中国药典》2020年版四部通则0631）。

【性味】甘、辛，大热。

【功能与主治】活血通络，祛风散寒，引药上行，矫味矫臭。可供药引或炮制辅料之用。

【用法与用量】10~30ml；或遵医嘱。作炮制辅料用，按具体品种项下使用。

【贮藏】置阴凉、干燥、通风处。

食盐
Shiyan

【来源】为海水或盐井、盐池、盐泉中的盐经煎、晒而成的结晶体。主含氯化钠（NaCl）。采收后，除去杂质。

【制法】取原药材，除去杂质。

【性状】本品为无色、透明的立方形结晶或白色结晶性粉末；气微，味咸。

【鉴别】本品显钠盐和氯化物的鉴别反应（《中国药典》2020年版四部通则0301）。

【检查】酸碱度　取本品 5.0g，加水 50ml 使溶解后，加溴麝香草酚蓝指示液 2 滴，如显黄色，加氢氧化钠滴定液（0.02mol/L）0.10ml，变为蓝色；如显蓝色或绿色，加盐酸滴定液（0.02mol/L）0.20ml，变为黄色。

钡盐　取本品 4.0g，加水 20ml 使溶解后，滤过，滤液分为两等份，一份中加稀硫酸 2ml，另一份中加水 2ml，静置 15 分钟，两液应同样澄清。

干燥失重　取本品，在 105℃ 干燥至恒重，减失重量不得过 0.5%（《中国药典》2020年版四部通则0831）。

重金属　取本品 1.0g，加水 20ml 使溶解后，加醋酸盐缓冲液（pH3.5）2ml 与水适量使成 25ml，照重金属检查法（《中国药典》2020年版四部通则0821第一法）检查，含重金属不得过 10mg/kg。

砷盐　取本品 5.0g，加水 23ml 使溶解后，加盐酸 5ml，照（《中国药典》2020年版四部通则0822第一法）检查，含砷量不得过 0.4mg/kg。

【含量测定】取本品约 0.12g，精密称定，加水 50ml 使溶解后，加 2% 糊精溶液 5ml、2.5% 硼砂溶液 2ml 与荧光黄指示液 5~8 滴，用硝酸银滴定液（0.1mol/L）滴定。每 1ml 硝酸银滴定液（0.1mol/L）相当于 5.844mg 的 NaCl。

本品按干燥品计算，含氯化钠（NaCl）不得少于 97.0%。

【性味与归经】咸，寒。归胃、肾、大小肠经。

【类别】中药炮制辅料。

【炮制作用】药物经食盐水制后，能改变药物的性能，增强药物的作用。

【贮藏】置干燥处，密封，防潮。

甘草汁
Gancaozhi

【来源】本品为豆科植物甘草 *Glycyrrhiza uralensis* Fisch.、胀果甘草 *Glycyrrhiza inflata* Bat. 或光果甘草 *Glycyrrhiza glabra* L. 的干燥根和根茎经水煎煮所得的汁液。

【制法】取甘草饮片，加适量水，浸泡 30 分钟，煎煮 2~3 次，每次煎煮 30 分钟，合并滤液即得。制成的甘草汁体积不得少于 15 倍量，用时可稀释或浓缩。

【性状】本品为淡黄色至黄棕色不透明液体，稍放置底部有黄棕色粉末样沉淀，具有特殊的甘甜气味。

【鉴别】取本品 10ml，用水饱和的正丁醇提取 3 次，每次 5ml，合并正丁醇液，用正丁醇饱和的水洗涤 3 次，正丁醇液蒸干，残渣加甲醇 2ml 使溶解，作为供试品溶液。另取甘草对照药材 1g，加乙醚 40ml，加热回流 1 小时，滤过，弃去醚液，药渣加甲醇 30ml，加热回流 1 小时，滤过，滤液蒸干，残渣加水 40ml 使溶解，用正丁醇提取 3 次，每次 20ml，合并正丁醇液，用水洗涤 3 次，弃去水液，正丁醇液蒸干，残渣加甲醇 5ml 使溶解，作为对照药材溶液。再取甘草酸铵对照品，加甲醇制成每 1ml 含 2mg 的溶液，作为对照品溶液。照薄层色谱法（《中国药典》2020 年版四部通则 0502）试验，吸取上述三种溶液各 1~2μl，分别点于同一用 1% 氢氧化钠溶液制备的硅胶 G 薄层板上，以乙酸乙酯 - 甲酸 - 冰醋酸 - 水（15：1：1：2）为展开剂，展开，取出，晾干，喷以 10% 硫酸乙醇溶液，在 105℃加热至斑点显色清晰，置紫外光灯（365nm）下检视。供试品色谱中，在与对照药材色谱相应的位置上，显相同颜色的荧光斑点；在与对照品色谱相应的位置上，显相同的橙黄色荧光斑点。

【性味与归经】甘，平。归心、肺、脾、胃经。

【类别】中药炮制辅料。

【炮制作用】药物经甘草汁制后能缓和药性，降低毒性。

【贮藏】本品应临用新制，置阴凉干燥处。

黑豆汁
Heidouzhi

【来源】本品为豆科植物大豆 Glycine max（L.）Merr. 的干燥成熟种子（黑豆）加适量水煎煮去渣所得的汁液。

【制法】取黑豆，加水适量，第一次煮约 4 小时，熬汁约为药量的 1.5 倍，煎液滤过；再加水煮约 3 小时，熬汁约为药量的 1 倍，煎液滤过，合并煎液得黑豆汁。黑豆与黑豆汁的比例为 1：2.5。

【性状】本品为深棕色至棕褐色的不透明液体，具有豆香气，味微甘。

【检查】总固体　精密量取本品 25ml，置 105℃恒重的蒸发皿中，蒸干，在 105℃干燥至恒重。总固体不得少于 0.16g/ml。

【性味与归经】甘，平。归脾、肾经。

【类别】中药炮制辅料。

【炮制作用】药物经黑豆汁制后能够增强药物的疗效，降低药物毒性或不良反应等。

【贮藏】一般临用新制。必要时密闭，冷藏。

米泔水
Miganshui

【来源】本品为稻米经水淘洗时第二次滤出的混浊液体。

【制法】取稻米适量，加水淘洗 2 次，每次加 3 倍量常温水，搅拌 45 秒后滤出淘米水，留取第二次的淘米水，即得。

【性状】本品为灰白色混浊液体，有少量悬浮物，具米香味。应无稻壳等杂质漂浮物。

【性味】甘，凉。

【类别】中药炮制辅料。

【炮制作用】对油脂有吸附作用，常用来浸泡含油脂较多的药物，以除去部分油脂，降低药物辛燥之性，增强补脾和中的作用。

【贮藏】本品应临用新制，不可久置。

胆汁
Danzhi

【来源】本品为牛科动物牛 *Bos taurus demesticus* Gmelin、猪科动物猪 *Sus scrofa domestica* Brisson 或牛科动物山羊 *Capra. hircus* L. 及绵羊 *Ovis. aries* L. 的胆囊汁。

【制法】屠宰牛、猪、羊时取出胆囊，将胆汁倒入容器中，封口。

【性状】本品为具有一定黏度的棕黄色至绿褐色半透明液体。气微腥，味苦。

【鉴别】（1）取本品 5ml 置于试管中，滴加 1% 糠醛水溶液 3~4 滴，沿管壁慢慢加入浓硫酸 1ml，试管上层出现黄色絮状物，下层显紫红色；继续滴加浓硫酸 2ml 并充分振摇，溶液显紫红色。

（2）取本品 1 滴置于具塞试管中，加 1% 糠醛水溶液 0.5ml，再加 45% 硫酸溶液 6ml，振摇后于 75℃水浴中加热 30 分钟，溶液显深蓝色。

【检查】相对密度　不得低于 1.02（《中国药典》2020 年版四部通则 0601）。

异性有机物　取本品，摇匀，取适量离心，沉淀物用水装片，在显微镜下观察，不得有其他植物、动物组织或淀粉粒等。

【性味】苦，大寒。

【类别】中药炮制辅料。

【炮制作用】胆汁与药物共制后，能降低药物的毒性或燥性，增强疗效。

【贮藏】冷藏或冷冻贮藏。

稻米
Daomi

【来源】本品为禾本科植物稻 *Oryza sativa* L. 的干燥成熟种仁。秋季果实成熟时采收，取其种仁。

【制法】除去杂质。

【性状】本品呈椭圆形或长椭圆形，长 4.5~6.5mm，宽 1.5~3mm。表面白色半透明状，光滑，稍有光泽；一端圆润光滑，另端凹陷。质坚实，断面半透明状。气微香，味微甜。

【检查】水分　不得过 16.0%（《中国药典》2020 年版四部通则 0832 第二法）。

【性味与归经】甘，平。归脾、胃经。

【类别】中药炮制辅料。

【炮制作用】稻米与药物共制，可增强药物疗效，降低刺激性和毒性。

【贮藏】置阴凉干燥处，防蛀。

麦麸
Maifu

【来源】本品为禾本科小麦属植物小麦 *Triticum aestivum* L. 的干燥种皮。夏季果实成熟时采收，干燥，取种子磨粉，筛取种皮。

【制法】取小麦种子，磨粉，筛取种皮。

【性状】本品为不规则薄片或含少量细粉。外表面浅棕黄色，平滑，稍有光泽。内表面白色或黄白色，粗糙，粉性。质柔韧。气微香，味淡。

【检查】水分　不得过 12.0%（《中国药典》2020 年版四部通则 0832 第二法）。
总灰分　不得过 6.0%（《中国药典》2020 年版四部通则 2302）。

【性味】甘、淡，平。

【类别】中药炮制辅料。

【炮制作用】与药物共制能缓和药物的燥性，增强疗效，除去药物令人不快之气味，使药物色泽均匀一致。麦麸还能吸附油脂，亦可作为煨制的辅料。

【贮藏】置干燥处，防虫蛀。

豆腐
Doufu

【来源】本品属非发酵豆制品，以大豆和水为主要原料，经制浆、凝固而成。

【制法】以大豆、水为主要原料，经浸泡、磨浆、过滤、煮浆、点脑（添加盐卤、石膏等凝固剂使蛋白质凝固）而成的有固定形状的老豆腐（北豆腐）。

【性状】本品为乳白色或淡黄色的固体，块形完整，结构均匀，软硬适度，有一定的弹性。气微，味淡。

【性味】甘，凉。

【类别】中药炮制辅料。

【炮制作用】降低毒性，去除污物。

【贮藏】密闭，置冷处。

灶心土
Zaoxintu

【来源】本品为久经柴草熏烧后的黄土灶心土。在修拆灶时将灶心烧结的土块取下，除去四周焦黑部分及杂质，取中心红黄色者入药。

【制法】将药材除去杂质，砸成小块或碾成细粉。

【性状】本品为细粉或呈不规则的块状，大小不一。表面红褐色、黑褐色或橙黄色。体轻，质较硬，易砸碎，断面常有蜂窝状小孔。有烟熏气，味淡。

【鉴别】取本品粉末 1g，加稀盐酸 10ml，即泡沸，有大量气体产生；待反应结束，滤过，滤液显黄棕色；取滤液 1ml，加 5% 亚铁氰化钾试液 2 滴，生成蓝色沉淀。

【性味与归经】辛，温。归脾、胃经。

【类别】中药炮制辅料。

【炮制作用】温中燥湿，止呕止血。与药物共制后可降低药物的刺激性，增强药物疗效。

【注意事项】阴虚失血及热症呕吐反胃者忌服。

【贮藏】置干燥处，防潮。

蛤粉
Gefen

【来源】本品为帘蛤科动物文蛤 *Meretrix meretrix* Linnaeus 或青蛤 *Cyclina sinensis* Gmelin 的贝壳的炮制加工品。

【制法】取净蛤壳，置适宜容器内，煅制酥脆或红透时，取出，放凉，粉碎成细粉。

【性状】本品为灰白色粉末。气微，味淡。

【性味】咸，寒。

【类别】中药炮制辅料。

【炮制作用】与药物共制可除去药物的腥味，增强疗效。

【贮藏】置干燥处。

河砂
Hesha

【来源】本品为岩石风化后经水流冲刷沉积于河道中的粒状非金属矿石，主含二氧化硅。采挖后，筛取粒度适中者，淘净泥土，除去杂质，干燥。

【制法】取粗制河砂，除去杂质，洗净，干燥，筛取合适粒度者。

【性状】本品呈颗粒状。灰黄色，多含少量云母（小亮点）。体重，质硬，易流动，表面粗糙，手摸有摩擦感。气微，味淡。

【检查】杂质　不得过3%（《中国药典》2020年版四部通则2301）。

【类别】中药炮制辅料。

【炮制作用】河砂作中间传热体拌炒药物，主要取其温度高，传热快的特点，可使坚硬的药物受热均匀，经砂炒后药物质地变松脆，以便粉碎和利于煎出有效成分。另外砂烫炒还可以破坏药物毒性成分，易于除去非药用部位。

【贮藏】置干燥处。

注：河砂常用粒度参考指标：

粗砂：全部通过1号筛，但混有能通过2号筛不超过10%的粉末；

中砂：全部通过2号筛，但混有能通过3号筛不超过10%的粉末；

细砂：全部通过3号筛，但混有能通过4号筛不超过15%的粉末。

生石灰
Shengshihui

【来源】本品为石灰岩经加热煅烧后的产物，主含氧化钙（CaO）。煅烧后，除去未烧透的石灰石及杂石，选体轻色白者备用。

【制法】取石灰石，除去杂质，用时粉碎。

【性状】本品为白色或灰色不规则块状或类白色粉末。块状物表面有微细裂缝，多孔。体较轻，质硬，易砸碎，断面粉状。气微，味淡。

【鉴别】（1）取本品1g，加水数滴润湿，呈现放热现象，样品变松散状，加水5ml，搅匀，呈糊状并使pH试纸呈碱性。

取本品约0.2g，加入稀盐酸5ml，使其溶解，滤过，滤液显钙盐的鉴别反应（《中国药典》2020年版四部通则0301）。

【检查】炽灼失重　取本品1.0g，精密称定，在900℃炽灼至恒重，减失重量不得过10.0%。

【性味与归经】辛、苦、涩，温，有毒。归肝、脾经。

【类别】中药炮制辅料。

【炮制作用】解毒；降低药材的刺激性、毒性。

【贮藏】密闭，置干燥处，防潮。

附录 2:《中药饮片标签管理规定》标签样例（仅供参考）

（1）内标签样板：

合格证

药品生产许可证：

品名		属性	中药饮片
产地	河南焦作	规格	统片（厚片）
装量	×kg	保质期	×年或至×年×月
批号		生产日期	
储藏			
执行标准	《中国药典》2020年版/《河南省中药饮片炮制规范》2022年版		
条形码追溯码			
备注	先煎后下等或药材符合 GAP 要求/文号		
质检员			
生产单位	×××药业有限公司		

（2）外标签样本：

合格证

药品生产许可证：

品名		属性	中药饮片
产地	河南焦作	规格	厚片/统片
装量	Xkg×X 袋	保质期	×年或至×年×月
批号		生产日期	
储藏			
执行标准	《中国药典》2020年版/《河南省中药饮片炮制规范》2022年版		
备注	先煎后下		
生产（调出）单位	××××××药业有限公司		

参考文献

［1］陶弘景. 本草经集注［M］. 高志钧，尚元胜辑校. 北京：人民卫生出版社，1994：32.

［2］张世臣，董玲. 从中药炮制立法的历史沿革寄语炮制法规建设［J］. 中国中药杂志，2018，43（22）：4365-4369.

［3］苏敬等. 新修本草（辑复本）［M］. 尚志钧辑校. 2版. 合肥：安徽科学技术出版社，2005：13.

［4］唐慎微. 重修政和经史证类备用本草［M］. 北京：人民卫生出版社，1982：34.

［5］太平惠民和剂局. 太平惠民和剂局方［M］. 北京：人民卫生出版社，1959：217.

［6］刘文泰. 本草品汇精要［M］. 陆拯等校点. 北京：中国中医药出版社，2013.

［7］陈嘉谟. 本草蒙筌［M］. 周超凡，陈湘萍，王淑民点校. 北京：人民卫生出版社，1988：5.

［8］李时珍. 本草纲目（校点本）［M］. 2版. 北京：人民卫生出版社，1982.

［9］原思通，赵曦. 中药炮制事业50年来的回顾与展望［J］. 中国中药杂志，1999，24（11）：643-645.

［10］于江泳，余伯阳，钱忠直，等. 加快编制《全国中药饮片炮制规范》，规范统一饮片炮制国家标准［J］. 中国中药杂志，2011，36（19）：2751-2754.

［11］叶定江，张世臣. 中药炮制学［M］. 北京：人民卫生出版社，1999.

［12］河南省药品监督管理局. 河南省中药饮片炮制规范［S］. 郑州：河南科学技术出版社，2022.